生物药剂学

（供药学、药物制剂、临床药学及相关专业用）

第 4 版

主　编　程　刚

副主编　张淑秋

编　者　（以姓氏笔画为序）

孙　进（沈阳药科大学）

邹梅娟（沈阳药科大学）

张淑秋（山西医科大学）

郝秀华（吉林大学）

姜嫣嫣（复旦大学）

党大胜（沈阳军区总医院）

程　刚（沈阳药科大学）

储晓琴（安徽中医药大学）

鲁　茜（徐州医学院）

樊　蓉（沈阳军区总医院）

中国医药科技出版社

图书在版编目（CIP）数据

生物药剂学／程刚主编. —4 版. —北京：中国医药科技出版社，2015.8
全国高等医药院校药学类第四轮规划教材
ISBN 978-7-5067-7403-1

Ⅰ.①生… Ⅱ.①程… Ⅲ.①生物学–药剂学–医学院校–教材 Ⅳ.①R945

中国版本图书馆 CIP 数据核字（2015）第 171543 号

中国医药科技出版社官网　www.cmstp.com　医药类专业图书、考试用书及
　　　　　　　　　　　　　　　　　　　健康类图书查询、在线购买
网络增值服务官网　textbook.cmstp.com　医药类教材数据资源服务

美术编辑　陈君杞
版式设计　郭小平

出版　中国医药科技出版社
地址　北京市海淀区文慧园北路甲 22 号
邮编　100082
电话　发行：010-62227427　邮购：010-62236938
网址　www.cmstp.com
规格　787×1092mm $\frac{1}{16}$
印张　15½
字数　322 千字
初版　2010 年 8 月第 1 版
版次　2015 年 8 月第 4 版
印次　2018 年 7 月第 3 次印刷
印刷　三河市双峰印刷装订有限公司
经销　全国各地新华书店
书号　ISBN 978-7-5067-7403-1
定价　**34.00 元**

全国高等医药院校药学类第四轮规划教材

常务编委会

出版说明

　　全国高等医药院校药学类规划教材，于 20 世纪 90 年代启动建设，是在教育部、国家食品药品监督管理总局的领导和指导下，由中国医药科技出版社牵头中国药科大学、沈阳药科大学、北京大学药学院、四川大学华西药学院、广东药科大学、华东科技大学同济药学院、山西医科大学、浙江大学药学院、北京中医药大学等 20 余所院校和医疗单位的领导和专家成立教材常务委员会共同组织规划，在广泛调研和充分论证基础上，于 2014 年 5 月组织全国 50 余所本科院校 400 余名教学经验丰富的专家教师历时一年余不辞辛劳、精心编撰而成。供全国药学类、中药学类专业教学使用的本科规划教材。

　　本套教材坚持"紧密结合药学类专业培养目标以及行业对人才的需求，借鉴国内外药学教育、教学的经验和成果"的编写思路，20 余年来历经三轮编写修订，逐渐形成了一套行业特色鲜明、课程门类齐全、学科系统优化、内容衔接合理的高质量精品教材，深受广大师生的欢迎，其中多数教材入选普通高等教育"十一五""十二五"国家级规划教材，为药学本科教育和药学人才培养，做出了积极贡献。

　　第四轮规划教材，是在深入贯彻落实教育部高等教育教学改革精神，依据高等药学教育培养目标及满足新时期医药行业高素质技术型、复合型、创新型人才需求，紧密结合《中国药典》、《药品生产质量管理规范》（GMP）、《药品非临床研究质量管理规范》（GLP）、《药品经营质量管理规范》（GSP）等新版国家药品标准、法律法规和 2015 年版《国家执业药师资格考试大纲》编写，体现医药行业最新要求，更好地服务于各院校药学教学与人才培养的需要。

　　本轮教材的特色：

　　1. 契合人才需求，体现行业要求　契合新时期药学人才需求的变化，以培养创新型、应用型人才并重为目标，适应医药行业要求，及时体现 2015 年版《中国药典》及新版 GMP、新版 GSP 等国家标准、法规和规范以及新版国家执业药师资格考试等行业最新要求。

　　2. 充实完善内容，打造教材精品　专家们在上一轮教材基础上进一步优化、

1

精炼和充实内容。坚持"三基、五性、三特定",注重整套教材的系统科学性、学科的衔接性。进一步精简教材字数,突出重点,强调理论与实际需求相结合,进一步提高教材质量。

3. 创新编写形式,便于学生学习 本轮教材设有"学习目标""知识拓展""重点小结""复习题"等模块,以增强学生学习的目的性和主动性及教材的可读性。

4. 丰富教学资源,配套增值服务 在编写纸质教材的同时,注重建设与其相配套的网络教学资源,以满足立体化教学要求。

第四轮规划教材共涉及核心课程教材 53 门,供全国医药院校药学类、中药学类专业教学使用。本轮规划教材更名两种,即《药学文献检索与利用》更名为《药学信息检索与利用》,《药品经营管理 GSP》更名为《药品经营管理——GSP 实务》。

编写出版本套高质量的全国本科药学类专业规划教材,得到了药学专家的精心指导,以及全国各有关院校领导和编者的大力支持,在此一并表示衷心感谢。希望本套教材的出版,能受到全国本科药学专业广大师生的欢迎,对促进我国药学类专业教育教学改革和人才培养做出积极贡献。希望广大师生在教学中积极使用本套教材,并提出宝贵意见,以便修订完善,共同打造精品教材。

全国高等医药院校药学类规划教材编写委员会
中国医药科技出版社
2015 年 7 月

全国高等医药院校药学类第四轮规划教材书目

教材名称	主编	教材名称	主编
公共基础课		26. 医药商品学（第3版）	刘 勇
		27. 药物经济学（第3版）	孙利华
1. 高等数学（第3版）	刘艳杰	28. 药用高分子材料学（第4版）	方 亮
	黄榕波	29. 化工原理（第3版）*	何志成
2. 基础物理学（第3版）*	李 辛	30. 药物化学（第3版）	尤启冬
3. 大学计算机基础（第3版）	于 净	31. 化学制药工艺学（第4版）*	赵临襄
4. 计算机程序设计（第3版）	于 净	32. 药剂学（第3版）	方 亮
5. 无机化学（第3版）*	王国清	33. 工业药剂学（第3版）*	潘卫三
6. 有机化学（第2版）	胡 春	34. 生物药剂学（第4版）	程 刚
7. 物理化学（第3版）	徐开俊	35. 药物分析（第3版）	于治国
8. 生物化学（药学类专业通用）		36. 体内药物分析（第3版）	于治国
（第2版）*	余 蓉	37. 医药市场营销学（第3版）	冯国忠
9. 分析化学（第3版）*	郭兴杰	38. 医药电子商务（第2版）	陈玉文
专业基础课和专业课		39. 国际医药贸易理论与实务	
		（第2版）	马爱霞
10. 人体解剖生理学（第2版）	郭青龙	40. GMP教程（第3版）*	梁 毅
	李卫东	41. 药品经营质量管理——GSP实务	梁 毅
11. 微生物学（第3版）	周长林	（第2版）*	陈玉文
12. 药学细胞生物学（第2版）	徐 威	42. 生物化学（供生物制药、生物技术、	
13. 医药伦理学（第4版）	赵迎欢	生物工程和海洋药学专业使用）	
14. 药学概论（第4版）	吴春福	（第3版）	吴梧桐
15. 药学信息检索与利用（第3版）	毕玉侠	43. 生物技术制药概论（第3版）	姚文兵
16. 药理学（第4版）	钱之玉	44. 生物工程（第3版）	王 旻
17. 药物毒理学（第3版）	向 明	45. 发酵工艺学（第3版）	夏焕章
	季 晖	46. 生物制药工艺学（第4版）*	吴梧桐
18. 临床药物治疗学（第2版）	李明亚	47. 生物药物分析（第2版）	张怡轩
19. 药事管理学（第5版）*	杨世民	48. 中医药学概论（第2版）	郭 姣
20. 中国药事法理论与实务（第2版）	邵 蓉	49. 中药分析学（第2版）*	刘丽芳
21. 药用拉丁语（第2版）	孙启时	50. 中药鉴定学（第3版）	李 峰
22. 生药学（第3版）	李 萍	51. 中药炮制学（第2版）	张春凤
23. 天然药物化学（第2版）*	孔令义	52. 药用植物学（第3版）	路金才
24. 有机化合物波谱解析（第4版）*	裴月湖	53. 中药生物技术（第2版）	刘吉华
25. 中医药学基础（第3版）	李 梅		

"*"示该教材有与其配套的网络增值服务。

前　言

　　本教材是全国高等医药院校药学类第四轮规划教材之一，集编者多年教学经验和国内外生物药剂学的新进展编写而成。生物药剂学是近年来迅速发展的重要的药学分支学科。它的研究原理和方法在新药设计、新剂型开发、药品的内在质量评价和临床合理用药中已经得到广泛应用。许多学校的药学专业已经将生物药剂学作为独立课程开设。

　　本教材分为概述、药物的跨膜转运、药物吸收、药物分布、药物代谢、药物排泄、药物动力学、生物利用度与生物等效性等八章。主要通过药物在机体内的吸收、分布、代谢、排泄的规律研究药物的安全性和有效性，药物的理化性质、药物剂型和给药途径对药物生物活性的影响，用药物动力学原理研究药物在体内血药浓度的经时曲线变化规律，为评价制剂产品内在质量、合理制药和临床用药提供科学依据。

　　本教材在前一版基础上删除了药物相互作用一章，增加了临床用药案例分析内容，引入大量临床药物治疗中发生的与吸收、分布、代谢和排泄各个环节相关的临床实例；通过对生物药剂学原理的讲解，体现生物药剂学在指导临床合理用药方面的重要性。

　　本教材第一章、第七章由程刚编写，第二章由孙进编写，第三章由邹梅娟、鲁茜编写，第四章由郝秀华编写，第五章由张淑秋编写，第六章由储晓琴编写，第八章由姜嫣嫣编写，第二、三、四章的临床案例由樊蓉编写，第五、六章临床案例由党大胜编写。本教材是为药学类及其相关专业本科生编写，可供临床药学、药剂学相关专业等高级药学人员培训选用，并可供临床药师、生产和科研单位科技人员参考。

　　本书在编写过程中参考了已出版的高等学校的教材和有关著作，在此向相关作者和出版单位表示感谢。由于作者水平有限，书中难免有疏漏和不妥之处，恳请读者提出宝贵意见。

编　者

2015 年 7 月

目 录

第五章　药物代谢　/ 121

第六章　药物排泄　/ 145

第八章　生物利用度与生物等效性　/ 218

附录　拉普拉斯变换　/ 230

参考文献　/ 233

第一章 | 生物药剂学概述

一、生物药剂学的定义

生物药剂学（biopharmaceutics）是药剂学的分支学科，它研究药物及其剂型在体内吸收、分布、代谢与排泄过程。阐明药物的剂型因素、用药对象的生物因素与药效三者之间的关系。目的是正确地评价药物制剂的质量，设计合理的剂型、制剂工艺，为临床合理用药提供科学依据，保证临床用药的安全性和有效性。

20 世纪中叶，科学家们开创了这一学科，发现不仅药物的体内吸收、分布、代谢和排泄（ADME）对疗效有重要影响，而且药物的理化性质也能影响药物的体内行为。随后，生物药剂学逐步发展成涉及化学、生理学、物理学、统计学、工程学、数学、微生物学、酶学和细胞学等多学科的综合性学科。因此，生物药剂学家必须对上述相关学科都有足够的了解，才能在药物研发和临床实践中发挥重要作用。从事生物药剂学研究的科学家应该具备制剂处方、药物动力学（PK）、药物的细胞转运、药物传递或物理药学等相关专业知识。

20 世纪 50 年代初，人们普遍认为"化学结构决定药效"，药剂学只是为改善外观、掩盖不良臭味而便于服用。随着大量的临床实践证明，人们逐渐开始认识到剂型和生物因素对药效的影响，因此研究药物在体内代谢过程的各种机制和理论，以及各种剂型和生物因素对药效的影响。这对于控制药物制剂的内在品质，确保最终药品的安全有效，提供新药开发和临床用药的评价，都具有重要的意义。

在长期的临床用药工作中，人们常常发现，同一药物制剂的不同药厂出品，或同一药厂同一制剂的不同批号之间，疗效相差很大。国外也有类似的报道，1968 年澳大利亚生产的苯妥英钠片剂，患者服用疗效一直很好。后来，有人将处方中的辅料 $CaSO_4$ 改为乳糖，其他未变，结果临床应用时连续发生中毒事件，其原因引起了人们特别注意。经研究发现，将处方中的 $CaSO_4$ 改为乳糖以后，压制的片剂体外释放和体内吸收都大大提高，使血药浓度超过了最低中毒浓度，因此发生了中毒事件。1964 年有报道，治疗风湿性关节炎的泼尼松片剂，剂量达到原来的 4 倍亦不显效。经研究发现，无效片剂释放一半所需的时间即 T_{50} 为 173 分钟，有效片剂 T_{50} 为 4.3 分钟，但这两种片剂崩解时限均为 2.5 分钟。大量事实证明，片剂崩解了，但药物不一定能够完全释放。药物释放问题必然影响药物的吸收和临床疗效。在过去的药典中规定，片剂的崩解时限是只要在规定的时间内能通过 10 目筛，即崩解到颗粒小于 1.6mm 即为合格。但是，大多数药物要以分子状态才能吸收，那么，从 1.6mm 再继续分散到可以吸收的分子状态，还要经过漫长的过程，药典规定的崩解实验已经无能为力。因此，近年来，世界各国及我国新药典对片剂和胶囊剂的部分产品都提出了溶出度的要求，国外部分片剂还提出了生物利用度的要求。实践证明，"唯有结构决定疗效"的概念现在看来已经不完全正确了。因此，如何评价药物的疗效和制剂质量等重要工作，仅仅依靠原有的经验，显然是不够的。1961 年 Wagner 发表了一篇综述文章，总结了影响药物制剂疗效的因素，并提出了生物药剂学这一名词。

二、生物药剂学相关学科和技术

1. **剂型因素**　指注射剂、片剂、胶囊剂、软膏剂等剂型，还包括如下因素：

（1）药物的某些化学性质，盐、酯、前体药物、化学稳定性等。

（2）药物的某些物理性质，如粒子大小、晶型、溶解度、溶出速度等。

（3）药物剂型及用法。

（4）制剂处方中辅料的性质与用量。

（5）处方中药物配伍及相互作用。

（6）制剂的工艺过程、操作条件等。

2. **用药对象的生物因素**

（1）种族差异，不同生物种类，如小鼠、大鼠、兔、狗、猴等不同实验动物和人的差异，不同人种的差异。

（2）性别差异，指动物的雌雄、人的性别差异。

（3）年龄差异，新生儿、婴儿、青壮年和老年人的生理功能有差异，可能引起药效的不同。

（4）生理和病理条件差异，各种疾病可能引起药效差异，妊娠等特殊情况常可导致药物内过程明显差异。

三、药物的体内过程及其临床意义

1. **药物体内过程**

（1）药物吸收：吸收（absorption）是指药物从给药部位到进入体循环的过程。

（2）药物分布：药物进入体循环后，随血液向组织转运的过程称为分布（distribution）。

（3）药物代谢：药物受肠道菌群或体内酶系统的作用，发生结构改变的过程称为代谢（metabolism）或生物转化（biotransformation）。

（4）药物排泄：药物或代谢物排出体外的过程称为排泄（excretion）。

2. **药物体内过程与药物效应**　药物体内过程与药效具有密切关系，药物在靶组织或靶部位的浓度及维持时间，决定相应部位药物效应的强弱、持续时间及起效速度。特定部位的药物浓度及其变化通常与细胞外液中或血液中的药物浓度相关。临床上常常测定患者血药浓度，进而调整给药方案，改变药物体内过程，从而获得预期的药物治疗效果。

3. **临床意义**　临床药物治疗采用合理的治疗方案，力求药物治疗达到安全、有效、经济的目标。给药方案要充分体现所用药物的特点，包括药物药理作用特点以及剂型等生物药剂学特点，这样才能发挥特定药物及其制剂的特点。

给药方案符合特定疾病状态的治疗需求以及在特定病理条件下对药物体内过程的改变特点。例如，蛋白结合率高的药物在病理性低蛋白血症条件下，游离药物浓度增高，此时若不及时调整给药剂量，则可能引起药物毒性反应的出现。如肝病患者血浆白蛋白浓度减少，烧伤患者血浆白蛋白浓度降低，慢性肝病和肾病如尿毒症可能影响血浆蛋白的合成质量，改变药物与蛋白的亲和能力，从而改变游离药物浓度。

影响给药方案的患者个体化因素，如用药者的年龄、性别、身高、体重等生理学特征，及与药物体内过程相关的生理、病理及遗传性特征。例如，氯吡格雷是抗血小板治疗药物，其给药后依赖体内 CYP450 酶代谢成为活性代谢物而发挥作用，对于特定慢代谢型的代谢基因型患者，可能活性代谢产物浓度低，不能发挥应有的抗血小板作用，从而发生"氯吡格雷抵抗（clopidogrel resistance）"现象，造成治疗失败。

四、生物药剂学的研究内容和应用

1. 研究内容

（1）药物的稳定性。

（2）药物的释放。

（3）吸收部位的溶出/释放速率。

（4）药物的全身吸收。

（5）生物利用度与生物等效性。

生物药剂学研究以基本科学原理和实验方法为基础，它采取体外（in vitro）和体内（in vivo）两种方法。体外方法使用测试仪器和设备，不涉及实验动物和人。体内方法需要受试者（人）或实验动物。运用这些方法时必须考虑药物理化性质、稳定性、药物和药品大规模生产对药物的生物药剂学特征的影响。并且，生物药剂学应该考虑生理环境下药物和剂型的性质、药物的预期用途和给药途径。

2. 生物药剂学的实验设计

生物药剂学实验中主要是测定血样、尿样及唾液中原形药物或代谢产物。一般选用灵敏度高、专属性好、简便快速的方法。常用方法有高效液相色谱法、气相色谱法、液相色谱-质谱法等（LC-MS）。

生物药剂学实验获得的指标不能作为判断某药在临床上有效或无效的最终指标，必须结合药理学指标，特别是临床疗效观察的指标一并考虑，才能对某剂型优劣做出全面判断。对新药的剂型和处方设计，一般是药理实验和临床观察确已证明某药安全有效后，才进一步进行生物药剂学的定量研究，以筛选出该药的最合理剂型、处方组成、用药剂量和方法等。所以生物药剂学的研究必须以药理学实验为基础，研究范畴不能代替药理学、生物化学及临床治疗等学科。

由于生物药剂学的发展对制剂质量要求从物理和化学方面（即从体外的稳定性）进一步向生物学方面（即药物在体内的有效性和安全性）发展，生物药剂学已成为评价药品内在质量的最重要手段。生物药剂学的一个重要应用是参与药品内在质量评价指标的制定，通过对仿制药制剂产品人体生物等效性实验、药品体外溶出特征实验，建立体内体外相关性，设定制剂产品的溶出度规定，以控制制剂产品的临床疗效。

3. 生物药剂学在研发中的作用

（1）药物发现和临床前研究：选择候选药物，评价 ADME 特性的几种体外技术。①CYP450 筛选：目的是评价代谢趋势及药物的相互作用。②针对已知靶体和外排泵进行转运体筛选。③肝细胞或微粒体代谢，考察不同种属间的差异。④体外跨膜转运模型，模拟被动跨膜转运。

（2）临床前研究：Ⅰ期临床研究的预实验，当选定一种候选药物进行临床研究时，应根据已有的知识经验进行进一步的生物药剂学评价。必要时，也可在临床前体内生物药剂学研究中，对不同原料药（API）形式（包括游离酸、碱、盐、多晶型）及不同临床用处方进行体内比较。

（3）早期临床研究：早期临床研究的主要目的是获得药物安全性、药物动力学及药效学数据，并建立单剂量及多剂量研究中的预期有效剂量范围。

为评价临床研究用药物制剂的疗效及适应性，通常会进行相对生物利用度和绝对生物利用度的研究。测定基本药物动力学参数，研究体液、pH 调节剂、食物、酶和胆盐成分等对药物动力学的影响。研究同时服用的其他药物对临床候选药物动力学行为的影响。代谢因素（CYP450 相互作用、酶诱导作用）以及对某个主动转运体的竞争性结合都有可能引起药物相互作用。可根据体外筛选结果，评价与 CYP450 相关的药物相互作用的风险，并进行药物间相互作用的临床研究。

在早期研发中，进行大量研究的目的就是定性、定量地了解药物的本质，并回答两个问题，即人体是如何处置药物的（药物动力学），以及药物对人体的作用是什么（安全性和有效性）。在早期研发中获得的生物药剂学知识是设计临床方案的基础，而且对生物药剂学性质的基本了解，可使研发人员对数据进行全面和完整的评价并制定适合的研发策略。

（4）进一步临床研究：Ⅰ期临床研究关注的是药物安全性，Ⅱ期临床研究关注的是药物的药代动力学，而Ⅲ期临床研究关注的是药物的安全性和有效性。早期研究数据可用于制订有效的临床剂量和给药方案，确定特殊的用药人群。随着临床研究的深入，生物药剂学的关注点也从探索性研究转移到药品注册方面，目的是建立批间质量稳定、耐用性好并可预测体内行为的处方。

（5）上市后药物的生物药剂学研究：当一个产品上市后，仍然需要进行生物药剂学的研究。在药品获得管理机构批准生产后，当处方、生产工艺、生产场地、给药方案等发生任何变更时，必须评估变更对生物药剂学行为的影响。药物的生物药剂学特征是决定变更评价方案的重要因素。

（程刚）

第二章 药物的跨膜转运

学习目标

1. **掌握** 药物跨膜转运机制和介导膜转运的各类药物转运体。
2. **熟悉** 细胞膜结构与功能。
3. **了解** 药物转运体的多态性及其影响。

机体给药后，药物的体内动态包括：从给药部位吸收进入血液循环，经过血液循环分布到各组织脏器从而产生疗效，然后大多数药物经肝脏代谢和肾脏排泄从体内消除。机体的最基本单位为细胞，而细胞由一层生物膜与外界环境相隔离，生物膜能够保持着细胞与外部环境所截然不同的内环境，如 pH、离子浓度、细胞内组成成分等。药物要进入细胞内则必须要通过其外壁细胞膜，因此药物在体内的吸收、分布、代谢、排泄等过程是建立在各种组织器官中细胞的跨膜转运基础之上。药物体内动态也就是由药物在各种器官内从细胞外向细胞内摄取或者由细胞内向细胞外流逝的过程组成，简单地说，药物体内动态就是药物在体内一系列跨膜转运的综合效果。因此掌握药物跨膜转运的特点和机制就显得非常重要。本章主要介绍细胞膜结构和功能、药物跨膜转运机制以及药物转运体及其多态性。

第一节 细胞膜结构与功能

细胞膜是细胞的外壁，它不仅限制物质在细胞内外的进出，而且划分细胞内外两界，将细胞内各种生物化学反应与外界隔离，保持细胞内环境的稳定，维持正常的生理功能。细胞膜的主要成分为磷脂质（phospholipid）、蛋白质以及少量以糖蛋白（glycoprotein）和糖脂（glycolipid）形式存在的碳水化合物。所有的细胞膜都具有基本相同的结构和性质，例如极性荷电物质在大多数情况下很难透过细胞膜，而非极性物质较易透过细胞膜。细胞膜的厚度为5~8nm，1972 年 Singer 和 Nicolson 提出了流动镶嵌生物膜模型（fluid mosaic model，图 2-1），其主要观点为：细胞膜为由磷脂和胆固醇构成的液态、流动的脂质双分子层，磷脂的非极性部分向内，极性部分向外；蛋白质分子以两种形式存在于生物

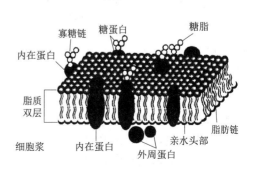

图 2-1　生物膜流动镶嵌模型

膜上，一种为镶嵌在双分子层中的蛋白质，占70%～80%，这种贯穿在膜上的蛋白质，又称为内在性蛋白（intrinsic proteins），多为物质的转运体或离子通道，或作为信号传递受体，另一种蛋白质分子通过较弱的非共价键结合于脂质双分子层的表面，又称为外在性蛋白（extrinsic proteins）。绝大多数糖链存在于膜的外侧，且以共价键的形式与膜脂质或蛋白质结合，形成糖脂或糖蛋白；膜结构具有半透性或选择性，有的物质能顺利通过，另一些物质很难通过。

肠黏膜和肾小管的上皮细胞（epithelial cell）和血管内皮细胞（endothelial cell）是药物在体内膜转运经常遇到的两类典型细胞。上皮细胞相邻细胞间存在紧密连接（tight junction）、间隙连接（gap junction）和桥粒连接（desmosome），其中紧密连接的存在使得细胞间隙非常小（0.4～1nm），表现出与完整细胞膜相类似的通透性，是物质经细胞间隙旁路转运的主要屏障，间隙连接和桥粒连接主要起细胞间支持和连接作用，对物质通透性影响不大（图2-2）。上皮细胞为极化的细胞（polarized cell），其生物膜由不同结构和功能的面的膜组成，可分为管腔侧膜（luminal membrane），又称为顶侧膜（apical membrane）和血液侧的侧底膜（basolateral membrane），侧底膜又具体分为底膜（basal membrane）和侧膜（lateral membrane）。小肠和肾小管的上皮细胞顶侧有突起的微绒毛（microvilli），具有这种结构的膜又称为刷状缘膜（brush-border membrane）。顶侧膜和侧底膜的生物学形态和机能是不同的，是药物经上皮细胞转运必须跨过的两层生物膜。上皮细胞的物质转运具有方向性，顶侧膜向侧底膜的转运称为吸收（absorption），提高机体的血药浓度；反方向的转运称为分泌（secretion），降低机体的血药浓度。物质的跨膜转运途径可分为经细胞转运（transcellular transport）和细胞间隙的旁路转运（paracellular transport）（图2-2）。

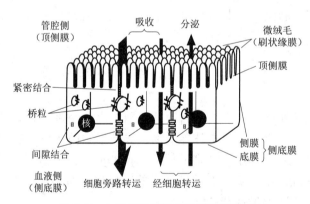

图2-2　上皮细胞结构和物质转运通路

毛细血管内皮细胞层一般有四种类型：不连续型血管内皮（肝脏、脾脏、骨髓等），连续型有窗血管内皮（小肠、肾脏等），连续型无窗血管内皮（肺、皮肤、肌肉等）和组成血脑屏障的血管内皮（图2-3）。肝脏的内皮细胞间为不连续型内皮细胞，存在较大的间隙，为100～160nm，称为窦状隙（sinusoid），除血细胞外，化学物质一般可以自由通过。小肠和肾脏的连续型有窗内皮细胞有一定的膜屏障功能，内皮细胞之间存在比较紧密的结合，窗为内皮细胞双层膜融合成为薄薄的一层胞膜结构，而且窗上有小孔的存在，间隙为40～80nm，分子量或分子体积是决定药物穿透的主要因素。

连续型无窗内皮有较强的膜屏障功能，内皮细胞之间紧密结合，间隙约小于 3nm，分子量和亲脂性是决定药物跨膜转运的主要因素。脑部连续型无窗内皮细胞间由于存在由众多带状阻碍物连接构成的紧密连接（间隙小于 1nm），多数物质的透过都受到限制，亲脂性或者药物转运体的识别是决定药物跨膜转运的主要因素。

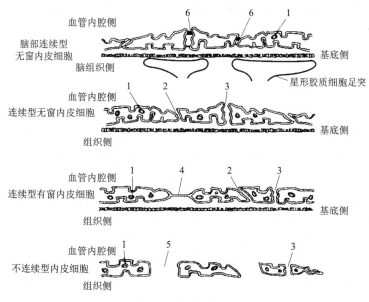

图 2-3 毛细血管内皮细胞层的类型

1. 吞噬小泡；2. 细胞间隙；3. 贯穿细胞通路；4. 窗；5. 不连续内皮的开口部；6. 紧密连接

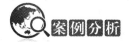 案例分析

不同 β-受体阻滞剂脂溶性差异影响跨越血脑屏障

患者，男性，87 岁，因"发作性胸闷、气短 20 余天"入院。既往房颤病史 20 年，未系统治疗。无高血压病史，无糖尿病病史。1 年前曾有一过性脑缺血发作，无后遗症。3 年前发现癫痫小发作，每天发作 1~3 次，每次持续 5~10 秒，无明显意识障碍，未系统治疗。本次经心电图等检查诊断为冠状动脉粥样硬化性心脏病、不稳定型心绞痛，持续心房颤动，心功能 Ⅲ~Ⅳ 级，癫痫小发作。给予美托洛尔片 25mg 口服 2 次/天；单硝酸异山梨酯缓释片 60mg 口服 1 次/天；呋塞米片 20mg 口服 2 次/天；吲达帕胺片 2.5mg 口服 1 次/天；阿司匹林肠溶片 100mg 口服 1 次/天；硝酸甘油注射液静脉输液 1 次/天；临时给去乙酰毛花苷注射液 0.2mg 静脉注射等对症治疗。4 天后患者家属反映患者出现幻觉，觉病室内有陌生人出现并与其交谈，搬动物体。神经内科会诊建议行头部磁共振（MRI）、脑电图（EEG）、头部血流及颈动脉超声检查，结果显示脑白质脱髓鞘改变；双侧颈总、颈内动脉硬化改变伴硬斑块形成；椎-基底动脉血流减慢。均为老年退行性变，未予特殊治疗。查阅说明书，发现美托洛尔有导致中枢神经系统反应的不良反应，且考虑患者心率保持在 65 次/分钟左右，建议停用该药。

分析：

β-受体阻滞剂能有效地改善心绞痛症状和缺血，通过降低心率、降低心肌收缩力和降低血压机制来减少心肌耗氧量，提高运动耐量，减少心绞痛发作的频率和短效硝酸酯类药物的用量。大部分β-受体阻滞剂可降低休息和运动状态下心率，但少数只具有部分竞争活性的β-受体阻滞剂只能降低活动时心率水平。此类药物主要通过延长舒张期（心肌灌注时间）来改善缺血区灌注。目前国际国内冠心病心绞痛治疗指南、专家共识均主张应用能够作用24小时的长效β-受体阻滞剂，如比索洛尔，或者选用具有延长血药浓度持续时间的β-受体阻滞剂，如美托洛尔缓释片。

根据药物油水分配系数大小，β-受体阻滞剂可分为亲脂性、亲水性和水脂双溶性三组：

（1）亲脂性β-受体阻滞剂：其中普萘洛尔、拉贝洛尔、卡维地洛具有高亲脂性，美托洛尔为中度亲脂性。亲脂性β-受体阻滞剂分布到体内各脏器，容易通过血脑屏障，可发生与其相关的中枢神经系统不良反应，如多梦、幻觉、失眠、疲乏、眩晕以及抑郁等症状。

（2）亲水性β-受体阻滞剂：如阿替洛尔和纳多洛尔。阿替洛尔、索他洛尔具有高亲水性，醋丁洛尔和吲哚洛尔等为中度亲水性。亲水性药物不易通过细胞膜，不易通过血脑屏障。当肾功能不全时，药物血浆半衰期延长，易产生药物浓度蓄积中毒。

（3）水脂双溶性β-受体阻滞剂：比索洛尔则兼备了亲脂性和亲水性药物的优点。生物利用度高，药物血浆半衰期长，经过肝肾双重途径排泄，其代谢清除肝肾各占50%。既可以保持中枢神经系统的药理作用，又减少了中枢神经系统的副作用。

患者为高龄老人，既往有中枢神经系统疾病病史，因此，对于本例患者而言，应用比索洛尔似乎更为理想。

停用美托洛尔后，患者未再次出现幻觉。因心率始终不快，且心绞痛症状明显缓解，未换用其他β-受体阻滞剂。

第二节　药物跨膜转运机制

药物跨膜转运可分为被动转运（passive transport）、主动转运（active transport）及膜动转运（membrane-mobile transport）。若以转运是否需要转运体（transporter）可分为转运体介导的转运（transporter-mediated transport）和非转运体介导的转运（non-mediated transport）。通常分子量较低、脂溶性好的物质比较容易通过脂质双分子层，而高分子水溶性物质较难通过，这类物质需要通过专属性转运体介导或膜动转运来实现跨膜转运。图2-4为物质膜转运的几种形式及其转运特征。

一、被动转运

被动转运（passive diffusion）是指在细胞膜两侧存在药物浓度差或电位差时，药物以电化学势能差为转运驱动力从高浓度侧向低浓度侧的转运，包括非转运体介导的简单扩散（simple diffusion）和转运体介导的促进扩散（facilitated diffusion）。简单扩散又包括药物溶解于脂质双分子层的溶解扩散（solubility diffusion）和通过含水膜孔转运的限制扩散（restricted diffusion）。通常大多数药物对于机体来说是外源性物质（xenobiotics），机体在进化过程中没有形成相应的载体来介导转运，而且大部分药物为分子量在 250～500 间的小分子，且具有一定的脂溶性，因此大多数药物经被动转运中的溶解扩散进行跨膜转运，其中分子脂溶性是影响扩散速度的一个决定性因素。

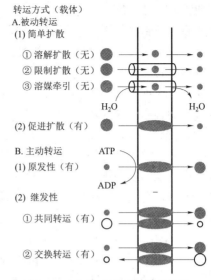

转运方式（载体）
A.被动转运
(1) 简单扩散
　① 溶解扩散（无）
　② 限制扩散（无）
　③ 溶媒牵引（无）
(2) 促进扩散（有）
B. 主动转运
(1) 原发性（有）
(2) 继发性
　① 共同转运（有）
　② 交换转运（有）

图 2-4　药物膜转运机制的分类

●透过的药物；○与药物同时转运的离子（Na^+、H^+等）。圆的大小表示电化学势能的高低，例如从小圆到大圆的移动表示逆浓度梯度差的转运。转运体也称为载体，为跨细胞膜的内在性蛋白

（一）简单扩散

简单扩散是很多药物经细胞转运的主要方式，其特点有：①扩散过程与细胞代谢无关，不消耗能量，不受细胞代谢抑制剂和温度的影响；②顺浓度梯度转运，即从高浓度侧向低浓度侧转运；③多种药物共存时，在其之间不发生理化相互作用的情况下，各种药物的透过速度与其单独存在的情况下相同；④扩散速度与浓度梯度差成正比；⑤不需要转运体，生物膜对通过物质无特殊选择性，不受共存类似物的影响，即无竞争抑制性和饱和性，一般也无部位特异性。简单扩散的物质膜转运过程符合一级动力学，并遵循 Fick 扩散定律。

1. 溶解扩散　溶解扩散的膜通透速度 dS/dt 如式（2-1）表示（图 2-5）。

$$dS/dt = D \cdot K \cdot SA \cdot (C_{in} - C_{out})/L \tag{2-1}$$

式中，S 为药物的通透量；D 为药物在膜内的扩散系数（diffusion constant）；K 为膜/水间分配系数（partition coefficient）；SA 为膜的表面积；C_{in} 为高浓度侧药物浓度；C_{out} 为低浓度侧药物浓度；L 为膜的厚度。由上式可见，药物扩散速度与膜/水间分配系数（K）、膜表面积（SA）、扩散系数（D）成正比。膜/水间分配系数（K）常用药物在正辛醇/水系统的分配系数代替，最近出现更加模拟生物膜结构的评价系统，如脂质体/水（liposome/water）系统、磷脂膜色谱（immobilized artificial membrane chromatography）和生物分配色谱（biopartitioning chromatography）等。

由图 2-5 可见，药物经溶解扩散通过生物膜转运，需要首先溶解分配到生物膜上，然后顺生物膜上药物浓度梯度差由生物膜外侧扩散到生物膜内侧，然后再经历一次溶解分配过程才能转移到细胞质（cytoplasm）中，因此药物的脂溶性和扩散性均是影响药物转运的主要因素，其中膜/水间分配系数（K）决定了药物在水/生物膜界面的分配程度，而扩散系数（D）则影响溶解在生

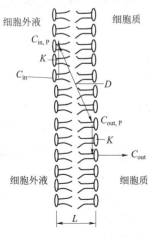

图 2-5　药物经溶解扩散进行膜转运示意图

细胞外液　细胞质

$C_{in, P}$
K
C_{in}
D
$C_{out, P}$
K
C_{out}

细胞外液　细胞质

L

物膜上药物的扩散速度。

生物膜为类脂膜，因此溶解扩散的药物在分子大小相同的情况下，脂溶性大的扩散速度快。此外，多数药物为呈弱酸性或弱碱性的弱电解质，在生理环境下会有一定程度的解离，其中非解离型药物分子的脂溶性好，易透过细胞膜；而解离型药物分子的脂溶性差，很难透过细胞膜，所以解离度小脂溶性好的药物分子易进行膜转运。由于弱电解质的解离度受环境 pH 的影响，因此环境 pH 会影响药物的透膜性能（pH 分配假说）。扩散系数（D）表征了膜的分子筛效果，通常与药物的分子量成反比，分子量越小的药物扩散速度越快。药物跨细胞膜内外的浓度梯度差以（$C_{in} - C_{out}$）/L 表示，膜厚度越小浓度梯度差越大。

对于式（2-1），一般很难测定生物膜的 SA 和 L 值，而且需考虑特定部位的生物膜，令：

$$D \cdot K/L = P_m \tag{2-2}$$

式中，P_m 表示膜渗透系数（permeability coefficient）。P_m 的单位为长度/时间，通常以 cm/s 表示。$P_m \cdot SA$ 为渗透系数与表面积的乘积，其单位为容积/时间，通常以 ml/min 表示，称作膜渗透清除率。由式（2-2），D 与药物分子体积（V）成反比，V 与分子量（M_W）的平方根成正比，因此 $P_m \propto K/V \propto K/(M_W)^{1/2}$。对于大多数药物，其分子量通常在 250~500 范围内，所以扩散系数对药物膜通透性的影响相对不大；而药物膜/水分配系数的变化范围很大（可相差 6 个数量级以上），因此膜/水分配系数是影响药物膜渗透系数和通透性的主要因素，决定了药物被动跨膜转运的速度。

紧贴着生物膜表面存在一层不流动的水相，称为非搅拌水层（unstirred water layer）。由此可见，药物跨膜转运由两个串联的动态过程构成：通过非搅拌水层的扩散和通过生物膜的渗透。当强脂溶性的药物跨膜转运时，经膜渗透性能好，这样药物经非搅拌水层的扩散往往成为跨膜转运的限速过程，这时就不能够单从药物的脂溶性方面来评价其通透性。当水溶性好的药物跨膜转运时，经膜渗透性差，这样药物经非搅拌水层的扩散速度要远快于药物经生物膜的转运速度，后者成为跨膜转运的限速过程。

通常非搅拌水层的药物渗透系数用 P_{aq} 表示，这样药物跨膜转运全过程的表观渗透系数 P_{app} 的倒数为串联非搅拌水层和生物膜的药物渗透两个过程的药物渗透系数的倒数之和，其关系式如下：

$$P_{app} = \cfrac{1}{\cfrac{1}{P_{aq}} + \cfrac{1}{P_m}} = \frac{P_{aq} \cdot P_m}{P_{aq} + P_m} \tag{2-3}$$

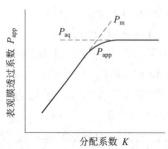

图2-6 药物的膜/水分配系数与表观膜渗透系数之间的关系

图 2-6 揭示了分配系数（K）与表观膜渗透系数 P_{app} 的关系。如果非搅拌水层的渗透系数远大于膜渗透系数 $P_m \ll P_{aq}$（水溶性好的药物），表观膜渗透系数近似等于膜渗透系数（$P_{app} = P_m$）；相反如果非搅拌水层的渗透系数远小于膜渗透系数 $P_m \gg P_{aq}$（强脂溶性药物），则药物的扩散速度取决于非搅拌水层的渗透系数（$P_{app} = P_{aq}$），这样非搅拌水层成为强脂溶性药物主要的跨膜转运屏障。

2. 限制扩散，溶媒牵引 细胞膜上存在很多由嵌入型蛋白质产生的水性细孔（aqueous pore），孔径为0.4~1nm，水溶性小分子物质可以通过这类细孔进行转运，称为限制扩散，如尿素、水。这类物质跨膜转运主要受到分子大小和荷电的限制，药物分子大小与其分子量平方根成正比。据认为膜孔内有带电荷的蛋白质或吸附有阳离子（如钙离子），每个正电荷形成一个球形静电空间电场，故阴离子比阳离子易于通过膜孔。

当膜内外存在渗透压差或静水压差时，它们会驱动细孔内的水分子进行移动，从而牵引尿素等水溶性小分子随水分子运动而移动，这称为溶媒牵引（solvent drag）。

（二）促进扩散

由于人们不能用溶解扩散和限制扩散理论解释一些速度转运很快的物质，从而推测可能有载体参与的促进作用，并称其为促进扩散（facilitated transport）。某些高度极性的药物由于促进扩散而跨膜转运速度很快，如葡萄糖及中性氨基酸透过红细胞及甲氨蝶呤进入白细胞的膜转运过程。

促进扩散本身为被动转运，但是由对物质具有专属性的转运体（transporter）或称为载体（carrier）进行介导的转运。其不同于以后介绍的主动转运，它不需要能量，顺生物膜内外电化学势能差进行扩散。由于需要载体介导，因此具有饱和性，同时若存在化学结构相似的物质，可能出现膜转运的竞争性抑制现象。促进扩散的转运动力学可用米氏（Michaelis-Menten）动力学方程描述。现已知在小肠上皮细胞侧底膜、红细胞、骨骼肌、脂肪细胞以及血脑屏障血液侧细胞膜中，氨基酸、D-葡萄糖、D-木糖和季铵盐类药物的转运就属于促进扩散。例如小肠上皮细胞侧底膜的GLUT2将葡萄糖由上皮细胞内顺浓度差向毛细血管转运。红细胞的GLUT1、肝脏的GLUT2和脑中的GLUT1等葡萄糖促进扩散转运体，它们各自表达于不同组织并具有不同的功能。

二、主动转运

由细胞膜上转运体介导，逆电化学势能差，药物由低浓度侧向高浓度侧的转运称为主动转运（active transport）。例如，一些生命必需的营养物质（如K^+、Na^+、I^-、单糖、氨基酸、水溶性维生素、寡肽和核苷酸等）和有机酸碱等弱电解质的离子型等均是以主动转运方式通过细胞膜。主动转运特点包括：①按利用能量方式分为直接利用细胞内代谢的能量ATP（原发性主动转运）和间接利用细胞内代谢的能量（续发性主动转运）。②代谢抑制剂（2,4-二硝基酚、氰化钠、氟化物等）或低温均可降低转运活性。③转运需要转运体的参与。④在结构相似物质存在的情况下，会出现竞争性抑制现象。⑤由于转运体数量有限，转运能力具有饱和性。图2-7揭示了转运体介导的转运和简单扩散，其跨膜转运速度与浓度间的关系。其中主动转运与促进扩散均由转运体介导的，因此都具有④、⑤两种性质，而①、②

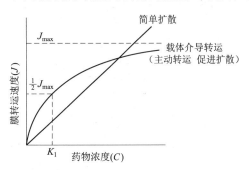

图2-7 载体介导的转运和简单扩散中
药物浓度与跨膜转运速度间的关系

两种性质为主动转运所特有的。对于不同的膜转运，膜转运速度与药物浓度的关系如图 2-7 所示。

（一）原发性主动转运

直接利用高能磷酸化合物 ATP 分解成 ADP 释放出的游离自由能来转运物质的方式称为一次性主动转运，即原发性主动转运（primary active transport）。在这种转运方式中，转运体本身为非对称性，并具有与 ATP 结合的专属性区域。它将酶反应（ATP 分解为 $ADP+P_i$）与离子转运相结合，通过载体的构象改变来单向转运离子。小肠上皮细胞及肾小管上皮细胞侧底膜存在的 Na^+/K^+-ATP 酶就是代表性例子。ATP 加水分解，从血液侧摄入 2 分子 K^+ 的同时从细胞内向血液中释放出 3 分子的 Na^+ 以保持细胞内的高 K^+ 浓度（140mmol/L）和低 Na^+ 浓度（12mmol/L），机体大约 25% 能量都用于维持 Na^+/K^+-ATP 酶的运行。除此之外，胃酸分泌细胞中存在 H^+/K^+-ATP 酶及分泌 Ca^{2+} 的 Ca^{2+}-ATP 酶。以后提到的 P-糖蛋白（P-glycoprotein，MDR1）、肝脏的有机阴离子转运体（MRP2/cMOAT）以及 ABC 转运体家族都属于原发性主动转运体。

（二）续发性主动转运

以原发性主动转运生成的离子（Na^+ 和 H^+ 等）形成的电化学势能差为驱动力，由转运体介导第二种物质的转运称为二次性主动转运（secondary active transport），即续发性主动转运。这种转运方式不是利用直接分解 ATP 产生的能量，而是与原发性主动转运中的转运离子相偶合，间接利用细胞代谢产生的能量来进行转运，因此称为二次性主动转运，它是跨膜转运的最普遍方式。在这种转运方式中，作为驱动力的离子和被转运物质按同一方向转运称为共转运（cotransport or symport），而两者以相反方向的转运称为交换转运（exchange transport，又称为逆转运 antiport 或对向转运 counter transport）（图 2-8）。小肠上皮细胞及肾小管上皮细胞中 Na^+/葡萄糖共转运体（SGLT）和 H^+/寡肽共转运体（PEPT）就是共转运的代表性例子。与 Na^+ 共同转运的有中性氨基酸、谷氨酸、抗坏血酸等，与 H^+ 共同转运的有寡肽、有机阳离子等。目前已知的交换转运体有 Na^+/H^+、Na^+/Ca^{2+}、Cl^-/HCO_3^- 交换转运体、H^+/有机阳离子转运体及二羧酸/有机阴离子交换转运体等。人小肠上皮细胞刷状缘侧 H^+/寡肽共转运体利用刷状缘侧 Na^+/H^+ 交换转运体产生肠腔道向上皮细胞内的 H^+ 浓度梯度差，而 Na^+/H^+ 交换转运体利用侧底膜上 Na^+/K^+-ATPase 产生的血液向细胞内 Na^+ 浓度梯度差进行转运，这样的 H^+/寡肽共转运体又称为三次性主动转运（tertiary active transport）。

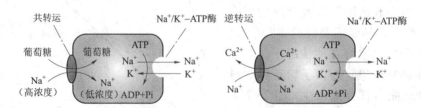

图 2-8　续发性主动转运的两种方式

左图为共转运，右图为交换转运

三、膜动转运

由于生物膜具有一定的流动性，因此细胞膜可以主动变形将某些物质摄入细胞内或从细胞内释放到细胞外，这个过程称为膜动转运（membrane-mobile transport），其中向内摄入为入胞作用（endocytosis），向外释放为出胞作用（exocytosis）。摄取固体颗粒时称为吞噬（phagocytosis），摄入液体物质时称为胞饮（pinocytosis）。某些高分子物质，如蛋白质、多肽、脂溶性维生素和重金属等，可按膜动转运方式进行吸收（图2-9）。膜动转运对蛋白质和多肽的吸收尤为重要，并且有一定的部位特异性（如蛋白质在小肠下段的吸收最为明显），同时小肠下段和大肠低的蛋白水解酶活性有助于提高生物大分子稳定性，因此这也是蛋白质、多肽口服给药系统开发的着眼点，但对一般药物的吸收并不是十分重要。一些高分子的入胞由细胞膜受体介导识别，诱导细胞膜变形，吞噬高分子，此时称为受体介导的入胞（receptor-mediated endocytosis），它能够显著提高细胞的内吞效率。

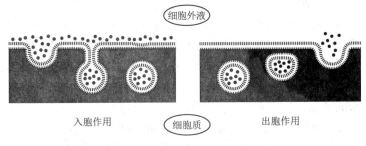

图2-9　膜动转运的形式

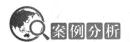

改变尿液 pH 促进苯巴比妥排泄

患者，女性，65岁，既往体健，无药物食物过敏史。因跟家人发生口角服用"苯巴比妥"50片（具体时间不详），次日凌晨被家人发现送至医院。入院时患者昏迷状态，呼之不应，四肢厥冷。压眶反射不敏感，瞳孔光敏反应减弱。体温36℃，呼吸16次/分，血压82/50mmHg。入院后进行紧急抢救，给予洗胃、补液扩容、呋塞米与甘露醇利尿及使用碳酸氢钠碱化尿液等治疗。2天后患者意识好转。

分析：

临床上有时通过增加液体摄入或合并应用甘露醇等利尿剂，以增加尿量而促进某些药物的排泄。这种方法对于某些因药物过量而中毒的患者解毒是有益的。根据pH与转运的关系可知，酸性药物在碱性尿中排泄增加，碱性药物在酸性尿中排泄增加。该患者服用的苯巴比妥为酸性药物，中毒时给予碳酸氢钠，尿液的pH即可升高。在碱性环境中，苯巴比妥的解离度增大，肾小管重吸收量减少，尿排泄量增加，可使苯巴比妥中毒昏迷的时间缩短2/3左右。

第三节　药物转运体及其多态性

一、药物转运体概述

药物在体内各种器官中由细胞外向细胞内或是从细胞内向细胞外的膜转运维持着药物体内动态。自1950年提出pH分配假说以来，依赖脂溶性的简单扩散跨膜转运机制渐渐被广泛接受。近年来随着生物膜转运相关技术的进步，在小肠、肾、肝、脑、胎盘等器官中证明了存在许多与药物胞内摄取和胞外分泌相关的转运体，这样载体在细胞膜转运中的重要性也渐渐被重视。1994年前后，相继克隆出各种药物转运体的基因，并通过基因转染细胞（gene transfected cell）和基因敲除动物（gene knockout animal）的研究，将对载体介导膜转运的认识提高到了分子基因水平。这些载体大多可识别内源性物质、营养物质，甚至是药物。它们通常存在12个跨膜区域，膜外有糖基化区域，转运的药物具有多样选择性，底物范围广。除此之外，由于转运体基因发生变异可能引起疾病，因此目前非常重视转运体的功能以及与疾病的关联性。转运体的存在决定了某些药物向靶部位及非靶部位的分布，因此理解参与肝代谢、胆汁排泄及肾小管分泌和重吸收等体内动态过程的转运体，对解析药物的安全性和毒性具有非常重要的意义。非靶部位转运体的研究对于避免向副作用发生的非靶区域，而选择性提高向靶区域分布的药物设计有着极大的价值。

药物转运体按照基因代码分为两类："SLC"和"ABC"。前者多为促进扩散型或续发性主动转运型，后者多为原发性主动转运型，其中"SLC"为"solute carrier"，"ABC"

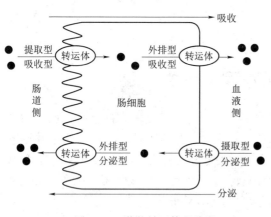

图2-10　药物转运体的分类

为"ATP-binding cassette"的缩写。药物转运体按对细胞内药物暴露程度的贡献又可分为摄取型和外排型的转运体，前者有利于提高细胞内药物的浓度，后者降低细胞内药物的浓度（图2-10）。此外，药物转运体按照对机体药物暴露程度的贡献可以分为吸收型和分泌型的转运体，前者有利于提高血药浓度，后者降低血药浓度（图2-10）。需要特别强调的是摄取型转运体不一定是吸收型转运体，外排型转运体不一定是分泌型转运体。

二、摄取型药物转运体

（一）寡肽转运体

食物中蛋白质的消化产物小分子肽（二肽和三肽）可由小肠上皮细胞存在的寡肽转运体（oligopeptide transporter，PEPT）转运吸收。这种载体是以肠腔道向细胞内的质子浓度梯度差为驱动力将小分子肽或拟肽药物转运至细胞内的续发性主动转运体。

1994 年成功克隆出家兔小肠及大鼠和人小肠 H^+/寡肽共转运体的基因 PEPT1。人 PEPT1 由 708 个氨基酸组成，存在 12 个跨膜区域。PEPT1 定向分布于小肠上皮细胞刷状缘膜。鉴于组成蛋白质的 20 多种氨基酸可以构成成千上万种二肽三肽组合，因此 PEPT1 转运的底物具有很广泛的选择性。

PEPT1 载体介导的转运具有明显的立体选择性，在结合并转运寡肽过程中，它对含有 L-氨基酸残基的寡肽比含有一个或多个 D-氨基酸寡肽具有较高的亲和性。这个转运体可以转运许多含有肽键的底物药物（substrate drug），包括 β-内酰胺类抗生素、多巴胺受体拮抗剂、肾素抑制剂、抗病毒药物、凝血酶抑制剂、氨基酸前药、血管紧张素转化酶（angiotensin converting enzyme，ACE）抑制剂和抗癌药（苯丁亮氨酸）等。头孢菌素类药物（包括头孢拉定、头孢羟氨苄、头孢氨苄等）也是寡肽转运体的底物。氨基青霉素类药物（如氨苄西林、阿莫西林和环青霉素）也可被寡肽转运体介导吸收。血管紧张素转化酶抑制剂用于治疗高血压，一些广泛应用的 ACE 抑制剂，如卡托普利和依钠普利是很好的 PEPT1 底物，而利生普利、喹那普利、贝那普利和福辛普利与这个转运体也具有高度亲和性。含有肽键的抗病毒药伐昔洛韦和 4-氨基苯基醋酸也可以被 PEPT1 识别。

由于寡肽转运体底物的广泛性，吸收低的药物可以通过肽化修饰，使之成为 PEPT1 的底物，增加其经消化道的吸收。例如使抗高血压药 α-甲基多巴和抗帕金森药 L-多巴与 L-苯丙氨酸结合成二肽可以明显改善吸收，抗病毒核苷酸药物阿昔洛韦、更昔洛韦和阿糖胞苷等经 L-缬氨酸修饰得到的前药就能通过这个转运体转运，这些前体药物与 PEPT1 有很高的亲和性。阿昔洛韦的 L-缬氨酰酯（伐昔洛韦）口服生物利用度比阿昔洛韦要高 3~5 倍。在表达 PEPT1 的 Caco-2 细胞株中，L-多巴-L-苯丙氨酸的吸收量与 L-多巴相比提高了近 40 倍。

除小肠外，PEPT1 在肝脏和肾脏中也有表达。PEPT2 在小肠内没有表达，只存在于肾小管上皮细胞，同 PEPT1 一样以质子浓度梯度差为驱动力将药物转运至细胞内。PEPT2 对 β-内酰胺类抗生素比 PEPT1 具有更高的亲和性。PEPT1 和 PEPT2 在肾小管上皮细胞刷状缘处均参与拟肽药物的重吸收。

（二）氨基酸转运体

氨基酸，尤其是必需氨基酸，是蛋白质合成所必需的，而且是所有活细胞的能量来源。因为大部分氨基酸类化合物都是亲水的，所以它们的跨膜转运需要氨基酸转运体的帮助。氨基酸转运体具有高度限制性的底物专属性。L-型氨基酸转运体（L-type amino transporter，LAT）LAT1 和 LAT2 在小肠上皮细胞和脑毛细血管内皮细胞均有表达，它们参与了支链氨基酸、芳香族氨基酸、中性氨基酸、拟氨基酸内源性物质（T3 和 T4）、拟氨基酸药物的吸收以及向脑内的转运。实际上，抗癫痫药加巴喷丁和巴克妥芬等拟氨基酸药物由小肠上皮细胞的中性氨基酸转运体所介导吸收，加巴喷丁给药剂量为 100mg 时生物利用度为 74%，1600mg 时为 36%，说明其吸收具有饱和性。抗高血压药 α-甲基多巴和抗帕金森药 L-多巴由 Na^+/中性氨基酸共转运体介导从小肠吸收。中性氨基酸转运体转运效率很高，利用这一转运体可成功地向脑内转运 L-多巴、巴氯芬、加巴喷丁等。

（三）有机离子的转运体

这类载体参与了体内很多内源性物质、药物及其代谢产物的转运，特别是与大部分临床药物的排泄相关。

1. 有机阴离子的相关转运体

（1）有机阴离子转运体：有机阴离子为荷负电的含有羧基、硫酸基、磺酸基等有机物的总称，包括胆酸等内源性物质以及抗生素、利尿药、抗炎止痛药、ACE抑制剂等多数弱酸性药物。有机阴离子转运体（organic anion transporter，OAT）可将血液中的有机阴离子摄取到肾近曲小管和肝细胞中，然后向尿或胆汁中分泌。1997年以PAH转运活性为指标首次从大鼠肾脏分离出了OAT1。OAT1位于肾近曲小管细胞血液侧的基底膜，它为Na^+非依赖性交换转运体，以二羧酸浓度差为驱动力，将很多结构并不类似的有机阴离子药物从血液侧转运至上皮细胞内。OAT可转运环磷腺苷酸（AMP）、前列腺素E_2、尿酸等内源性成分，而且还可转运PAH、β-内酰胺类抗生素、利尿药、非甾类抗炎药（NSAID）、抗病毒药、ACE抑制剂、血管紧张素Ⅱ受体拮抗剂、抗癌药（甲氨蝶呤）等有机阴离子药物。由此可见，OAT可识别和转运如此数目之多的底物药物，称为多专属性（multispecificity）。OAT2与OAT1有42%的氨基酸序列同源性，OAT3、OAT4也随后相续克隆成功。OAT2和OAT1一样可以识别多种有机阴离子，主要表达于肝脏并参与转运甲氨蝶呤、PAH和水杨酸盐等。OAT3和OAT4对各种药物的硫酸结合物具有高亲和性，其中OAT3能识别亲脂性有机阴离子，如硫酸雌酮、赭曲霉素A和西咪替丁等。最近，研究表明OAT3也存在于脑毛细血管内皮细胞，将β-内酰胺类抗生素、丙磺舒、PAH和葡萄糖醛酸等有机阴离子从脑中外排分泌到血液中。

（2）有机阴离子转运多肽：有机阴离子转运多肽（organic anion transporting polypeptide，OATP）同OAT族一样，为Na^+非依赖性转运体。1995年，OATP1A2（OATP-A）转运体首先从人的肝脏中分离。随后许多OCTP的亚型，包括OATP-A（OATP1 A2）、OATP-B（OATP2B1）、OATP-C（OATP1B1，OATP2）、OATP-D（OATP3A1）、OATP-E（OATP4A1）、OATP-F（OATP1C1）、PGT（OATP2A1）和OATP-8（OATP1B3）等，分别在人的不同组织中得到鉴定。OATP-C为从人体肝脏中分离出来的肝脏专属性转运体，而OATP-A、OATP-F和PGT则表达于脑、肺、肠与生殖器等组织，OATP-B、D、E表达于很多组织（尤其是胎儿组织）。OATP-C仅表达于肝细胞血液侧窦状隙膜上，底物范围很广，包括甾体激素结合物、前列腺素、胆汁酸等有机阴离子型药物。肝细胞血液侧窦状隙膜上还表达有OATP-8，它与OATP-C有80%的氨基酸序列同源性。高脂血症治疗药普伐他汀，由于水溶性极好，很难透过生物膜，但可以由作用部位（肝脏）专属性的OATP-C介导转运，从而达到靶向给药的目的（肝），抑制HMG-CoA以及胆固醇合成，然后由毛细胆管膜上的MRP2分泌至胆汁中，因此组织特异性转运体可成为药物合理结构设计的靶点。

（3）有机阴离子的转运体：肝细胞血液侧窦状隙膜上存在Na^+依赖性胆汁酸共转运体（Na^+/taurocholate cotransporting peptide，NTCP）和转运磷酸的1型Na^+/Pi共转运体（Na^+-dependent phosphate transport protein，NPT1）。小肠回肠段也存在另一种同源的Na^+依赖性胆汁酸共转运体（ileal bile acid transporter，ISBT），负责胆酸的肠吸收。

NPT1 也表达于肾小管上皮细胞刷状缘膜，参与 PAH 和 β-内酰胺类抗生素等很多有机阴离子向尿中的分泌。一元羧酸转运体（monocarboxylate transporter，MCT）参与了烟酸、苯甲酸、水杨酸、青霉素等一元羧酸药物的跨膜转运，丙戊酸和丙酮酸是 MCT 的典型底物，这类转运体在心脏、骨骼肌、小肠和脑等很多组织中均有表达。

2. 有机阳离子的相关转运体

（1）有机阳离子转运体：有机阳离子转运体（organic cation transporter，OCT）主要分布于肾脏、肝脏，负责转运有机阳离子药物及内源性物质（胆碱、胍等），对许多内源性胺以及大量药物和外界毒素的排泄起着关键作用。肾近曲小管上皮细胞血液侧基底膜上存在促进扩散型转运体 OCT，其依膜电位将血液中有机阳离子摄取入细胞内，然后由管腔侧刷状缘膜上的质子交换转运体（H^+-antiport system）分泌有机阳离子入肾小管腔。此外，有机阳离子转运体的底物具有多专属性，如四乙胺、地昔帕明、奎尼丁、西咪替丁和普鲁卡因胺等结构多样的底物药物。OCT1 于 1994 年克隆成功，接着与 OCT1 具有 67% 氨基酸序列同源性的 OCT2 也相继克隆出来。OCT1 主要表达于肾脏和肝脏，而 OCT2 主要表达于肾脏，两者均表达于肾小管上皮细胞或肝细胞，可将有机阳离子从血液中摄取入细胞内。另外，OCT3 主要表达于胎盘处。

有机阳离子药物广泛地用于治疗疾病，大约 50% 的药物为有机阳离子，包括抗心律失常药、抗组胺药、阿片镇痛剂、β-肾上腺素能阻滞剂和骨骼肌松弛剂以及内源性化合物（如胆碱、多巴胺和组胺）。OCT 底物包括许多阳离子药物、外源性物质、一些维生素和各种内源性物质。丰富表达 OCT1 和 OCT2 的非洲爪蛙卵母细胞或细胞株能介导许多物质的摄取，包括四乙胺（TEA）、N-甲基烟酰胺（NMN）、硫胺、酪胺、色胺、胆碱、精胺、亚精胺、奎宁、普鲁卡因胺、多巴胺、去甲肾上腺素、5-羟色胺、组胺、肾上腺酮和 1-甲基-4-苯基吡啶（MPP）。OCT3 转运多巴胺、1-甲基-4-苯基吡啶、四乙胺和胍。

（2）新型有机阳离子转运体：新型有机阳离子转运体（novel organic cation transporter，OCTN）为有机阳离子型药物及内源性物质的新型转运体。与主要表达于肝、肾的 OAT 和 OCT 不同，OCTN1 广泛表达于机体内很多组织，它具有有机阳离子转运活性，且能将有机阳离子和质子进行交换转运，OCTN1 可以介导四乙胺、吡拉明、奎尼丁和维拉帕米的转运。从人肾脏克隆的 OCTN2（SLC22A5）与 OCTN1 有 90% 的氨基酸序列同源性，也广泛表达于很多组织。位于肾小管上皮细胞刷状缘的 OCTN2 可以介导长链脂肪酸 β 氧化所必需的两性化合物肉毒碱的 Na^+ 依赖性重吸收，并且还负责将抗组胺药比拉明、钙离子拮抗剂维拉帕米等有机阳离子型药物以 Na^+ 非依赖性方式分泌至尿液中。OCTN2 的底物还包括肉毒碱衍生物、甜菜碱、先锋霉素、胆碱、土根碱、奎尼丁、TEA、2-丙基戊酸钠。OCTN3 在睾丸中呈现高度表达，OCTN3 的底物除肉毒碱外尚未见其他报道。

三、外排型药物转运体

在肿瘤治疗过程，肿瘤细胞的细胞膜中会逐渐高表达一些外排型药物转运体，降低胞内抗肿瘤药物的浓度，使疗效降低，导致出现多药耐药性现象（multidrug resistance，MDR），其中 P-糖蛋白（P-glycoprotein，P-gp）、多药耐药相关蛋白

（multidrug-resistance-associated protein，MRP）、乳腺癌耐药蛋白 P（breast cancer resistance protein，BCRP）和多药及毒性化合物外排转运蛋白（multidrug and toxic compound extrusion transporter，MATE）是主要的外排型转运蛋白。另外，这些外排型药物转运体也丰富表达于机体内与药物处置相关的器官，如肠、肝、肾和脑等，因此它们在药物的口服吸收、分布和排泄过程及药物有效性和安全性上发挥着重要的作用。

（一）P-糖蛋白

P-糖蛋白利用 ATP 分解产生的能量将各种抗癌药物从细胞内外排出去，是癌细胞对抗癌药物产生多药耐药性的主要原因。编码 P-糖蛋白的基因在人体中为 MDR1，在小鼠和大鼠中为 mdr1a 和 mdr1b。除癌细胞外，P-糖蛋白在多个正常组织和器官中也有丰富表达，例如肠道上皮细胞刷状缘膜、肝实质细胞毛细胆管膜、肾近曲小管上皮细胞刷状缘膜、血脑屏障毛细管内皮细胞血液侧及胎盘屏障胎盘滋养层细胞的刷状缘膜（母亲侧），这暗示 P-糖蛋白参与药物从血液中分泌到尿、胆汁、肠道的过程，同时也防止外源性物质及有害代谢物进入机体、脑及胎儿。P-糖蛋白的底物范围很广，主要为脂溶性较高的阳离子型药物。由 P-糖蛋白转运的抗癌药有蒽环类抗生素（多柔比星、柔红霉素）、长春生物碱（长春新碱、长春碱）、表鬼臼毒素（依托泊苷）等，另外还包括环孢素、地高辛、西咪替丁、非索非那丁、硫氮䓬酮、硝苯地平、孕司通、红霉素、吗啡等药物。P－糖蛋白的抑制剂有维拉帕米、环孢素、奎尼丁、SDZ PSC833、钒酸盐等，若同时与 P-糖蛋白底物合用时会对底物药物的体内动态、药效和毒性产生相当大的影响。P-糖蛋白诱导剂在临床上也相当常见，例如利福平、金丝桃提取物、地塞米松等具有诱导 P-糖蛋白表达的功能。在肝脏毛细胆管膜上还表达着 MDR2 和 BSEP/SPGP（bile salt export pump/sister P－glycoprotein）等 MDR 类转运体，其中 MDR2 主要向胆汁中分泌磷脂，而 BSEP/SPGP 向胆汁中分泌胆酸盐类。

通常，大多数药物向脑内的转运取决于其脂溶性的高低，但是 P-糖蛋白底物环孢素、长春新碱、柔红霉素等药物的血脑屏障渗透系数远低于按其脂溶性预测的值（图 2-11a）。这是由于脑毛细血管管腔侧膜上表达有 P-糖蛋白，它将其底物药物从脑中外排到血液中，从而限制了这些物质向脑内的转运。通过基因工程技术获得的 mdr1a（－/－）基因敲除小鼠，与正常小鼠相比，这些物质向脑内的转运得到了大幅度提高（图 2-12）。同样，β-受体阻滞剂、环孢素、长春新碱、地高辛等药物也因受到小肠上皮细胞刷状缘膜上 P-糖蛋白的作用而分泌到肠腔内，从而降低药物吸收（图 2-11b）。此外，小肠上皮细胞刷状缘膜上还存在 ABC 转运体族的 MRP2，它也可能参与了这些药物的外排分泌。基于以上原因，在开发设计口服药物时，应当注意到这一问题。在前体药物设计中，为了提高亲水性药物的吸收，通常将其合成为亲脂性强的前体药物。由于亲脂性是 P-gp 底物的分子结构特征之一，因此设计成亲脂性强的前体药物有可能是 P-gp 底物，这样反而不能达到设计目的。这一点必须要在药物前期合理设计中考虑到，例如强效纤维蛋白原受体拮抗剂 L-767679，其经胃肠道吸收差，将其修饰成相对亲脂性更强的前体药物 L-775318，但是未料到 L-775318 也表现出差的小肠吸收，因为 L-775318 被证明是 P-gp 的底物。

越来越多的研究表明，水果、蔬菜和草药中的成分，如黄酮类（特别是黄酮醇）、香豆素类及其他成分均能够调节 P-gp 活性，从而产生食物-药物相互作用，影响药物在体内的动态。多种黄酮类化合物能直接与 P-gp 的 ATP 结合部位作用，抑制 P-gp 的 ATP 酶活性，阻断 P-gp 介导的经肠分泌的排泄，从而促进相应 P-gp 底物的吸收。葡萄柚汁中的呋喃香豆素、佛手柑素不仅抑制细胞色素 P450 3A4 酶的活性，同时也抑制 P-gp 介导的 ATP 水解。当他利洛尔（10mg/kg）与葡萄柚汁同时口服时，C_{max} 增加 1 倍，AUC 提高，t_{max} 缩短，$t_{1/2}$ 保持不变，这表明生物利用度提高主要是由于抑制了肠道 P-gp 介导的他利洛尔的小肠分泌。

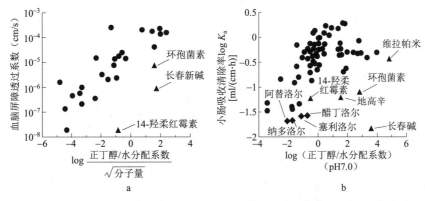

图 2-11　药物脂溶性与血脑屏障渗透系数和小肠吸收清除率的关系

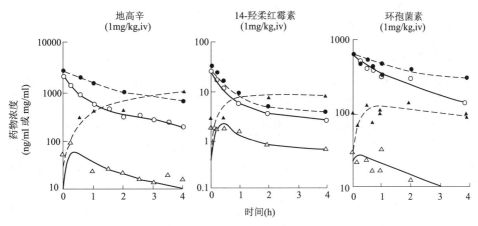

图 2-12　正常小鼠（○，△）和 *mdr1a* 基因敲除小鼠（●，▲）的
P-糖蛋白底物药物的血液（○，●）及脑内（△，▲）药时曲线

（二）MRP

MRP（multidrug-resistance-associated protein）为多药耐药相关蛋白，介导许多有机阴离子的外排转运。这个家族有许多亚型，分为 MRP1~9 七个亚型，统称为 MRP，它也是癌细胞耐药性产生的一个因素。MRP1 与 P-糖蛋白一样有两个 ATP 结合区域，同时也表达于各种癌细胞和许多正常组织中，包括小肠、脑、肾、肺和睾丸，相对于这些组织，其在肝中的表达则较少。MRP1 能外排柔红霉素、多柔比星、长春新碱、若丹明等细胞毒性药物和重金属离子。MRP2/cMOAT（canalicular multispecific organic anion transporter）与 MRP1 有 46% 氨基酸序列同源性，主要表达于肝脏的毛细胆管膜上，它

将Ⅱ相代谢产物（葡萄糖醛酸结合物、硫酸结合物和谷胱甘肽结合物等）外排到胆汁中。此外，MRP2还分布于肾脏和小肠的上皮细胞顶侧膜以及血脑屏障的毛细血管内皮细胞的血液侧。以上均暗示MRP2与P-gp一样，参与了将药物从血液中分泌到尿、胆汁、肠道中，且防止外源性物质及有害代谢物进入脑。MRP2（cMOAT）能转运谷胱甘肽结合物、硫酸结合物、葡萄糖醛酸结合物和非共轭结合的有机阴离子，如普伐他汀、长春碱、替莫普利、BQ-123、甲氨蝶呤、依利替康、HIV蛋白酶抑制剂（如沙奎那韦、利托那韦和茚地那韦）以及喹诺酮类化合物等。MRP3能介导葡糖苷酸结合物、牛磺胆酸、甘胆酸和甲氨蝶呤等物质的转运。

（三）BCRP

BCRP是在ABC族药物转运蛋白中唯一的半转运蛋白，可能通过同型或异型二聚体来发挥功能。BCRP在胎盘屏障胎盘滋养层细胞、小肠或结肠的上皮，肝脏的小管膜、乳房小叶等均有丰富表达。BCRP能识别多种抗癌药物如甲氨蝶呤（methotrexate，MTX）、多柔比星等，其底物专属性与P-gp、MRP2有重叠。BCRP能导致细胞对抗癌药产生多药耐药性，如BCRP转染的人MCF7乳腺癌细胞，会产生对米托蒽醌、阿霉素及柔红霉素的耐药性，降低细胞内药物蓄积，但仍对顺铂、长春新碱、紫杉醇敏感。同时发现该细胞株对拓扑异构酶1抑制剂如托泊替康（topotecan）和SN-38耐药。与P-gp一样，BCRP表达于肠上皮细胞顶侧膜，因此BCRP会降低节其底物经肠道的吸收。P-gp的第三代抑制剂GF120918同样也是BCRP的有效抑制剂，可以提高BCRP底物的口服生物利用度。

（四）MATE

MATE主要分布在肝脏和肾脏，其介导许多有机阳离子的外排转运，将有机阳离子从体内最终排泄出去。该家族有三种亚型，包括MATE1、MATE2和MATE2K。人MATE1主要表达于肾脏和肝脏，MATE2和MATE2K主要表达于肾脏。MATE转运阳离子的驱动力来自于质子H^+的梯度，通过H^+的内流交换转运将阳离子外排出细胞。MATE1和MATE2的底物包括二甲双胍、西咪替丁、普鲁卡因、四乙胺、拉米夫定、褪黑素、N-甲基吡啶等。MATE1和MATE2的抑制剂包括乙胺嘧啶、西咪替丁、奎尼丁等。MATE的功能是外排以阳离子形式存在的外源性药物、毒物和内源性毒物，对机体的解毒起着重要作用。若其功能缺失或受到抑制将会增强药物的毒性，例如MATE的抑制剂会显著增强铂类药物的肾毒性。

四、药物转运体的基因多态性

药物转运体的基因多态性与其结构和功能密切相关，从而影响着其底物的体内过程和临床疗效。例如MDR1的基因变异率较高，基因多态性易发于特定人群，研究变异机制和影响程度可为与P-糖蛋白转运相关的药动学、药效学及临床药物治疗学提供重要的理论依据。

MDR1基因序列分析显示出目前已鉴定出的15种单核苷酸多态性（single nucleotide polymorphism，SNP）中有3种多态性可导致蛋白质结构发生改变，即2号外显子21位天门冬酰胺变为天门冬氨酸（Asn21Asp），5号外显子103位苯丙氨酸变为亮氨酸（Phe103Leu），11 号外显子 400 位丝氨酸变为天门冬氨酸（Ser400Asn），其中 2号外显子 21 位氨基酸的改变可导致 P-糖蛋白（P-gp）末端发生极性改变，由原来的碱性变为酸性。

最近的研究发现，MDR1 基因 C3435T 多态性对 P-gp 功能影响显著，主要表现为 P-gp 表达水平的变化。MDR1 3435TT 基因型个体其肠道 P-gp 表达水平明显低于3435CT 和 CC 型个体。Hoffmeyer 等研究发现，3435TT 基因型个体中地高辛稳态血浆药物浓度明显高于 3435CC 基因型个体。在韩国人群中发现 3435T 和 3435TT 基因型个体中地高辛口服清除率比正常个体低 26.6%；但是在健康日本人群中发现地高辛口服后 3435CC、CT 和 TT 基因型个体 $AUC_{0\sim4h}$ 分别为（4.11±0.25）（ng·h）/ml，（3.20±0.24）（ng·h）/ml 和（3.27±0.24）（ng·h）/ml，由此可见，3435CT 和 TT基因型个体的 $AUC_{0\sim4h}$ 比 3435CC 基因型个体低约 20.4%。

MDR1 基因 C3435T 多态性存在基因型分布和等位基因频率的种族差别。欧洲人和美国白种人 MDR1 纯合子个体其 C 和 T 的等位基因频率约为 25%，非洲人 TT 等位基因频率为 6%。由于 MDR1C3435T 多态性与 P-gp 表达水平有关，因此 P-gp 底物的体内处置特征呈现种族差异。研究结果表明不同种族人群有明显不同的环孢素 A 口服生物利用度，白种人为 39.6%，黑种人为 30.9%；另外环孢素 A 的清除率在美国白人和美国非洲人之间也存在明显的种族差异。已证实 MDR1 几种 SNPs 可以改变 P-gp 的功能和表达，人体 MDR1 基因转录因子的遗传变异可能是引起 P-gp 表达异常的主要原因，并且导致 P-gp 底物如地高辛和环孢素 A 体内动态发生明显改变，从而影响药物的疗效和毒性。

目前药物转运体基因多态性的研究是一个发展迅速的研究领域，并受到越来越多的关注，这是因为相当数量的药物是一种或多种药物转运体的底物。此外，药物转运体基因多态性对其转运体表达水平、底物药物体内动态的影响，以及对临床疗效的影响都是相当令人感兴趣的研究领域，这也是未来临床个体化给药的一个重要出发点。

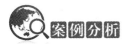 案例分析

细菌改变药物转运体产生耐药性

患者，男性，73 岁。反复咳嗽、咳痰 34 年，接触冷空气后再发，无胸痛、咯血，未重视。但近 5 年症状常有反复伴发热，多于季节转换时发作，脓痰明显增加，曾多次入院治疗。本次入院前 5 天，再发咳嗽、咳黄脓痰，量多。活动后气促，夜间可平卧，伴畏寒、寒战、高热，体温最高 39.5℃，平时不规律自行输注"头孢他啶"进行治疗。此次再次使用"头孢他啶"后症状未见好转。

查体：体温 38.7℃，脉搏 135 次/分，呼吸 24 次/分，血压 110/60mmHg；神清，口唇及四肢末梢无发绀，呼吸稍急促，颈软，双肺呼吸音粗，左肺闻及中量湿啰音及少许干啰音，右肺可闻及少许湿性啰音。腹平软，肝脾肋下未触及，双下肢无水肿。实验室检查：血常规提示白细胞 $15.6×10^9$/L，中性粒百分比 92.8%，C 反应蛋白 175mg/L，

血生化基本正常；动脉血气分析：pH 7.378，$PaCO_2$ 39.2mmHg，PaO_2 111.3mmHg。胸部 X 线：双肺肺气肿改变，双下肺可见散在斑片状阴影。痰培养结果：铜绿假单胞菌。在痰培养结果回报前经验性给予哌拉西林他唑巴坦 4.5g，每 8 小时一次静脉滴注；联合环丙沙星 400mg，每天一次抗感染治疗。治疗 3 天后症状无明显改善，体温仍波动于 38.5℃左右，调整用药为亚胺培南西司他汀钠 0.5g，每 12 小时一次，联合依替米星 200mg，每天一次。5 天后体温逐渐降至正常，咳嗽、咳痰症状减轻。药敏结果回报：铜绿假单胞菌+++，对氨基糖苷类、氨曲南及头孢他啶均耐药。

分析：

铜绿假单胞菌属于非发酵革兰阴性杆菌，广泛分布于自然界，是肺部常见的机会致病菌。

目前已知铜绿假单胞菌的耐药机制主要集中在以下方面：①产生 β-内酰胺酶；②外膜通透性障碍；③主动外排泵出机制；④抗菌药物作用靶位改变；⑤生物被膜形成等。

患者长期使用"头孢他啶"治疗，该药物可以诱导铜绿假单胞菌耐药，使细菌的细胞膜通透性降低和泵出系统增强。

细菌接触抗生素后，可以通过改变通道蛋白性质和数量来降低细菌的膜通透性。正常情况下细菌外膜的通道蛋白以 OmpF 和 OmpC 组成非特异性跨膜通道，允许抗生素等药物分子进入菌体。当细菌多次与抗生素接触后，菌株发生突变，产生 OmpF 蛋白的结构基因失活而发生障碍，引起 OmpF 通道蛋白丢失，导致药物进入菌体内减少。

铜绿假单胞菌能将进入菌体的药物泵出体外，细菌的流出系统由蛋白质组成，主要为外膜蛋白。外膜蛋白类似于通道蛋白，是药物被泵出细胞的外膜通道。

该患者多次使用"头孢他啶"后，定植的铜绿假单胞菌产生了耐药，后改用亚胺培南西司他丁钠，患者病情好转。其原因在于该株铜绿假单胞菌可能还存在特异的 OprD 蛋白通道，该通道运亚胺培南进入菌体。但当该蛋白通道丢失时，将同样产生特异性耐药。

多药耐药铜绿假单胞菌的治疗策略为提倡联合用药治疗，如头孢菌素类+喹诺酮类、多黏菌素 B+头孢菌素/碳青霉烯类。

 习题

1. 药物跨膜转运机制有几种？若报道一种药物以主动转运进行吸收，其是否还存在其他转运形式？
2. 细胞膜上的蛋白质有几种形式，介导药物转运的载体属于那种类型？
3. 简述吸收型转运体与摄取型转运体的异同点。
4. 简述转运体介导药物转运的一些特征。
5. 简述 P-gp 在血脑屏障中的功用，若其功能缺失会导致什么问题？
6. 简述药物转运体的基因多态性及其对药物体内动态的影响？

（孙进　樊蓉）

第三章 | 药物吸收

学习目标

1. **掌握** 消化道的吸收机制及预测；影响消化道吸收的主要因素；影响注射给药药物吸收的因素；影响药物经皮吸收的因素；影响药物经肺吸收的因素；影响药物口腔黏膜吸收的因素；影响药物直肠吸收的因素。

2. **熟悉** 消化道的生理解剖学特征；药物经皮吸收的机制；药物经口腔黏膜吸收的机制；药物直肠吸收的途径。

3. **了解** 消化道吸收的评价与预测；注射给药的途径；皮肤的结构和生理特点；呼吸器官的结构与生理；口腔黏膜的结构；直肠的结构与生理。

第一节 口服药物吸收

吸收（absorption）是指药物从给药部位向体循环转运的过程。血管内给药无吸收过程，而非血管内给药均存在吸收过程。一般药物需要吸收入血，达到一定血药浓度，并通过循环系统转运至发挥药效部位，从而产生预期药理效应，其作用强弱和持续时间都与血药浓度直接相关，因此吸收是发挥药效的重要前提，同时也是药物在体内动态的第一个过程。给药部位有胃肠道（胃、小肠、大肠）、口腔黏膜、舌下、直肠、阴道、肌肉、皮下、静脉、肺、鼻及眼等（图3-1）。

口服给药简单、经济和安全，患者顺应性好，因此它是临床上应用最多的一种给药途径，也是新药开发中首选的一种给药方法。口服给药的药物吸收部位是由胃、小肠、大肠组成的消化道（alimentary tract），也称为胃肠道（gastrointestinal tract），它还具有分泌、消化和吸收的功能。

一、消化道的生理解剖学特征

消化道为由口腔开始到肛门结束的中空管道（图3-2），总长约9m。肝、胆、胰等器官虽然不属于肠的主干部分，但由于其与肠的消化、分泌、吸收功能密切相关，故亦包括在该图内。另外，直肠不属于消化道吸收的主要器官，见本章第二节中直肠给药。

如图3-3所示，整个胃肠道共同的解剖学特征是它的4个同心层，由里及表分别为：黏膜（mucosa）、黏膜下组织（submucosa）、肌层（muscularis）及浆膜（serosa）。尽管黏膜层的结构和功能特性有区别，但几乎整个胃肠道的外三层都是相似的。

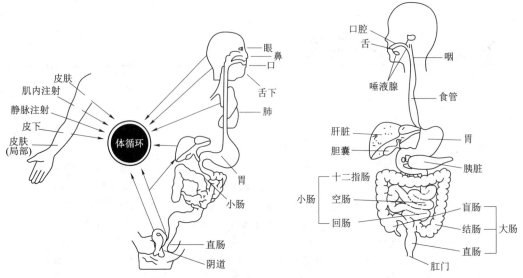

图 3-1　药物从给予部位到达体循环的途径　　　　图 3-2　人消化道解剖示意图

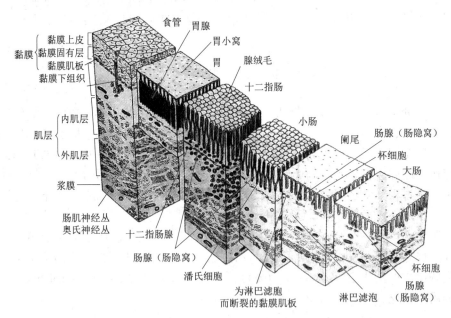

图 3-3　消化道各部分黏膜壁的构造

（一）胃

胃（stomach）主要受迷走神经支配，局部神经丛、激素等也会影响胃液的分泌。空腹时胃 pH 为 1~3。黏液层覆盖在上皮细胞的表面，黏液层厚 1.0~1.5mm，主要由带负电荷的黏多糖组成，为细胞表面提供了保护层。胃黏膜不具有小肠的绒毛结构，而只有许多皱襞，故吸收面积有限，成人的胃黏膜表面约 900cm²，且药物在胃内滞留时间短，因而除了一些弱酸性药物有较好吸收外，大多数药物吸收较差。成人胃的容积为 1.2~1.4L。口服药物在胃内停留过程中大部分可崩解、分散和溶解。

（二）小肠

小肠（intestine）长 5~6m，由十二指肠（duodenum）、空肠（jejunum）和回肠（ileum）组成，占整个消化道长度的 60% 以上。十二指肠与胃相连，胆管和胰腺管开口于此，分别排出胆汁和胰液，帮助消化和中和部分胃酸，使消化液 pH 发生突变升高。

黏膜表面形成许多环状皱褶（kerckring），表面拥有大量指状突起的绒毛（villi）；绒毛表面为单层柱状上皮细胞（epithelial cell），又称为绒毛吸收细胞（villus absorption cell），其顶侧细胞膜的突起称为微绒毛（microvilli），这些结构显著增加了小肠的吸收表面积，约达到 200m^2。绒毛最多的地方是十二指肠，向下逐渐减少。小肠特别是十二指肠是被动吸收的主要部位，同时也是主动吸收的特异性部位。故大多数口服药物都希望在小肠中释放，以获得良好的吸收。

（三）大肠

大肠（large intestine）约长 1.5m，由盲肠（caecum）、结肠（colon）和直肠（rectum）组成，管腔内 pH 为 7~8。结肠由升结肠（ascending colon）、横结肠（traverse colon）、降结肠（descending colon）和乙状结肠构成。大肠的前半部，包括盲肠、升结肠和横结肠，负责水分和电解质的吸收；而后半部的横结肠、降结肠和直肠承担粪便储存和排泄功能。与胃一样，大肠黏膜上有皱襞而无绒毛，故有效吸收表面积比小肠小得多，故不是药物和营养的主要吸收场所。但对缓控释制剂、肠溶剂型、结肠定位释药系统、溶解度小的药物制剂以及直肠给药剂型有一定的吸收作用。

二、消化道的吸收机制及预测

药物的理化性质、制剂的特征和吸收部位的生物因素决定着药物吸收。药物跨胃肠道上皮细胞膜的机制包括被动扩散、易化扩散、主动转运和膜动转运（包括入胞与出胞）等。大多数药物通过被动扩散机制（包括溶解扩散与微孔扩散）经胃肠道上皮细胞转运，其中脂溶性高的药物以溶解扩散进行转运，即为类脂途径；水溶性高且分子量小的药物通过胃肠道上皮细胞的水性微孔进行转运，即为微孔途径。

（一）遵循 pH 分配假说的溶解扩散机制

药物主要以溶解扩散跨胃肠道上皮细胞进行转运吸收，对于这个途径，药物首先要溶解分配到细胞膜，因此油/水分配系数（partition coefficient）高，即脂溶性好的药物吸收好。临床上使用的大多数药物都是弱电解质物质，而只有脂溶性好的分子型药物分子才容易吸收，水溶性的离子型药物分子不易通过，难以吸收。药物的解离程度，即分子型与离子型药物分子二者的比例，取决于胃肠道吸收部位的 pH 和药物本身的 pK_a。药物在胃肠道的解离程度和油/水分配系数决定着药物的吸收，即 pH 分配假说（pH-partition hypothesis）。鉴于胃黏膜表面没有绒毛、微绒毛结构，可以当作单纯类脂质膜，因此药物从胃部的吸收比较符合 pH 分配假说所描述的单纯扩散。Brodie 根据这种情况预测了药物在胃液与血液间的药物分配（表 3-1）。

表 3-1　药物在胃液/血液间的分配

药物	$R=$胃液中药物浓度与血浆中药物浓度之比			
	pK_a	R（实际）	R（校正）	R（理）
酸性药物				
水杨酸	3.0	0	0	10^{-4}
丙磺舒	3.4	0	0	10^{-4}
苯基保泰松	4.4	0	0	10^{-3}
硫喷妥	7.6	0.12	0.5	0.6
巴比妥	7.8	0.6	0.6	0.6
碱性药物				
乙酰苯胺	0.3	1.0	1.0	1.0
茶碱	0.7	1.5	1.3	1.5
安替比林	1.4	4.2	4.2	4.2
苯胺	5.0	40	–	10^4
氨基比林	5.0	42	–	10^4
喹啉	8.4	38	–	10^4

注：R（实际）为实测值；R（校正）为考虑血浆蛋白结合校正后的实测值；R（理）为理论预测值。

弱酸性、弱碱性药物在水溶液中存在以下解离平衡方程式：

弱酸性药物：
$$[HA] \overset{K_a}{\Longleftrightarrow} [A^-] + [H^+]$$

弱碱性药物：
$$[BH^+] \overset{K_a}{\Longleftrightarrow} [B] + [H^+]$$

式中，$[HA]$、$[A^-]$ 分别为弱酸性药物的分子型和离子型浓度；$[B]$、$[BH^+]$ 分别为弱碱性药物的分子型和离子型浓度，$[H^+]$ 为消化液的质子浓度，K_a 为酸解离常数。

由上式可得到吸收部位 pH 和药物 pK_a 之间的关系式，得 Henderson-Hasselbalch 方程式：

弱酸性药物：
$$pK_a = pH + \log\frac{[HA]}{[A^-]} \tag{3-1}$$

弱碱性药物：
$$pK_a = pH + \log\frac{[BH^+]}{[B]} \tag{3-2}$$

由以上关系式推导出计算吸收部位分子型药物分数 α：

弱酸性药物：
$$\alpha = \frac{[HA]}{[HA] + [A^-]} = \frac{1}{1 + 10^{pH-pK_a}} \tag{3-3}$$

弱碱性药物：
$$\alpha = \frac{[B]}{[BH^+] + [B]} = \frac{1}{1 + 10^{pK_a-pH}} \tag{3-4}$$

pH 分配假说认为，只有脂溶性好的分子型药物分子才能透过生物膜，因此在平衡状态下，消化管壁两侧（管腔侧和血液侧）的分子型药物分子的浓度是相等的（$C_1\alpha_1 = C_2\alpha_2$），见图 3-4。通过式（3-1）、式（3-2）得到管腔侧和血液侧药物的浓度比 R（C_1/C_2）的计算公式：

弱酸性药物：
$$R = \frac{1 + 10^{pH(L)-pK_a}}{1 + 10^{pH(B)-pK_a}} \tag{3-5}$$

弱碱性药物：
$$R = \frac{1 + 10^{pK_a - pH(L)}}{1 + 10^{pK_a - pH(B)}} \tag{3-6}$$

式中，pH（L）为管腔侧 pH，pH（B）为血液侧 pH。若药物吸收符合 pH 分配假说，已知药物的 pK_a 和管腔侧的 pH，根据方程（3-5）与方程（3-6）可预测药物的吸收。

表 3-1 为药物在胃与血液之间的分配比。比较大多数弱酸性、弱碱性药物 R 的计算值和预测值，说明 pH 分配假说适合药物在胃与血液之间的分配情况。当 pH 分配假说成立时，即药物以溶解扩散途径通过生物膜转运，膜渗透系数为 P_m：

$$P_m = \frac{D}{L}K \tag{3-7}$$

式中，D 为膜扩散系数，L 为膜的厚度，K 为分子型药物分子在膜内外的分配系数。

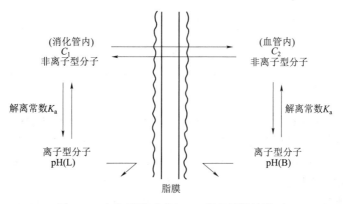

图 3-4　生物膜转运遵守 pH 分配假说的模型

（二）不遵守 pH 分配假说的吸收机制

1. 小肠 pH 的变化　药物经小肠吸收也较为符合 pH 分配假说。但是，与经胃吸收相比，药物经小肠吸收并不严格遵守 pH 分配假说。例如水杨酸（$pK_a = 3$），在 pH 5~7 环境下，分子型药物分子的比值低于 1%，根据 pH 分配假说，水杨酸的小肠吸收应该很差，但是水杨酸在小肠中吸收良好；pH 5 时，吸收率为 35%，pH 7 时为 30%，并不符合 pH 分配假说。

Hogben 认为小肠黏膜表面 pH 要比消化腔内 pH 低的现象是药物经小肠吸收不遵守 pH 分配假说的原因。此时小肠黏膜表面弱酸性药物的分子型药物的比例要比 pH 分配假说预测的高，因此弱酸性药物经小肠的吸收率要比 pH 分配假说预测值高；同时提出了小肠黏膜表面 pH 为 "virtual pH" 的概念。在小肠黏膜表面的微环境中，柱状上皮细胞顶侧膜的 Na^+/H^+ 交换转运蛋白向腔道分泌质子，小肠糖萼和微绒毛结构抑制了质子向腔道消化液的扩散，再加上糖萼为带负电荷含羧酸基团的物质，这使得小肠黏膜表面 pH 要比小肠腔道 pH 偏酸。近年用微电极测定证明小肠黏膜表面微环境的 pH 确实比肠内 pH 要低，消化腔 pH 为 7.0~7.4，而黏膜附近微环境 pH 保持在 6.1~6.8。但是这样的 pH 差异仍不能解释水杨酸经小肠的良好吸收。目前人们开始认为，离子型药物也能通过细胞膜上的含水微孔及细胞旁路通道而吸收，pH 分配假说需要进一步修正。对于两性药物，在等电点 pH 时表观膜/水分配系数最大，此时吸收最好（表 3-2）。

表 3-2　大鼠小肠 pH 变化对弱电解质药物吸收的影响

药物	pK_a	吸收（%）			
		pH4 *	pH5 *	pH6 *	pH7 *
酸类					
5-硝基水杨酸	2.3	40	27	<2	<2
水杨酸	3.0	64	35	30	10
阿司匹林	3.5	41	37	—	—
苯甲酸	4.2	62	36	35	5
碱类					
苯胺	4.6	40	48	58	61
氨基比林	5.0	21	35	48	52
对-甲苯胺	5.3	30	42	65	64
奎宁	8.4	9	11	41	54

＊注入肠中溶液的 pH。

2. 非搅拌水层的参与　在肠道黏膜附近的微环境，肠道的蠕动搅拌并不明显，再加上黏膜外侧的黏性多糖-蛋白质复合物对水分子的亲和性，使得肠道黏膜表面吸附固定几层水分子，不受肠道蠕动的影响，称为非搅拌水层（unstirred water layer）。药物经小肠吸收过程中，在跨膜转运时，必须扩散透过这个非搅拌水层。微绒毛顶端由于蠕动搅拌充分，水层较薄，而微绒毛谷底隐窝处蠕动搅拌差，水层较厚，非搅拌水层厚度为几百 μm。经小肠吸收的模型包括黏膜表面的非搅拌水层、细胞膜类脂层和水性微孔。

P_{aq} 为非搅拌水层的渗透系数，P_m 为类脂层和水性微孔的总渗透系数，其为分子型药物分子通过类脂层的渗透系数（P_o）和分子型与离子型药物分子通过水性微孔的渗透系数（P_p）之和。假设血液侧药物浓度比腔道侧药物浓度低的多，即符合漏槽条件（sink condition），则药物通过小肠黏膜表面的总渗透系数 P_{app} 为：

$$P_{app} = \frac{P_{aq} \cdot P_m}{P_{aq} + P_m} \tag{3-8}$$

$$P_{aq} = \frac{D_w}{\delta} \tag{3-9}$$

$$P_m = P_o \alpha_s + P_p \tag{3-10}$$

式中，D_w 为非搅拌水层的扩散系数，δ 为非搅拌水层的厚度，α_s 为黏膜表面微环境中分子型药物的分数，由式（3-3）、式（3-4）得：

弱酸性药物：
$$\alpha_s = \frac{1}{1 + 10^{pH(S) - pK_a}} \tag{3-11}$$

弱碱性药物：
$$\alpha_s = \frac{1}{1 + 10^{pK_a - pH(S)}} \tag{3-12}$$

式中，pH（S）为黏膜表面 pH。

由式（3-7）、式（3-8）可推导出 P_{app} 与药物膜/水分配系数（K）的关系。由式

（3-8）可见，当 $P_m \ll P_{aq}$ 时，$P_{app} = P_m$，即转运速度取决于膜渗透系数（膜通透限速）；当 $P_m \gg P_{aq}$ 时，$P_{app} = P_{aq}$，即转运速度取决于非搅拌水层的渗透系数（非搅拌水层通透限速）。

选择 pK_a 为 5 的酸性药物，将 P_{aq}、P_m、P_p 以任意值代入，得到如图 3-5 所示的药物吸收速度与膜表面 pH 关系曲线。当黏膜表面 pH 较低时（药物主要以分子型存在），吸收速度比 pH 分配假说低，说明存在非搅拌水层的影响。相反当黏膜表面 pH 较高时（药物主要以离子型存在），药物的吸收速度并不接近 0，这说明存在离子型药物分子的吸收。

苯甲酸（pK_a4.2）经大鼠空肠的吸收速度与肠管内 pH 的关系如图 3-6，图中虚线为 pH 分配假说预测值，实线为实测值，且空肠分别处于搅拌（S）和静置（U）状态。预测值与实测值存在显著差别。比较图中虚线和实线 U，说明实测值与 pH 分配假说的预测值相比，当肠管 pH 低时，非搅拌水层会相对降低吸收；当肠管 pH 高时，离子型药物分子的吸收相对提高了吸收。这与图 3-5 结论相同。搅拌能降低非搅拌水层的厚度，提高药物分子经非搅拌水层的渗透性，尤其是提高分子型药物分子的通透性，而对离子型药物分子并不明显。比较实线 S 和 U 发现，肠管 pH 较低时，搅拌能显著提高药物吸收速度，这说明非搅拌水层影响脂溶性好的分子型药物的吸收；当肠管内 pH 较高时，药物吸收主要取决于水溶性离子型药物的吸收，而搅拌对其吸收促进作用较低。

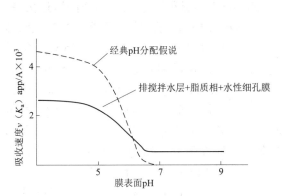

图 3-5　pH 分配假说与吸收模型中吸收
速度和膜表面 pH 的关系比较

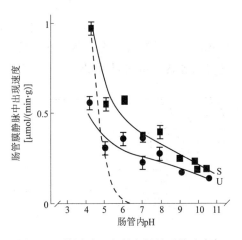

图 3-6　苯甲酸经大鼠空肠的吸收速度与
肠管内 pH 的关系

虚线为 pH 分配假说的预测值；实线为实测值，
其中空肠分别处于搅拌（S）和静置（U）状态

3. 转运蛋白介导的药物吸收与分泌　消化管是吸收营养物质的重要部位，也是机体的一个重要的排泄器官。食物中的碳水化合物、蛋白质和脂肪在消化酶作用下降解成低分子物质，它们在肠道转运蛋白参与下得到有效的吸收。与营养物质结构相类似的药物，也可以利用这些肠道的转运蛋白进行有效的吸收。另外，消化管能将有害物质主动地分泌到肠腔中。

肠道分布表达的转运蛋白见图 3-7。转运蛋白介导的过程具有饱和性，转运蛋白介导的动力学过程符合 Michaelis-Menton 方程。

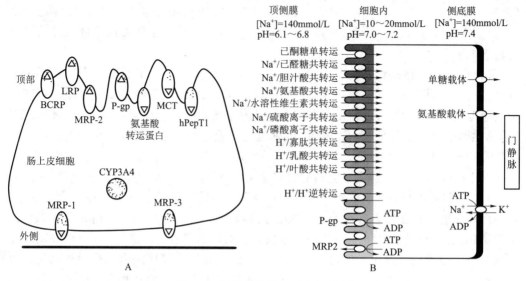

图 3-7　肠道药物转运蛋白的分布

△代表物质转运的方向，BCRP（乳腺癌耐药蛋白），LRP（肺癌耐药蛋白），MRP（多药耐药相关蛋白），P-gp（P-糖蛋白）均为分泌型蛋白，将细胞内物质外排；氨基酸转运蛋白、MCT（单羧酸转运蛋白）、hPept1（人寡肽转运蛋白）均为摄取型转运蛋白，将胞外物质吸收入胞内；CYP3A4 为细胞色素同工酶 3A4

　　（1）吸收型转运蛋白：小肠管腔侧（刷状缘侧）的上皮细胞存在许多可吸收由食物降解而来的寡肽、核苷酸、氨基酸、糖、脂肪酸和水溶性维生素等物质的转运蛋白，这些肠道转运蛋白识别和转运一部分与营养物质结构类似的药物。肠道的二肽三肽转运蛋白-1（PEPT1，SLC15A1）能够有效转运和吸收二肽和三肽化合物。PEPT1 位于人肠道刷状缘膜侧，为继发性主动转运蛋白。它利用质子梯度差为驱动力，将二肽、三肽化合物摄取入肠上皮细胞（图 3-8）。使用大鼠 PEPT1 抗体对大鼠肠管 PEPT1 进行蛋白质印迹鉴定，表明 PEPT1 表达于十二指肠、空肠和回肠，而在结肠和直肠中没有表达。

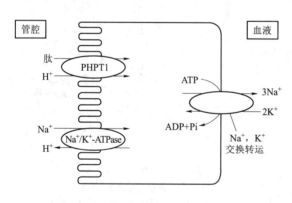

图 3-8　小肠上皮细胞中二肽、三肽转运系统

　　PEPT1 转运蛋白具有立体选择性，在结合并转运多肽过程中，它对含有 L-氨基酸残基的多肽比含有一个或多个 D-氨基酸残基的多肽具有更高的亲和性。此外，这个转运蛋白具有较广泛的底物专属性，可以吸收许多类多肽药物，如 β-内酰胺抗生素、血管紧张素转化酶抑制剂、多巴胺受体拮抗剂、肾素抑制剂、抗肿瘤或抗病毒药物、凝血酶抑制剂、多巴胺受体拮抗剂和氨基酸前药等（图 3-9）。寡肽转运蛋白系统作为一种潜在的转运小分子寡肽和拟寡肽药物的传递系统逐渐得到关注。

　　Na$^+$-依赖性葡萄糖转运蛋白（SGLT）位于肠道刷状缘膜，以 Na$^+$ 电化学梯度为驱动力，将葡萄糖摄入上皮细胞。Na$^+$-非依赖性葡萄糖转运蛋白（GLUT2）为易化

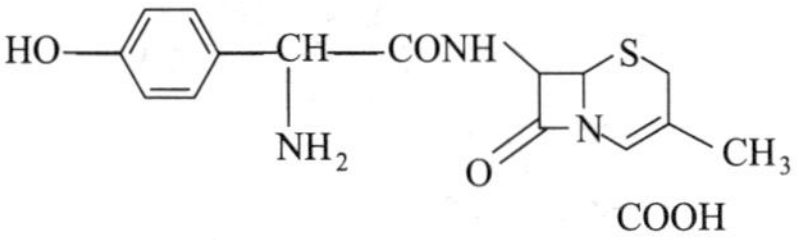

先缝霉素Ⅹ

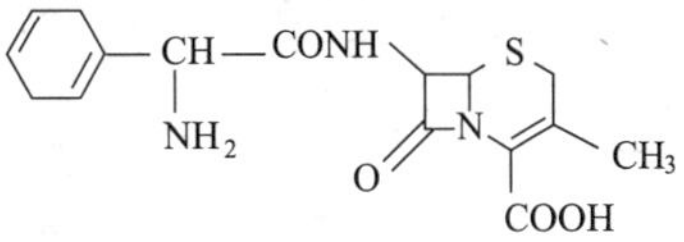

先缝霉素Ⅵ

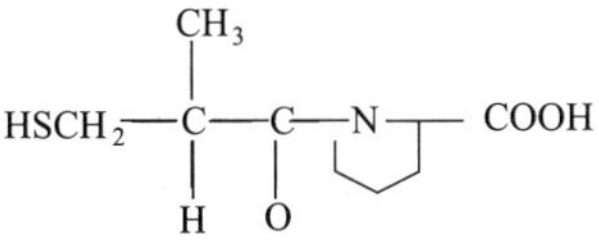

卡托普利

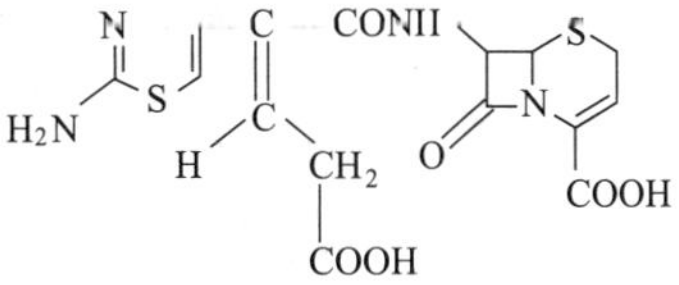

头孢布坦

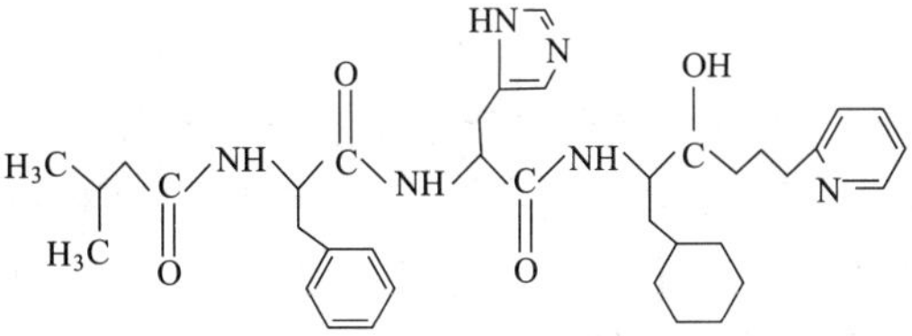

肾素抑制剂

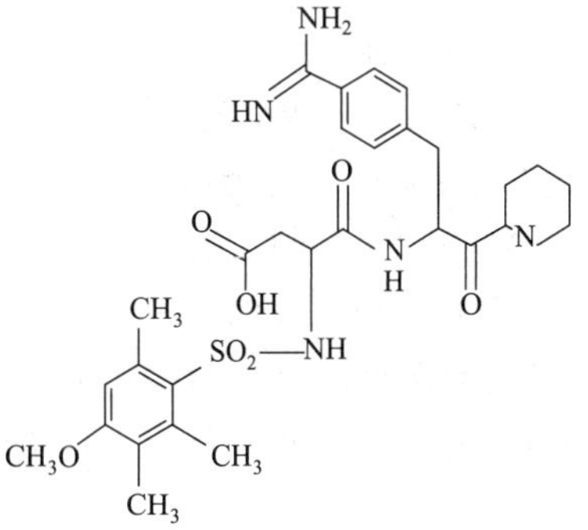

凝血酶抑制剂

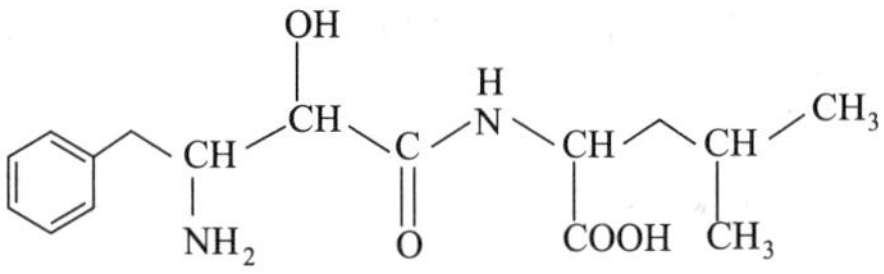

苯丁亮氨酸

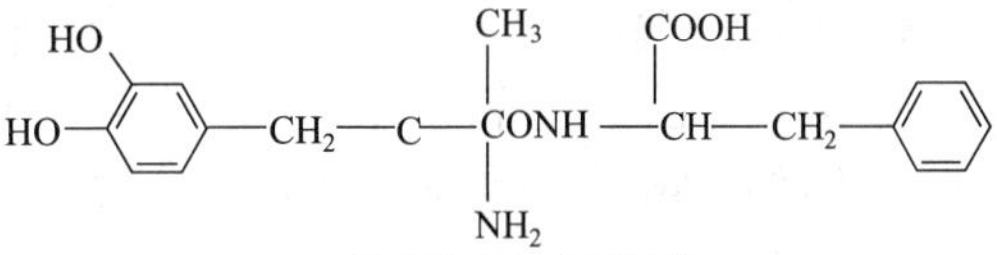

α-甲基多巴-L-苯丙氨酸

图 3-9　二肽三肽转运蛋白的底物结构式

扩散转运蛋白，位于上皮细胞侧底膜，将细胞内积蓄的高浓度葡萄糖转运至血液侧（图 3-10）。葡萄糖转运蛋白对 D-型葡萄糖、半乳糖和果糖具有专属性，但是其对 L-型糖的亲和性比 D-型糖低 1000 倍。将母体药物修饰成类葡萄糖物是促进口服药物吸收的一种策略。

一元羧酸药物为弱酸性药物，符合 pH 分配假说的被动扩散，在大鼠肠道中发现了一元羧酸转运蛋白 1（MCT1），MCT1 为质子偶合的共转运蛋白，以由腔道向上皮细胞内的质子梯度差为驱动力。短链脂肪酸（如乳酸、丙酮酸和醋酸）、烟酸、HMG-CoA 还原酶抑制剂（如阿托伐他汀）、阴离子的 β-内酰胺抗生素（如青霉素）和苯甲酸等均可以通过 MCT1 转运。

水溶性维生素通常是将碳水化合物和脂肪转化为能量的代谢酶辅助因子，通常包括维生素 C 和维生素 B 复合物，如硫胺、核黄素（维生素 B_2）、烟酸、叶酸和钴胺素（维生素 B_{12}）等。Na^+-依赖性维生素 C 转运蛋白 1（SVCT1）分布在肠上皮细胞，转运 L-抗坏血酸比转运其同分异构体（如 D-异抗坏血酸、去氢抗坏血酸）以及 2 位或 6

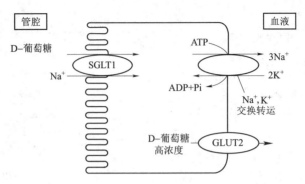

图 3-10　小肠上皮细胞中葡萄糖转运系统

位取代的相似体要快得多。

除此之外，在肠道中还存在胆酸、磷酸、碳酸、核苷酸等物质的转运蛋白。

（2）分泌型转运蛋白：P-糖蛋白是分泌型转运蛋白之一，丰富表达于肝实质细胞毛细胆管膜、肾近曲小管上皮细胞刷状缘膜、血脑屏障毛细血管内皮细胞血液侧以及小肠上皮细胞刷状缘侧，所以小肠不仅是重要的吸收器官，而且也是排泄器官。大多数药物的脂溶性越好，药物吸收越好，且两者存在一定的回归性，但是一些药物的吸收却明显低于这条回归直线。这暗示可能 P-糖蛋白参与了某些药物经小肠的分泌和排泄，降低了净吸收。

P-糖蛋白底物包括 β-肾上腺素受体拮抗剂（他利洛尔、塞利洛尔），环孢素，抗癌药（蒽环类抗生素如多柔比星、柔红霉素），长春生物碱（长春新碱、长春碱），表鬼臼毒素（依托泊苷），HIV-蛋白酶抑制剂（茚地那韦、沙奎那韦），心血管药物（洋地黄毒苷、地高辛、奎尼丁）等。比较正常小鼠与 P-糖蛋白基因（mdr1a）敲除小鼠的底物药物吸收直接证明了 P-糖蛋白在药物小肠吸收中的重要作用。例如，口服吸收较差的 HIV-1 蛋白酶抑制剂（茚地那韦、利托那韦和沙喹那韦）在 mdr1a（-/-）小鼠中的血药浓度比正常小鼠高 2~5 倍。由此可见 P-糖蛋白是其药物底物吸收差的原因之一。P-糖蛋白抑制剂通过抑制转运蛋白的小肠分泌也可提高口服药物的吸收，抑制剂包括维拉帕米、环孢素-A、SDZ PSC833 和奎尼丁等。P-糖蛋白在肠道的表达并不是均匀的，一般来说，P-糖蛋白的表达沿着肠道方向渐增，在结肠部位表达达到最大。

另外，由于 P-糖蛋白底物很多也是药物代谢酶 CYP3A4 的底物，因此解析药物吸收差的原因有时显得比较困难。临床上健康受试者同时服用地高辛和利福平时，发现地高辛血浆浓度显著降低，这是因为利福平就是典型的 P-糖蛋白诱导剂。连续服用利福平可提高十二指肠的 P-糖蛋白的表达。此外 P-糖蛋白基因代码的遗传多态性在临床上也是相当常见的，并且呈现种族的差异性，从而影响 P-糖蛋白的表达以及相应药物的体内动态。例如 C3435T 外显子 26 的单核苷酸变异能显著影响地高辛在健康受试者中的口服生物利用度。

小肠中除存在 P-糖蛋白外，而且还发现了属于 ABC 超家族的分泌型转运蛋白多药耐药相关蛋白 2（multidrug resistance-associated protein 2，MRP2）。MRP2 在肝实质细胞毛细胆管膜有高度表达，对许多阴离子化合物和肝Ⅱ相代谢产物经胆汁排泄起着重要作用，因此又称为毛细胆管多专属性有机阴离子转运蛋白（canalicular multispecific organic anion transporter，cMOAT）。MRP2 基因缺陷的大鼠，谷胱甘肽共轭代谢产物向胆汁排泄的能力显著下降，确证了 MRP2 的分泌功能。MRP2 的遗传性表达缺陷能导致人患 Dubin-Johnson 综合征，临床表现为高胆红素血症，这是由 MRP2 介导胆红素葡糖苷酸向胆汁排泄的缺陷造成的。MRP2 也丰富表达于肠上皮细胞刷状缘侧，参与小肠分泌排泄。研究发现它与 P-糖蛋白一起，参与了新喹诺酮化合物格帕沙星经小肠的分泌。

综上所述，药物从胃肠道吸收存在多种吸收机制，有时多种吸收方式并存，对药物吸收均有贡献。此外，肠道上皮细胞膜存在多种与药物吸收和分泌相关的转运蛋白，同时细胞内存在药物代谢相关酶系，因此药物经消化道的吸收是一个相当复杂的过程。

三、影响消化道吸收的主要因素

药物由消化道吸收入体循环的全过程中，消化道的生理因素和制剂的剂型因素均影响药物吸收（表3-3）。掌握各种影响药物吸收的因素，对药物剂型设计、制剂制备、生物利用度提高和使用安全性有着重要的指导作用。

表3-3 影响药物经消化道吸收的因素

1. 生理因素
胃肠液 pH
胃肠道的能动性
胃排空
血流速度
循环系统
胃肠道的代谢作用
疾病状态对药物吸收的影响
食物对药物吸收的影响
影响其他药物吸收的药物及营养物质
2. 剂型因素
药物的理化性质
剂型
处方组成
制备工艺

（一）生理因素

1. 胃肠液 pH 消化道的一个重要特点是胃肠道各区段 pH 值有显著差异。人空腹时胃液 pH 通常为 1.2~3.0，饮食后胃液 pH 可增至 3~5。饮食对小肠液 pH 的影响要小得多。胃中的酸性液体到达十二指肠后，受胰腺分泌胰液（200~800ml/d）中高浓度碳酸氢根离子的中和，pH 升高至 6 左右。这种变化对避免肠上皮的损害、防止胰酶失活以及防止在酸性环境中溶解度较小的胆酸沉积等都具有重要意义。当药物移至小肠远端时，肠液 pH 逐渐升高。空肠和回肠 pH 为 6~7，大肠 pH 为 7~8。疾病能影响胃肠液的 pH，如十二指肠溃疡或胃溃疡患者的胃肠液 pH 下降。食物或药物也影响胃肠液 pH，如制酸剂氢氧化铝凝胶等可中和胃酸，H^+/K^+质子泵抑制剂（奥美拉唑、兰索拉唑）、抗胆碱药（如阿托品、溴丙胺太林）和脂肪、脂肪酸等能抑制胃液分泌，上述药物均能使胃液 pH 上升。胃肠液的 pH 变化对药物稳定性、溶解度和溶解速度等有重要影响，也为口服给药系统合理设计提供了思路。例如，酸中不稳定的大环内酯类抗生素红霉素，制备成难溶性红霉素硬脂酸酯或肠溶制剂以提高稳定性。鉴于青霉素类抗生素（青霉素、头孢菌素）在酸中降解，可以考虑设计成缓释制剂或肠溶制剂。依据胃肠液 pH 变化，可以设计 pH 依赖性制剂以达到胃肠道的定位给药。

2. 胃肠道的能动性 药物在胃肠道的移动与消化道内是否有未消化的食物（消化期或饱腹期）或是否处于空腹期（消化间期）有关。如图 3-11 所示，空腹期主要是复合移动肌的交替循环运动，推动胃肠道向盲肠排空，起初消化道是静止的，然后不规则的收缩将残渣推向消化道远端。饱腹期间，不规则的收缩代替复合移动肌，混合食糜，并一节节将其推至结肠，而幽门和回盲瓣则可防止食物倒流。食糜（chyme）与消化液充分混合，药物与肠壁紧密接触，加之小肠局部黏膜面的运动和绒毛运动等，很有利于药物的吸收。从十二指肠、空肠到回肠，食糜通过的速度依次减慢。小肠运动的快慢和正常与否直接影响药物通过的速度，从而影响药物的吸收过程。

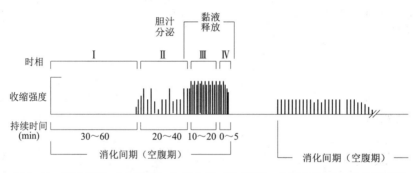

图 3-11　消化间期（空腹期）和消化期（饱腹期）小肠典型消化运动示意图

由于药物主要吸收部位在小肠，所以制剂在肠内滞留时间的长短对药物吸收影响很大，滞留的时间越长，吸收越完全。对于缓释制剂、肠衣片或溶解速度特别小的药物，若肠运行速度过快，则可能吸收不完全。

当肠内消化液分泌和甲状腺素分泌减少时，则运行速度降低。而在腹泻的情况下，肠内运行速度却增加。然而，糖尿病患者的慢性腹泻则使肠内运行速度降低。妇女怀孕期间，由于肌肉松弛肠内运行速度也降低。

结肠处环状收缩类似于小肠上部的收缩，结肠内膜纵向肌肉也有收缩现象，且形成凸起，外观为囊状，称结肠囊袋，这些运动增加了结肠内膜的相对表面积，从而有利缓释制剂、肠溶片和在小肠上端溶解吸收不完全的药物的吸收。

直肠给药与小肠给药相比，前者吸收较少，原因在于其吸收面积小、肠液少，且有较多的粪便存在，因而影响药物的释放与溶解。尤其是对婴儿和儿童直肠给药，制剂在直肠处的滞留时间变异性大，多数是由排便不规则所致。

3. 胃排空 胃内容物从幽门排入十二指肠的过程称为胃排空（gastric emptying）。

单位时间内胃内容物的排出量称胃空速度（gastric emptying rate，GER）。将胃内容物完全排空所需的时间称胃空时间（gastric emptying time，GET）。由于药物以小肠吸收为主，故胃空速度对药物的起效快慢、药效强弱和持续时间均有明显影响。当胃空速度增加时，多数药物吸收加快，对于希望速效的药物（如止痛药）更为有利；但是少数部位特异性主动转运的药物吸收可能变差。例如，在十二指肠有主动转运的维生素 B_2，饮食后服用维生素 B_2 吸收增加（图3-12），这是因为饮食后维生素 B_2 从胃缓缓地排入十二指肠，避免其主动转运达到饱和。对胃排空的影响因素具体见表3-4。

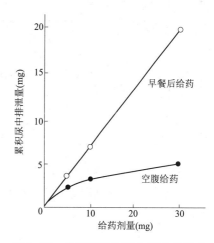

图 3-12　食物对维生素 B_2 吸收的影响

表 3-4　影响胃排空的因素

因　素	对胃排空的影响
容积	开始容积越大排空越快，初始阶段后，容积越大速度越慢
食物种类	
脂肪酸类	降低排空速度的程度与浓度及碳链长度成正比，碳链长度10以上的酸显著抑制胃排空
甘油三酯类	降低排空速度，不饱和者比饱和者更明显，最强的是亚麻籽油和橄榄油
碳水化合物类	降低排空速度，主要是渗透压所致，浓度增加，抑制增加
氨基酸类	降低排空速度，因浓度而异
渗透压	盐和电解质的浓度低时胃排空速度增加，反之降低
胃内容物的物理状态	溶液或小颗粒排空快
化合物	
酸类	胃排空速度降低受酸的浓度及分子量影响，分子量小作用更强（从大到小：盐酸、乙酸、乳酸、酒石酸、柠檬酸）
碱类	$NaHCO_3$ 浓度低（1%）时，排空速度增加；高时（5%）降低
药物	
抗胆碱能药	降低胃排空速度（阿托品、丙胺太林、溴丙胺太林）
麻醉性镇痛药	降低胃排空速度（吗啡）
止吐药	增加胃排空速度（甲氧氯普胺）
三环类抗抑郁症药	降低胃排空速度（丙米嗪、阿米替林）
抗组胺药	降低胃排空速度（苯海拉明）
乙醇	降低胃排空速度
其他	
体位	左侧卧时胃排空速度下降
黏度	黏度小排空快
精神状态	攻击性或应激状态时胃收缩排空加快，抑郁时减少

续表

因　素	对胃排空的影响
胆汁酸盐	降低胃排空速度
疾病状态	糖尿病、局部幽门损伤和甲状腺功能减退患者胃空速度下降，甲亢患者胃空速度增加
运动	剧烈运动降低胃空速度
胃部手术	术后可能胃排空困难

4. 血流速度　药物吸收包括两个过程：药物首先透过胃肠道上皮细胞膜，然后由胃肠道血液循环将其从吸收部位转运到体循环。药物吸收速度与膜透过性和血流的关系如下：

$$J = \cfrac{C}{\cfrac{1}{P_{app} \cdot SA} + \cfrac{1}{Q}} \qquad (3-13)$$

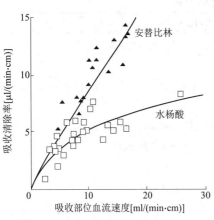

图 3-13　血液流速对安替比林和水杨酸经大鼠空肠吸收的影响

式中，J 为吸收速度，C 为消化腔内药物浓度，Q 为吸收部位的血流速度，P_{app} 为药物膜渗透系数，SA 为吸收表面积。当药物的膜透过速度比血流速度低时（$P_{app} \cdot SA \ll Q$），吸收速度取决于药物的膜透过速度，此时吸收过程为膜限速型；相反，为血流限速型。前者为难吸收药物，血流速度对其影响较小，后者为易吸收药物，血流速度对其影响较大，如高脂溶性药物和自由通过膜孔的小分子的吸收即属于血流限速型。图 3-13 为血流对安替比林和水杨酸吸收的影响，安替比林吸收为血流限速型，水杨酸吸收在低血流量时为血流限速型，但当血流量较高时，水杨酸吸收为膜限速型。

一般情况下，胃肠道血流丰富，血流速度快，吸收的药物能迅速被转运走，相对来说消化道侧、血液侧浓度低，符合漏槽条件，此时血流速度对药物吸收影响很小。药物从剂型中的溶出速度或本身的吸收性是吸收的限速因素。

然而，在某些情况下，胃肠道血管内的血流量会影响药物吸收。若药物以主动转运或以其他特殊膜转运，则药物吸收需依赖于细胞代谢产生的能量，此时如血流载氧量降低，细胞代谢产生的能量少，可能影响药物的吸收，例如，在大鼠肠内吸收属主动转运的苯丙氨酸即为此类药物。

饭后胃肠道内血流增加，并持续数小时，在消化过程中，消化道内的血流量增加，然而随餐同服药物通常并不增加药物的吸收。高强度的体育锻炼可使胃肠道内血流减少，维生素 A 和 3-甲基葡萄糖在体育锻炼时吸收量明显减少。

5. 循环系统　药物在体内循环可分为血液循环和淋巴循环。消化道吸收的药物随血液循环和淋巴循环分布到全身，因此循环系统的循环途径和血流速度会影响药物的吸收。

胃肠道的血管非常丰富，流经胃肠道血管中的血流量约占心输出量的28%，流经胃肠道血管中的血流返回肝门静脉后，进入肝脏，然后到达全身循环系统。在胃中吸收的药物经胃冠状静脉、胃网膜左静脉等进入肝门静脉；在小肠吸收的药物，经十二指肠静脉、小肠静脉和上肠系膜静脉进入肝门静脉；而在大肠吸收的药物，经上肠系膜静脉和下肠系膜静脉也进入肝门静脉。这样，胃、小肠和大肠吸收的药物都经门静脉进入肝脏，因此肝脏丰富的酶系统和胆汁排泄会对药物产生强烈的代谢和排泄作用，使某些药物在进入大循环前就大部分降解、失活和损失，称为"肝首过效应"（hepatic first-pass effect）。

由于淋巴液从肠淋巴管、胸导管直接进入全身循环，故可避免肝脏的首过效应。但淋巴液的流量只有血流量的 1/200～1/500，因此药物吸收量的98%以上经血液循环转运。不过淋巴管内皮细胞间的空隙要比血管大得多，因此脂肪通过肠上皮细胞的吸收过程中形成的乳糜微粒和脂溶性维生素 A、维生素 D、维生素 E、环孢素等具有淋巴输送的性质。此外，分子量大于 25 000 的蛋白质等高分子物质等也具有淋巴输送的性质。脂肪能加速淋巴液流，使药物淋巴系统的转运量增加。淋巴系统转运对在肝中易受代谢的药物的吸收及一些抗癌药的定向淋巴系统吸收和转运具有很大的意义。

6. 胃肠道的代谢作用 消化道黏膜内存在着各种消化酶和肠内细菌，它们既对食物有消化作用，又能使药物尚未吸收就在消化道内发生代谢反应而失活。离胃越远，药物滞留时间越长，代谢反应就越易发生。这是一种肠首过作用，对药物疗效有一定的影响，应给予足够重视。例如，地高辛口服给药后，有部分会被肠内菌群还原，真正进入体内的量会减少。对于慢性心功能不全患者，患有扁桃体炎时，同时服用地高辛和克拉霉素，地高辛血药浓度会增至 2～4 倍，这是由于克拉霉素影响肠内细菌，使地高辛代谢减少，同时抑制地高辛 P-gp 外排，最终使进入体内量增加。

胃肠道内的各个部位均有药物代谢发生，如在肠液中、肠壁上及肠道下端的微生物引起的代谢。药物代谢酶 CYP3A4 在小肠细胞的微粒体中也有丰富表达，其活性接近肝脏 CYP3A4 活性的 50%，此外，肠道上皮细胞内还有葡萄糖醛酸转移酶、磺基转移酶等 II 相代谢酶。在胃和小肠远端含有少量的微生物，菌群的浓度向着大肠末端逐渐上升，其中大肠是细菌最多的区域，且主要为厌氧菌，相应的药物代谢反应主要为还原和水解反应。

7. 疾病状态对药物吸收的影响 药物的吸收可能会被某些疾病所影响，这些疾病通常会导致下列状态的改变：肠道血流量、胃肠道活动力、胃排空时间、pH 值改变影响药物溶解度和离子化程度、消化道内壁的渗透性、胆汁的分泌、消化酶的分泌、肠道菌群的改变等。

帕金森病（Parkinson's disease）晚期患者可能会吞咽困难，胃肠动力大幅减少。有病例报道，患者由于吸收极差，无法口服左旋多巴控制病情，故改用 J-管灌注左旋多巴溶液控制其症状。

服用有抗胆碱能副作用的三环类抗抑郁药物（tricyclic antidepressants，如丙米嗪、阿米替林和去甲替林）和抗精神病药（吩噻嗪类）的患者，会使胃肠道活动减弱，甚至发生肠堵塞，药物吸收会延迟，尤其是缓释制剂。

氨苯砜、伊曲康唑和酮康唑的吸收也会因为胃酸的缺乏而变差。对于酸逆流患者，一些质子泵抑制剂（拉唑类）会加重胃酸缺乏，影响药物吸收。若同时服用橙汁等一些酸性饮料，有助于需要酸性环境的药物的吸收。

充血性心力衰竭（congestive heart failure，CHF）患者的持续水肿会减少内脏的血流量并造成肠壁水肿。此外，肠道能动性也变得缓慢，导致药物吸收减少。

克罗恩病（Crohn's disease）是末端小肠和结肠的免疫性疾病。这种疾病常伴随小肠壁增厚、厌氧菌过量繁殖，一般药物吸收减少。但该病对药物吸收影响难以预测。克罗恩病患者体内的 α_1-酸性糖蛋白水平较高，会影响体内普萘洛尔的蛋白结合和分布，导致较高的血药浓度。

8. 食物对药物吸收的影响　通常为了加快药物吸收，应该空腹给药。这是因为食物的存在能减慢胃空速度，延长胃空时间 GET，且食物量越大，GET 越长。食物在消化时要吸收水分，使胃肠道内液体减少，影响了固体制剂的崩解和药物溶解，影响了药物溶出速度。食物存在使胃肠液黏度增大，减慢了药物向胃肠壁扩散速度。以上食物的存在均延缓了药物吸收（表3-5）。

表3-5　因食物使吸收减少、延迟、增加或不被影响的药物

吸收减少	吸收延迟	吸收增加	无影响
阿莫西林	对乙酰氨基酚	坎利酮	氯磺丙脲
氨苄西林	阿莫西林	双香豆素	地高辛（液体制剂）
匹氨西林	阿司匹林	灰黄霉素	格列苯脲
青霉素	头孢克洛	肼屈嗪	格列吡嗪
青霉素 V 及 K、Ca 盐	头孢氨苄	氢氯噻嗪	美哌隆
青霉素 B	地高辛（固体制剂）	美托洛尔	甲硝唑
乙醇	呋喃妥因	奥沙西泮	泼尼松
阿司匹林	钾离子	苯妥英	茶碱
左旋多巴	磺胺类	普萘洛尔	
呋塞米		美他沙酮	
四环素			
溴丙胺太林			
利福平			
异烟肼			

但是食物中含有较多脂肪时，由于促进胆汁分泌而增加血液循环，特别是增加淋巴液流速，其中淋巴液中含有胆汁酸等表面活性剂，可以分散和增加难溶性药物的溶解度，从而提高药物吸收。例如灰黄霉素、吲哚美辛法尼酯在进高脂肪食物时吸收率明显增加（图3-14）。另外食物的存在可减少对胃有刺激性药物的刺激作用和提高胃中不稳定药物的稳定性。固体食物比液体食物排空慢，含脂肪酸或脂肪食物比含蛋白质或糖类食物排空速度慢。溶液或含小微粒的混悬液比块状物的胃排空快。

9. 影响其他药物吸收的药物及营养物质

（1）影响其他药物吸收的药物：能够影响胃肠道的分泌、蠕动的药物均会影响药

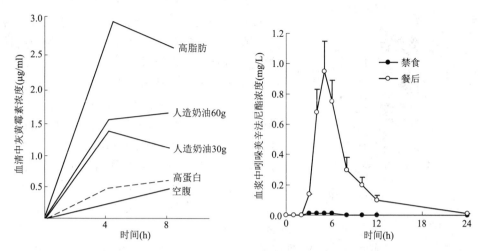

图3-14　食物组成对灰黄霉素（1g）及高脂性食物对吲哚美辛法尼酯（150mg）吸收的影响

物的吸收。离子交换树脂如考来烯胺会像活性炭一样吸附华法林钾等药物，考来烯胺是一种用来治疗高脂血症的药物，它本身不会被吸收。两种物质若能形成难溶性络合物，则药物消化道吸收减少（作用减弱）。此外，物质若是 P-gp 底物、CYP3A4 底物、抑制剂或诱导剂也均会影响药物的吸收，具体见表3-6。

表3-6　影响其他药物吸收的相互作用机制

药物 A	药物 B	相互作用机制
四环素类抗生素	二价、三价金属阳离子（牛奶 Ca^{2+}、铁剂 Fe^{2+}、制酸剂 Mg^{2+}、Al^{3+}）	形成难溶性络合物，药物消化道吸收减少（作用减弱）
头孢地尼	铁剂	形成难溶性络合物，药物消化道吸收减少（作用减弱）
阴离子药物（吲哚美辛）	西咪替丁 H_2 受体拮抗剂、奥美拉唑质子泵抑制剂	B 使胃内 pH 上升，药物 A 消化道吸收减少
阴离子药物（华法林钾、普伐他汀钠、甲状腺素、洛哌丁胺）	考来烯胺（阴离子交换树脂）	B 吸附药物 A，消化道吸收减少（作用减弱）
含有 Ca^{2+}、Mg^{2+}、Al^{3+}制剂	聚苯乙烯磺酸钠（阳离子交换树脂）	B 吸附药物 A，消化道吸收减少（作用减弱）
P-gp 底物（地高辛、环孢素、维拉帕米、多柔比星）	P-gp 底物	竞争抑制 A 或 B 的吸收增加
CYP3A4 底物（辛伐他汀）	CYP3A4 底物、抑制剂或诱导剂（利福平）	对肠道 CYP 3A4 酶竞争抑制，A 或 B 的吸收增加或减少

利福平和辛伐他汀同时口服时，如图 3-15 所示，辛伐他汀 *AUC* 降低 93%，辛伐他汀半衰期无影响，利福平是 CYP3A4 酶的诱导剂，主要影响辛伐他汀胃肠道的首过作用。

如果需要将新喹诺酮类抗菌药和金属离子消化性溃疡同时给药，必须考虑到新喹诺酮类药物吸收迅速，金属离子消化性溃疡药将在肠内长时间滞留，可以采用服用新

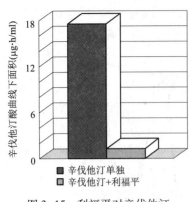

图 3-15　利福平对辛伐他汀
口服给药的影响

喹诺酮 2 小时后给予金属离子络合物，两种药物吸收没有影响。如果同时给药，由于制酸剂存在物理吸附，且胃内 pH 上升，新喹诺酮类抗菌药溶解度降低，疗效降低。

（2）干扰药物吸收的营养物质及其他饮品

1）酒：抗生素、阿司匹林不能与酒同服。酒在体内先被氧化成乙醛，然后成为乙酸，抗生素和阿司匹林可妨碍乙醛氧化成乙酸，造成乙醛蓄积，导致头颈部血管剧烈搏动或搏动性头痛、头晕、恶心、呕吐、出汗、口干、胸痛、心肌梗死、急性心力衰竭、呼吸困难、急性肝损伤、惊厥，严重的会出现死亡。

2）西柚汁：葡萄柚是一种热带水果，属芸香科，又称胡柚或西柚。其果汁中含苷、类黄酮、呋喃香豆素等，其中类黄酮苷及其苷元可抑制肠壁 CYP3A4（对肝脏 CYP3A4 不起作用），其他成分也对 CYP3A4 起不同程度的抑制作用，使有些药物的首过作用明显降低，其作用半衰期约为 12h（作用可维持 24h）。

葡萄柚汁可使非洛地平的 AUC 平均升高 2.4 倍，血药浓度平均升高 3 倍，血压下降 1 倍，但 $t_{1/2}$ 无明显变化，对其他同类钙拮抗剂也可有相同作用，需谨慎使用。

沙奎那韦的代谢受阻，AUC 由（76±96）mg/（h·L）增至（114±70）mg/（h·L）。葡萄柚汁可使特非那定的代谢受抑制，血药浓度升高，诱发致死性的尖端扭转型室性心律失常。阿司咪唑和西沙必利与葡萄柚汁之间也会产生相同反应。

葡萄柚汁可抑制小肠内 CYP3A4，增加洛伐他汀及洛伐他汀酸的血药浓度，应避免联用。辛伐他汀、阿托伐他汀也可能受葡萄柚汁的影响。普伐他汀、氟伐他汀和葡萄柚汁之间有无相互作用尚不清楚。

秋水仙碱主要由 CYP3A4 代谢，葡萄柚汁可使秋水仙碱血药浓度上升。应用秋水仙碱时食用葡萄柚汁可引起秋水仙碱中毒。

葡萄柚汁抑制 CYP3A4 酶，抑制胺碘酮代谢为非活性的 N-DEA，使胺碘酮血药浓度升高，效应增强，两者应避免同用。

葡萄柚汁抑制 CYP3A4 酶，使氯丙米嗪及其代谢物去甲氯丙米嗪的血药浓度都上升，去甲氯丙米嗪/氯丙米嗪的比率则降低，氯丙米嗪的效应和毒性上升。其他需细胞色素 P4503A4 代谢的三环类抗抑郁药物都有类似相互作用。

另外，中药橘红也含有类黄酮成分。据研究，其对咪达唑仑的代谢有轻微抑制作用（对 CYP3A4 有抑制作用，而对 CYP1A2 则不抑制），不影响两者联用，但对长期用药或超剂量用药是否有影响尚待研究。

3）茶：小檗碱不能与茶同服。茶水含有约 10% 的鞣质，在体内易被分解成鞣酸，而鞣酸会沉淀小檗碱中的生物碱，降低其药效。因此，服用小檗碱前后 2 小时内不能饮茶。

4）牛奶：止泻药不能与牛奶同服。服止泻药不能饮用牛奶，因为牛奶不仅降低止泻药的药效，其含有的乳糖还容易加重腹泻。

5）银杏（叶）

华法林：对华法林稳态治疗者，添用本品可引起出血时间延长，乃至引发出血，应密切观察，根据需要调整药物剂量。

曲唑酮：银杏与曲唑酮合用曾造成一名阿尔茨海默病患者昏迷，经注射氟马西尼后，患者立即苏醒，因此两药联用应谨慎。虽系个别病例，但应对曲唑酮的副作用进行监控，降低剂量或停用银杏。

阿司匹林：银杏内酯有抑制血小板活性的作用，同时服用两药可能使出血时间延长和发生出血意外。应加强出凝血检验和体征监测。

（二）剂型因素

各种固体制剂包括散剂、颗粒剂、锭剂、胶囊、片剂和丸剂，口服给药后，药物吸收过程由 3 个连续过程组成：首先必须从制剂中溶出，然后透过上皮细胞膜，接着被胃肠道血液微循环转运至体循环。鉴于一般情况下胃肠道血流速度快，符合漏槽条件，药物吸收速度主要取决于前两个过程。此时又分为两种情况：图 3-16a 表征药物上皮细胞膜通透性限速的药物吸收，图 3-16b 表征制剂中药物溶出限速的药物吸收。在图 3-16a 情况下，制剂溶出相对较快，因此药物制剂间溶出不同对吸收没有什么影响，此时改善溶出对药物吸收没有贡献。在图 3-16b 情况下，药物的上皮细胞膜通透性好，制剂溶出对药物吸收影响很大。由此可见，药物的理化性质，以及制剂的剂型、处方和工艺等因素与药物经胃肠道吸收有密切联系。

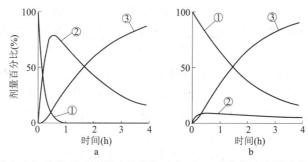

图 3-16 药物上皮细胞膜通透性限速的药物吸收（a）和药物溶出限速的药物吸收（b）
①为未溶解药物量；②为消化道内溶解药物量；③为吸收量

1. 药物的理化性质

（1）脂溶性和分子量：多数药物以溶解扩散通过肠道上皮细胞的方式进行转运，因此脂溶性是决定药物吸收的主要因素。药物脂溶性大小可用油/水分配系数表示，即药物在有机溶媒（如三氯甲烷、庚烷、正辛醇和苯等）和水中的浓度之比。通常油/水分配系数大的药物，其吸收较好。多数治疗性药物为有机弱酸或弱碱，吸收一般遵守 pH 分配假说，脂溶性分子型药物才能透过生物膜被吸收；水溶性离子型药物难以透过生物膜。因此对于弱酸性药物，提高胃肠液的 pH 值，可减少分子型药物的比例，从而减少药物在胃肠道吸收；对于弱碱性药物，提高胃肠液的 pH 值，可增加分子型药物的比例，从而增加药物在胃肠道内的吸收。

对于 pK_a 值相近的药物，在胃肠液内分子型和离子型比例相似。但其吸收率可能存在相当大的差异，这取决于药物的脂溶性大小。如巴比妥类药物在鼠结肠中吸收的差别与它们的油/水分配系数成正比（表3-7）。

表3-7　巴比妥类药物在鼠结肠的吸收与药物分配系数间的比较

巴比妥类药物	分配系数（氯仿/水）	吸收（%）
巴比妥	0.7	12
阿普比妥	4.9	17
苯巴比妥	4.8	20
丙烯基巴比妥酸	10.5	23
丁基巴比妥	11.7	24
环戊巴比妥	13.9	24
戊巴比妥	28.0	30
司可巴比妥	50.7	40
己基巴比妥	71.0	44

但药物的脂溶性与吸收程度并不都成线性关系。药物的油/水分配系数过大，有时吸收反而不好，这是因为药物渗入类质层后可与脂质强烈结合，不易向生物膜中解离释放出来，另外也难以通过肠道黏膜表面的非搅拌水层。

药物的油/水分配系数大小与其化学结构密切相关，故脂溶性小而吸收不好的某些药物，可对其进行结构修饰，增加脂溶性。例如林可霉素变成克林霉素，增加其脂溶性而增加药物吸收；红霉素制成红霉素丙酸酯，增加了药物的油/水分配系数，血药浓度可提高数倍；氨苄西林制成吡呋氨苄西林（pivampicillin）和氨苄西林碳酸酯（bacampicillin），均因其脂溶性增加，而使新的衍生物比母体化合物的吸收分别提高了0.5倍和2倍。

药物的分子量（molecular weight，MW）也与吸收相关。对于以类脂途径通过肠道上皮细胞的药物，药物分子量的平方根与 D（溶解药物的扩散系数）成反比，因此分子量越大，膜渗透性越差。药物分子量、脂溶性与膜通透性之间的关系（图3-17）。排除分子量的影响，油水分配系数（PC）的对数与脑中透过量（PS）对数呈线性（图3-17）。对于以微孔途径通过生物膜的药物，胃肠道上皮细胞膜上存在贯穿细胞膜且

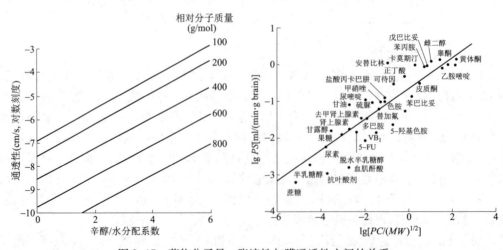

图3-17　药物分子量、脂溶性与膜通透性之间的关系

充满水的微孔,只有分子体积小于微孔的药物吸收快,如水、乙醇、尿素、糖类等。大分子药物或与蛋白质结合的药物不能通过微孔途径吸收。

(2) 药物的溶出速度:溶出速度(dissolution rate)是指在一定溶出条件下,单位时间从制剂中溶解出的药物量。固体制剂口服后,药物吸收的前提条件就是制剂在消化道内首先经历崩解、分散、溶出过程,也只有溶解的药物才能透过生物膜吸收。对于难溶性药物(100ml 水中药物的溶解度在 0.1~1mg 以下)或溶出速度很慢的药物制剂,溶出往往成为吸收过程的限速阶段。在这种情况下,制剂中药物在胃肠道的溶出速度直接影响药物的起效时间、药效强度和作用持续时间,提高药物溶出速度能够显著改善药物的吸收。

药物的溶出过程发生在固体药物与液体溶媒接触的界面上,当药物与溶剂间的吸引力大于固体药物粒子间的内聚力时,溶出就发生,其溶出速度取决于药物在溶剂中的溶解度和药物从溶出界面进入总体溶液中的速度。因此,溶出受固液界面上药物溶解扩散的速度所控制。药物粒子与胃肠道或溶出介质接触后,药物溶解于胃肠液或介质,并在固-液界面之间形成饱和溶解层,称之为扩散层或静流层(图 3-18)。药物在扩散层中饱和浓度 C_S(固体药物的表面)与总体介质浓度 C 形成浓度差。

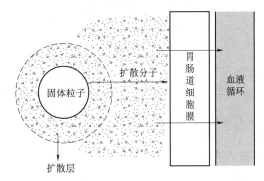

图 3-18 药物溶出原理示意图

由于浓度差(C_S-C)>0 的存在,溶解的药物不断地向总体介质中扩散,其溶出速度可用 Noyes-Whitney 扩散溶解理论解释:

$$dC/dt = D \cdot S/h \cdot (C_S-C) \tag{3-14}$$

式中,dC/dt 为药物的溶出速度,D 为溶解药物的扩散系数,S 为固体药物的表面积,h 为扩散层厚度,C_S 为药物在溶出介质中的溶解度,C 为 t 时间药物在胃肠液或溶出介质中的浓度。

对于特定药物和固定的溶出条件,D 和 h 为一定值,令 $k=D/h$,为药物的特定溶出速度常数。式(3-14)简化为:

$$dC/dt = k \cdot S(C_S-C) \tag{3-15}$$

式中,C_S-C 为扩散层与总体液体介质的浓度差。在胃肠道中,溶出的药物不断透膜吸收入血,形成漏槽条件,即 C_S 无限大于 C($C_S \gg C$),C 值可忽略不计,则式(3-15)简化为:

$$dC/dt = k \cdot S \cdot C_S \tag{3-16}$$

由上式可知,药物溶出速度取决于药物的溶出速度常数 k、固体药物颗粒的表面积 S 和药物溶解度 C_S,且均成正比。由于 k 为定值,增加药物粒子的表面积,改善药物的溶解度可提高药物的溶出速度。考虑 $k=D/h$,其中 D 与温度有关,温度越高,溶液黏度越小,D 值大,则 k 值也大;h 与搅拌或振摇速度有关,搅拌快,h 小,则 k 大。在进行吸收研究时,因为温度等于体温,搅拌速度等于胃肠蠕动,通常情况下可看成恒定条件,不影响药物吸收。但应注意,在体外溶出试验时,这两个条件必须严加控制，否则会影响试验结果。

影响药物溶出的因素主要有以下几方面。

①粒径和表面积：相同重量药物粉末的表面积随着颗粒直径的减少而增加。颗粒直径与表面积之间的关系为：

$$S = (6/d) \cdot (W/D) \tag{3-17}$$

式中，d 为药物粉末颗粒平均直径，D 为药物密度（g/cm^3），W 为药物重量，药物颗粒的表面积与颗粒直径成反比。假设固体颗粒为圆球形，密度为 $1g/cm^3$，粒径与表面积的关系见表3-8。

表3-8　粒径与表面积的关系

粒子直径（μm）	1g粒子的总表面积（cm^2）
1000	60
100	600
10	6000
1	60 000

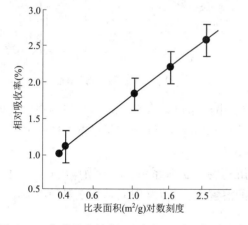

图3-19　灰黄霉素的表面积与相对吸收率的关系

药物粒径越小，与体液的接触表面积越大，则药物的溶出速度增大，吸收也加快。因此难溶性药物常用微粉化（$1\sim10\mu m$）原料制备制剂以提高药物吸收。例如，灰黄霉素是一种难溶性中性药物，不能制成盐来增加其溶解度，而是通过减少粒径增加其溶出速度。图3-19表示灰黄霉素的表面积和相对吸收率的关系。随着粒子直径的减少，药物吸收量上升。据报道，剂量0.5g平均直径为2.6μm的灰黄霉素与剂量1.0g直径为10μm的灰黄霉素的血药浓度相等，也就是说，微粉化灰黄霉素的吸收率增加一倍。所以用于生产灰黄霉素制剂的原料药必须进行粒度检查，并规定5μm以下粒度不得少于85%，微粉化的灰黄霉素的用量比以前减少了约50%。

微粉化技术包括机械粉碎、研磨、气流粉碎、生成微晶和制成固体分散体等。生成微晶是将药物制成过饱和溶液，在急速搅拌下加到另一种不同性质的冷溶媒中，使之快速结晶，可得10μm以下微晶，如醋酸可的松微晶常用此法制备。另外可将药物制成非水溶液（常用乙醇或甘油溶液），此种溶液内服后被胃液稀释，药物以微晶状态析出。通常用微粉化方法增加吸收的药物，包括地平类、拉唑类、非那西丁、螺内酯、氯霉素、利血平、苯巴比妥、甲苯磺丁脲、醋酸氢化可的松、醋酸氢化泼尼松、磺胺嘧啶、地高辛、维生素K、螺内酯、新生霉素等。但并不是所有难溶性药物都可以微粉化，例如，呋喃妥因细粒比粗粒对胃肠道刺激性大。再者，在胃内不稳定的药物如青霉素、红霉素等，粒子愈小，表面积愈大，分解速度就愈快。应强调的是，减少药物粒径以增加药物吸收,适用于在消化道中吸收受溶出速度支配的药物。对于水溶性药物,增加比表面积没有意义。

②药物的溶解度

a. pH:当扩散层中的药物溶解度 C_S 增加时,扩散层与总体液体介质的浓度差增大,药物溶出速度加快,见公式(3-16)。此外,弱电解质化合物的溶解度受 pH 值影响很大。以弱酸为例,其总溶解度:

$$C_S = [HA] + [A^-] \tag{3-18}$$

[HA] 为未解离酸性药物的固有溶解度(用 C_0 表示),[A^-] 为阴离子浓度。阴离子浓度可用解离常数 K_a 与 C_0 的乘积表示,则有:

$$C_S = C_0 + \frac{K_a C_0}{[H^+]} \tag{3-19}$$

同样,弱碱的总溶解度:

$$C_S = C_0 + \frac{[H^+] C_0}{K_a} \tag{3-20}$$

将上两式分别带入式(3-16),则得出溶出速度方程。

弱酸性药物:
$$\frac{dC}{dt} = kSC_0 \left(1 + \frac{K_a}{[H^+]}\right) \tag{3-21}$$

弱碱性药物:
$$\frac{dC}{dt} = kSC_0 \left(1 + \frac{[H^+]}{K_a}\right) \tag{3-22}$$

式(3-19)和式(3-21)表明弱酸性药物在扩散层中的溶解速度随 pH 增加([H^+] 的减少)而增加,溶出速度也相应提高,反之对弱碱性药物也成立。为了提高难溶性弱酸药物的溶解度,可在处方中加入碱性物质如碳酸氢钠、碳酸钙等,这样可使弱酸性药物周围 pH 值升高。这样联合应用的少量缓冲化合物不能升高胃内容物的pH,但能立即升高弱酸性药物颗粒周围表面的 pH 值。缓冲的阿司匹林、水杨酸、对氨基水杨酸单独应用或者与碱性药物联合应用可增加它们的溶出速度并减少对胃的刺激,其他碱性赋形剂有枸橼酸钠、氧化镁和碳酸镁等。如缓冲的阿司匹林系利用一种二羟氨基醋酸铝和碳酸镁作缓冲剂。图 3-20 表明利用缓冲剂可使缓冲的阿司匹林片比普通阿司匹林片有较快的吸收速度和较高的生物利用度。

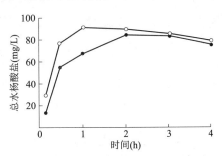

图 3-20 两种阿司匹林制剂给药后4 时内总水杨酸盐血清浓度的比较

b. 多晶型:化学结构相同的药物,由于结晶条件的不同而得到几种晶格排列不同的晶型,这种现象称为多晶型(polymorphism)。多晶型包括稳定型、亚稳定型和无定型(amorphous)。不同晶型的固体具有不同的物理性质,如外形、溶解度、密度、熔点、X-衍射及溶出速度等。一般稳定型的结晶熵值最小,熔点高、溶解度小、溶出速度慢;无定型结晶溶解时不必克服晶格能,溶出最快,但在储存过程中甚至在体内可转化成稳定型结晶;亚稳定型结晶介于上述两者之间,其熔点较低,具有较高的溶解度和溶出速度。亚稳定型结晶可以逐渐转化为稳定型，但这种转变比较缓慢，其在常温下较稳定，有利于制剂的制备。晶型能影响药物的吸收速度，进而反映在药理活性上，因此在药物制剂原料选择上要注意这一性能。若控制晶格的转型条件，就可以制成吸收性能良好的制剂。

有机化合物约 1/3 具有多晶型。例如 38 种巴比妥药物中有 63% 存在多晶型；48 种甾体化合物中有 67% 具有多晶型。晶型不同会影响药物的生物利用度和药效，如甾体化合物、磺胺类、巴比妥类、甲丙氨酯、红霉素、四环素、可待因、制霉菌素、甲苯磺丁脲、氯磺丙脲、甲氧氯普胺、匹米诺定、合成色腥草素、利福定、利福平等。由于晶型不同而影响药效作用的典型药物之一是无味氯霉素（氯霉素棕榈酸酯），它具有 A、B、C 三种晶型及一种无定形，其中 B 型与无定型有生理活性，而 A、C 两种晶型无活性。从稳定性分析，A 是稳定型，B、C 为亚稳定型，但 C 非常不稳定，一旦形成立即转变成 A 型。无定型在室温下能转变成 B 型。由于 B 型比 A 型溶解度大，溶解速度快，口服后胃肠液中很快水解生成氯霉素，因而血药浓度高（图 3-21）。

新生霉素在酸性水溶液中生成无定型结晶，其溶解度和溶解速度均比结晶型增加 10 倍以上（图 3-22）。无定型新霉素溶解速度快，吸收好，为有效型。而结晶型的新霉素由于溶出速度慢，吸收也慢，以致血药浓度很低，被认为是无效的。实验证明无定型新生霉素在狗体内的吸收快，达到有效治疗浓度的时间短。

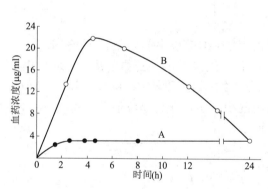

图 3-21　口服不同比例无味氯霉素 A、B 型
结晶混悬液后血清中氯霉素的浓度

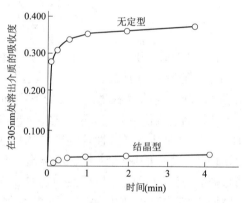

图 3-22　新生霉素无定型与结晶型溶出的比较

制剂设计时，一般选用亚稳定型，但晶型间可以转化，因此要掌握晶型转化与稳定的条件。应注意以下操作条件：①熔融和加热：熔融和加热可以使晶型转化，如配制无味氯霉素混悬液时，A 型结晶原料经 87~89℃ 加热并在一定时间后冷却，可使晶型 A 转变为亚稳定型 B，临床治疗有效。如果采用冷配法，则得无效产品。②粉碎与研磨：粉碎与研磨也可以使晶型转化，如Ⅱ型磺胺间甲氧嘧啶经研磨可变成Ⅲ型。此外储存过程的晶型转换不可忽视，具有多晶型现象的药物制成混悬剂，在储存过程中可能发生晶型转变。加入高分子材料增加分散溶媒黏度或加入物质吸附在结晶上，可以阻滞或延缓晶型的转变，如甲基纤维素、聚氧乙烯吡咯烷酮和阿拉伯胶等都有延缓作用。加入聚山梨酯 80 等表面活性剂，吸附在结晶表面，干扰新晶核的形成，延缓晶核的转变。鉴于晶型能影响药理作用，因此在制剂设计、制备和储存过程应注意晶型

选择、晶型的转换和亚稳定型的稳定化问题等。

c. 溶媒化物：许多药物可以与溶剂共同产生结晶，即药物结晶中含有溶剂分子，称溶媒化物，当溶剂为水时则称为水化物；不含水的结晶称无水物；溶剂为有机溶媒称有机溶媒化物。药物的溶媒化物溶出速度不同于原药，一般规律是按水化物<无水物<有机溶媒化物的顺序，在水中溶解速度递增。例如，咖啡因、茶碱和格鲁米特等的无水物均比水化物在水中溶解速度快。氨苄西林的无水物和三水合物在37℃时溶解度分别为12mg/ml和8mg/ml，人口服氨苄西林后，其无水物的吸收量为三水合物的1.2倍，其血药浓度曲线见图3-23。

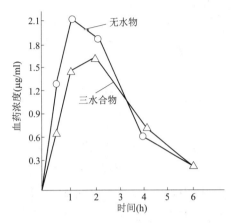

图3-23 口服氨苄西林无水物与三水物混悬液后的血药浓度曲线

d. 制成盐：弱酸、弱碱的许多药物其盐型的溶解度和溶解速度常常大于原药，对于难溶性药物，制成盐是提高难溶性药物吸收的一个重要策略。不论胃肠液的pH值大小，弱酸的钾盐或钠盐的溶解速度比游离酸大；弱碱的盐酸盐或其他强酸盐溶解速度比游离碱快。成盐后溶解速度和溶解度的增大促进了药物的溶出，可提高药物吸收，见式（3-16）。例如，降血糖药甲苯磺丁脲，其钠盐有较大的溶解度（表3-9），因此药物起效快。口服500mg甲苯磺丁脲钠盐，在1小时内血糖迅速降到对照水平的60%～70%，与静脉注射药效相当；而口服相同剂量较难溶解的甲苯磺丁脲后，血糖降到最低时约为对照水平的80%，并要在口服后至少4小时才能达到。

表3-9 溶解速度对甲苯磺丁脲的吸收与降血糖活性的影响

药物名称	体外溶出速度 mg/（cm² · h）		口服500mg后药物在体内的量（mg）	血糖水平（mg/dl）（服药1小时后）
	0.1mol/L HCl	pH=7.2缓冲液		
甲苯磺丁脲	0.21	3.1	14	5.2
甲苯磺丁脲钠	1069	868	251	19.1

e. 固体分散体：固体分散技术可将难溶性药物以分子状态、极细微粒或微晶态分散到水溶性高分子化合物中，它一方面增加了药物离子的表面积，另一方面还增加了药物的溶解度，因此可以提高药物的溶出速度。例如将难溶性药物灰黄霉素溶入融化的聚乙二醇6000中，急速冷却固化，使得灰黄霉素以分子态分散于聚乙二醇中。这种分子分散体中的灰黄霉素溶解迅速，吸收充分，血药浓度高，其代谢物的排泄量远高于微粉化灰黄霉素，如图3-24。也有报道灰黄霉素的聚氧乙烯吡咯烷酮固体分散体的溶出速度为灰黄霉素微晶的7~11倍。氯霉素在尿素中的分子分散体的溶出速度比纯氯霉素快2~4倍。呋喃妥因一份与去氧胆酸五份（摩尔比）的固体分散体与原药相比，其溶出速度快4倍，口服后尿中排出物的高峰出现时间前者为1.6h±0.3h，后者为3.6h±0.6h。利血平的聚氧乙烯吡咯烷酮固体分散体（1∶3）的溶出速度也较原药大

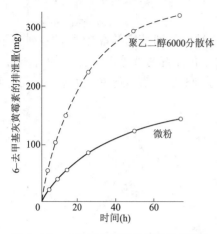

图 3-24　口服灰黄霉素的固体分散体和微粉后的代谢物排泄量的比较

15 倍，1∶6 的固体分散体则大 200 倍。

（3）药物在胃肠道内的稳定性：很多药物在胃肠道中不稳定。一方面是由于胃肠道中不适的 pH 条件，可促进某些药物的分解（如红霉素、青霉素），另一方面是由于药物不能耐受胃肠道中的各种酶，出现酶解反应使药物失活（如胰岛素），结果使吸收大大减少。可根据药物相应的不稳定原因，采取适当措施来提高药物在胃肠道中的稳定性。例如抗生素红霉素在胃酸中不稳定，5 分钟仅存在 3.5% 的活性。一方面其经化学修饰后产生的前体药物（红霉素硬脂酸酯），不会被胃液迅速破坏；另一方面，可将其制成肠溶制剂，

使之在胃中不溶出而转运至小肠后释放，来保证其以活性状态吸收。对于主要由代谢酶作用而失去活性的药物，可在处方中联合使用酶抑制剂。例如，左旋多巴和其代谢酶抑制剂甲基多巴肼或盐酸羟卞丝肼的复方制剂，在胰岛素制剂处方中加入蛋白水解酶抑制剂。

（4）药物的生物药剂学分类：生物药剂学研究的主要内容是提高吸收和优化给药途径选择等方面。药物吸收通常以生物利用度来衡量，包括吸收速率和吸收程度，如 C_{max}、t_{max}、AUC 等参数。药物口服吸收较好是制备口服给药制剂的前提，因此在新药研发早期阶段，揭示药物吸收的潜在吸收性能是非常重要的内容。另外，对于口服固体制剂，尤其是最近得到广泛应用的缓控释制剂，反映临床疗效的体内吸收实验不能成为日常生产的质量控制措施，因此通常使用制剂体外溶出特征来控制口服固体制剂的质量。但是这必须建立在固体制剂体内吸收-体外溶出具有良好相关性的基础上，因此探讨药物的溶出和吸收之间的关系是非常重要的。综上可见，药物潜在的吸收性能和建立体内-体外相关性是口服给药系统设计的重要方面。

美国 FDA 提出了口服药物按生物药剂学分类系统（biopharmaceutical classification system，BCS）进行管理。BCS 选择了影响药物吸收的两个重要理化性质参数：膜通透性和溶解度，其中膜通透性表征药物透肠道上皮细胞的能力，溶解度表征药物的溶出速度。BCS 依据这两个参数将药物分为四大类，并根据这两个特征参数预测药物的潜在吸收性能和体内外的相关性（表 3-10），同时也提供了用于体内、外研究的有关模型药物（表 3-11）。

表 3-10　药物的分类与体内外相关性预测

类别	溶解度	通透性	体内外相关性预测
I	高	高	若药物胃排空速度比溶出速度快，存在体内外相关性，反之则无
II	低	高	溶出是吸收的限速过程，存在体内外相关性
III	高	低	透膜是吸收的限速过程，不存在体内外相关性
IV	低	低	溶出和透膜都限制药物吸收，不能预测体内外相关性

由表 3-10 可知，Ⅰ类药物的溶解度和通透性均较大，药物吸收性能通常是很好的，进一步改善其溶解度或增加膜通透性对药物吸收影响不大。Ⅱ类药物的溶解度较低，膜通透性较好，此时吸收取决于药物的溶出过程，存在体内吸收-体外溶出相关性。Ⅲ类药物有较低膜通透性，吸收取决于药物透过肠道上皮细胞的过程，胃肠道膜为药物吸收的屏障，这时不存在体内外相关性。提高药物溶出不能够改善药物吸收，此时应通过化学结构修饰改善药物脂溶性、利用转运蛋白等来提高药物吸收。Ⅳ类药物的溶解度和通透性均较低，药物的吸收受溶出和膜通透限制而较差，此时该类药物不太适合口服给药途径。

表 3-11　用于药物通透性分类研究的几种模型药物

溶解度	通透性类别	评　价
α-甲基	低	氨基酸转运模型药物
安替比林	高	通透性标示物
阿替洛尔	低	细胞旁路转运模型药物
咖啡因	高	
卡马西平	高	
氢氯噻嗪	低	Ⅳ类
呋塞米	低	Ⅳ类
酮洛芬	高	
甘露醇	高或低	通透性高到低的边缘模型药物
美托洛尔	高或低	通透性高到低的边缘模型药物
萘普生	高	
PEG400-4000	低	体内研究不被吸收的模型药物
普萘洛尔	高	
雷尼替丁	低	
茶碱	高	
维拉帕米	高	体内研究中 P-gp 药泵作用的阳性模型药物

图 3-25 是基于药物的理化性质筛选处方的树状图，阐明了药物理化性质对药物剂型设计的影响，了解药物的理化性质，不仅能够帮助我们理解药物口服吸收低的原因，而且能够指导我们通过合适的处方设计来改善药物的生物利用度。

2. **剂型**　药物剂型不同，药物的给药部位及吸收途径各异，药物的吸收速度和程度也可能不同。某些剂型给药吸收后必须经过肝，在肝药酶作用下部分代谢失活，再进入体循环；另外一些剂型给药吸收后不必经过肝而直接进入体循环。例如硝酸甘油首过效应明显，一般口服无效，通常选择口含、经皮给药途径。少数药物因剂型不同，药物的作用目的也不同，如内服硫酸镁的溶液剂，由于具有一定的渗透压，使肠内保持大量的水分，机械地刺激肠蠕动而具有泻下作用；而 10% 或 25% 的硫酸镁注射液用于治疗惊厥、子痫等。

药物剂型也为药物释放系统，影响药物从制剂中的释放速度，从而影响药物在体内的吸收和疗效。一般认为常用口服剂型生物利用度高低和快慢的顺序为：溶液剂>混

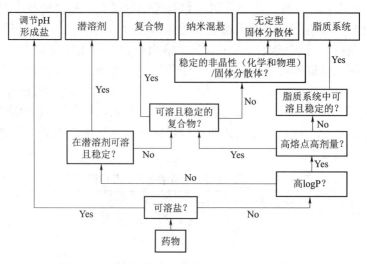

图 3-25　基于药物的理化性质筛选处方的树状图

悬液>颗粒剂>胶囊剂>片剂>包衣片剂。这种顺序虽不是固定不变的，但具有一定的指导作用。

（1）溶液剂：药物以水溶剂口服，在胃肠道中吸收最快，这是因为药物是以分子或离子状态分散。采用复合溶媒的溶液剂，尽管被胃肠液稀释后可能析出沉淀，但析出的粒子极细而能被迅速溶解，吸收仍很快。增加水溶液的黏度，可延缓药物向胃肠道上皮细胞膜扩散速度，从而减慢药物吸收。例如给大鼠服用水杨酸钠水溶液和同浓度药物加 2% 羧甲基纤维素钠的水溶液，试验结果表明，前者的血药浓度明显高于后者。但对主动转运吸收的药物，黏度增加可能导致药物在肠内吸收部位滞留时间延长，从而有利于药物的吸收。

口服药物的油溶液与水溶液不同，它的吸收必须是药物从油溶液中转移到胃肠液中才能进行。因此，它的吸收受药物油/水分配系数影响。如亲油性强的药物，油/水分配系数大，难以转移到胃肠液中，吸收速度慢。将油或油溶性药物制成 O/W 型乳剂，减少了油相颗粒大小，增加了药物与胃肠液接触面积，可提高药物吸收。例如维生素 A 的水溶液（含增溶剂）>乳浊液>油溶液。

（2）混悬剂：混悬剂中药物颗粒小，与胃肠液接触面积大，所以混悬剂的吸收速度仅次于水溶液，而比胶囊剂和片剂快。影响混悬液中药物溶出速度的因素主要有药物粒径、晶型、黏度和附加剂等。口服微晶化和普通结晶的苯妥英混悬液后，微晶化的苯妥英的 AUC 几乎是结晶的苯妥英混悬液的两倍。为了增加混悬液动力学稳定性，亲水性高分子物质常用作助悬剂以增加黏度，但黏度增大，也降低了药物溶出和扩散到肠壁的速度，延缓药物吸收，如含甲基纤维素的呋喃妥因水混悬液，其吸收程度和速度均比不含甲基纤维素的呋喃妥英水混悬液低。特别注意的是，当高分子物质能和药物形成难溶性络合物时，会严重地影响药物吸收，如苯丙胺与 CMC-Na 可形成水溶性很差的复合物。

（3）胶囊剂：胶囊剂中的药物不像片剂或丸剂那样被压紧，故只要胶囊壳在胃内破裂后，药物可迅速地分散并以较大面积暴露于胃液中，溶解速度快吸收好。例如保泰松片剂和胶囊剂，人吸收试验结果为胶囊剂比片剂吸收速度快，吸收程度高。胶囊壳对药物溶出有一定阻碍作用，所以与散剂相比，通常有 10~20 分钟的滞后现象，除快速起效的药物外，一般影响不大。

影响胶囊剂吸收的因素是多方面的，如颗粒大小、晶型、附加剂、药物与附加剂的相互作用及储存条件等。对于难溶性药物，影响药物吸收的主要因素是附加剂，如疏水性药物香豆素，口服几乎不吸收，但与 N 甲基葡萄糖胺以 1：4 比例混合后做成胶囊剂服用，在胃酸条件下，两者发生反应而引起凝胶化，使药物结晶消失，溶出面积增加从而提高了药物吸收。但是药物与附加剂的相互作用也能抑制药物的吸收，如磷酸氢二钙作为四环素胶囊剂的稀释剂时，与四环素反应生成了难溶性的四环素-钙复合物，降低了药物吸收，因此对于难溶性药物，选择适宜的附加剂是非常重要的。胶囊储存条件对药物溶出影响较大，包括相对湿度和温度。胶囊剂在高温高湿条件下不稳定，若长期储存则崩解时限延长，溶出有较大的变化。胶囊的储存温度一般不超过25℃，相对湿度不超过45%，过分干燥的环境会导致囊壳因丢失水分而易脆裂。

（4）片剂：片剂是应用最广泛的一种剂型，也是存在生物利用度问题最多的一种剂型。其主要原因是片剂中含有大量辅料，加压使成致密的圆片，其表面积大大减少，从而减慢了药物从片剂释放到胃肠液中的速度，影响了药物吸收。片剂在胃肠道中药物溶出过程包括崩解、分散和释放全过程。片剂充分崩解分散成包含辅料的粗颗粒，其进一步崩解、分散成细粒子，药物释放后，药物才能吸收，简化示图如图 3-26。

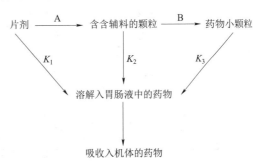

图 3-26 片剂中药物吸收入机体的示意图

K_1、K_2、K_3 分别为药物从完整片剂、药片崩解的粗颗粒、由粗颗粒分散的细粒子中的溶出速度常数。因为完整片剂表面积很小，所以 K_1 很小，除了极易溶于水的药物外，K_1 可忽略不计；药片崩解成含药的粗颗粒，表面积增加，溶出速度（K_2）增大；粗颗粒进一步崩解、分散为细粒子，药物表面积更大的增加，药物溶出（K_3）最快。一般而言，药物，特别是难溶性药物，溶出速度大小顺序为：$K_3 \gg K_2 \gg K_1$。由此可见，片剂的崩解和分散为药物溶出全过程的第一阶段，改善片剂的崩解和分散速度能提高药物溶出。另外药物溶出度更能反映制剂在胃肠道的药物释放过程和制剂的内在质量，但是崩解度仅反映片剂崩解的快慢，不能反映固体制剂崩解成细颗粒后的溶出速度，也不能反映出药物晶型和颗粒大小对吸收的影响，更不能反映出主药与辅料的相互作用。对于大多数片剂来说，药物吸收的限速过程是药物从细粒子中的释放速度。仅对主药易溶且溶出速度很大的片剂，其崩解过程快慢可能成为影响吸收的限速步骤。影响片剂中药物溶出速度的因素很多，主要包括药物本身的理化性质、药物颗粒大小、片剂崩解度、处方组成、制备工艺、储存条件等。

3. 处方组成 处方组成对药物吸收影响因素很多，主要有主药和辅料的理化性质及其它们间的相互作用等。

（1）增黏剂：许多药物溶液和混悬剂中常加入一些增黏剂来改善制剂的物理性质，

通常药物溶出度和扩散速度与黏度呈反比关系，因而制剂黏度增加，药物吸收减慢。其影响机制包括以下几种：胃排空、肠道运行、延缓药物分子到达吸收表面、降低混悬剂药物溶出速度。

在制剂中广泛使用的大分子化合物常作为增黏剂、黏合剂等，如树胶、纤维素衍生物、大分子量的多元醇类以及非离子性表面活性剂等。它们有可能与主药发生可逆的络合反应，此时对吸收影响不大。但若形成不可逆的难溶性络合物，其吸收将受到很大影响。例如苯丙胺与纤维素衍生物形成难溶性络合物，苯巴比妥与聚乙二醇生成不吸收络合物，含二价或三价的金属离子如 Ca^{2+}、Mg^{2+}、Fe^{3+}、Al^{3+} 等化合物与四环素或喹诺酮类抗生素形成难溶性络合物等。

（2）稀释剂：稀释剂在小剂量的片剂中占较大的比例，对药物溶出速度影响较大。药物与稀释剂之间的相互作用主要是稀释剂对主药的分散和吸附作用。疏水性药物用亲水性稀释剂分散对药物溶解、崩解和溶出有利。若稀释剂为不溶性且有较强吸附作用，则被吸附的药物很难释放出来，则吸收受到抑制，如三硅酸镁和碳酸镁能吸附抗胆碱药物阿托品等。

（3）黏合剂：片剂制粒过程中常使用黏合剂以增强微粒间的黏结能力，便于制粒，故黏合剂所起的作用与崩解剂相反，有延缓片剂崩解的作用。黏合剂的种类和用量的不同对片剂崩解和溶出的影响程度也并不相同。淀粉浆为常用的黏合剂，当淀粉混悬液加热时，淀粉浆虽然胶凝，但不太完全，与其他黏合剂相比，淀粉浆对片剂崩解的影响较小。使用 5% 淀粉浆、10% 阿拉伯胶浆、2% 及 5% PVP 醇溶液三种黏合剂制备氢氯噻嗪片剂，片剂崩解和溶解的顺序按大小为：淀粉浆>阿拉伯胶浆>2% PVP>5% PVP。

（4）崩解剂：在片剂中加入崩解剂的目的是增加片剂崩解性能，提高药物溶出速度。崩解剂的种类、用量及用法不同，对片剂中药物的崩解和溶出影响也不同。干淀粉是常用的崩解剂，用五种淀粉（玉米、马铃薯、米、葛粉和可压性淀粉）与水杨酸制成颗粒，压片后用杯法、转篮法和崩解仪法测定溶出速度，结果可压性淀粉制粒片剂的溶出速度最快，其他的顺序为：马铃薯淀粉>玉米淀粉>葛粉>米淀粉。可压性淀粉能溶于冷水，因而促进了水杨酸的溶出。另外，崩解剂的用量也会影响药物的溶出速度。随着崩解剂淀粉量的增加，水杨酸钠的溶出速度加快（图 3-27）。

（5）润滑剂：润滑剂多为疏水性和水不溶性物质，使药物与溶媒的接触不良，溶出介质不易透入片剂的孔隙，从而阻碍药物溶出。硬脂酸镁与滑石粉为常用润滑剂，前者具有疏水性，后者具有亲水性。如度米芬含片用硬脂酸镁作润滑剂时，最低抑菌浓度为 1:3860，改用滑石粉后，最低抑菌浓度为 1:1 000 000，提高了约 25 倍。因为亲水性润滑剂促进药物颗粒与消化液接触，有利于颗粒分散到胃肠液中，从而促进药物溶出。

水溶性表面活性剂型润滑剂（月桂醇硫酸钠）能增加片剂的湿润性和颗粒的分散，促进药物崩解和溶出。图 3-28 为月桂醇硫酸钠和硬脂酸镁对水杨酸片溶出速度的影响。以月桂醇硫酸钠为润滑剂可大大提高水杨酸的溶出速度，是不加润滑剂者的 3 倍，硬脂酸镁为润滑剂者的 5 倍多。

（6）表面活性剂：表面活性剂广泛应用于各类制剂中，往往对药物吸收有不同影响。表面活性剂不仅影响药物的溶出过程，而且还影响通透生物膜的过程。

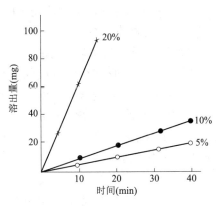

图 3-27　不同量的崩解剂（淀粉）与
水杨酸钠片溶出速度的关系

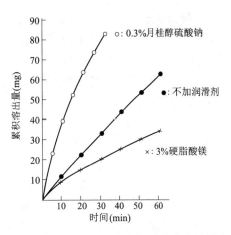

图 3-28　不同润滑剂对水杨酸片溶出的影响

1）对溶出的影响：通常认为低浓度的表面活性剂具有降低界面张力作用。因此，难溶性药物加入少量的表面活性剂，能降低药物与胃肠液间的界面张力，增加药物的润湿性，从而提高药物的可溶性，增加吸收。例如非那西丁因添加 0.1% 吐温-80，吸收量明显增加（图 3-29）；但当表面活性剂超过临界胶团浓度（CMC）时，使药物溶入或包入胶团内，减少了游离药物的浓度而使吸收速度减慢。这是因为通常只有肠溶液中的药物才有可能透过上皮细胞而吸收，而胶团内的药物只有进入肠溶液中才有可能透过和吸收，例如吐温-80 用量对水杨酰胺吸收的影响（图 3-30）。

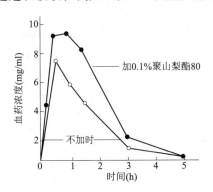

图 3-29　吐温-80 对非那西丁吸收的影响

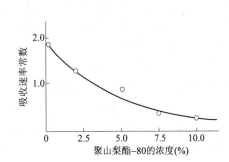

图 3-30　吐温-80 对大鼠小肠中的
水杨酰胺吸收的影响

2）对生物膜通透性影响：有些表面活性剂可直接作用于生物膜，能溶解生物膜的类脂质，并可使生物膜分子排列不定向流动性增加，因而使生物膜通透性增加。本来因被动扩散过程难以吸收的药物，由于加入表面活性而使其吸收量增加。如头孢噻吩钠在消化道难以吸收，犬口服后，难以检测血药浓度，当同时服用表面活性剂月桂醇硫酸钠后，发现药物有一定的吸收。但是使用高浓度表面活性剂可能使细胞膜崩解或溶解，使部分膜蛋白变性或以薄层包在细胞膜周围，从而降低药物吸收。因此，表面活性剂的品种、浓度是否选择恰当，最好通过体内试验确定，否则可能达不到预期目的，甚至起相反作用。

4. 制备工艺 制剂的制备工艺对产品的质量有很大影响。片剂制备过程比较复杂，影响疗效的因素很多，因而即使崩解度相同的片剂，其溶出速度和生物利用度也可产生很大的差别。在这里以片剂为代表讨论制剂工艺对药物吸收的影响。

（1）混合与制粒：混合方法不同易引起药物溶出速度差异，尤其对小剂量药物更明显。例如用溶媒分散法将量小的药物配成溶液再与辅料混合，要比将药物直接混合的分散均匀度好得多，有利于药物的溶出。将华法林的干粉直接与辅料混合制粒后压制的片剂，其溶出速度慢；将华法林溶于醇或水，再与辅料制成的片剂，其溶出速度快。

颗粒质量对片剂质量影响也很大。制粒时黏合剂用量和颗粒的特征（大小、密度、形状和强度等）对片剂的崩解、溶出和药物的吸收均有一定的影响。

（2）压片与包衣：压片中片剂成型的重要因素是压力，它使物料聚集成型。压片压力的大小影响片剂的孔隙率，进而影响溶出介质的渗入，最终影响崩解、溶出。一般情况下，压力越大，片剂孔隙率越小，可延迟崩解，降低溶出速度，如苯巴比妥片随压力变大，硬度增大，药物溶出变慢。但是有些片剂随压力加大，溶出速度反而加快，这是因为压力增大到一定范围时，由于挤压而使颗粒破碎，比表面积增大，虽然密度也增加，但药物的崩解和溶出都加快。如果压力继续增大，则其表面积就会减少，颗粒间产生不可逆的塑性变形而形成坚实的高密度性片剂，溶出介质不易渗透入片剂内部，使崩解成颗粒的现象不易发生，溶出减慢。例如用磷酸氢钙压片时，压力在一定范围内时，片剂的比表面积随压力增大而增大。但是并不是所有的药物片剂都会受压力的明显影响，如在 450~910kg 的压力范围内压制的阿司匹林、水杨酸以及这两种药物等摩尔比混合物的片剂，压力对它们的溶出度几乎无影响。

包衣制剂中药物吸收之前首先是衣层的溶解或破裂，所以药物溶出的快慢与衣层的溶解速度及包衣材料和衣层的厚度有密切关系。例如糖衣片，由于蔗糖结晶的性质，溶解衣层需很长时间，起效慢。而薄膜衣片，如果衣层厚度适中，包衣材料能溶于胃肠液中，一般不影响药物吸收。

肠溶衣片对药物吸收影响最复杂，这是因为肠衣的溶解受胃肠液 pH、胃排空速度等许多生理因素以及包衣材料和包衣厚薄等工艺因素的影响，致使肠衣片在不同人，甚至同一个人在不同时间给药也会使药物的吸收率有较大的差别。如服用阿司匹林肠衣片和溶液剂，溶液剂的血药浓度波动比肠衣片要小得多。此外，通过选择包衣材料和衣层厚度，可使药物溶出特征达到缓控释设计要求（图 3-31）。

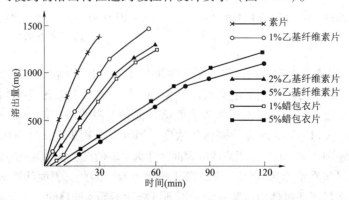

图 3-31 包衣对阿司匹林包衣片溶出速度的影响

包衣片长期储存也会影响药物在体内释放吸收。如用虫胶制备肠衣片，因虫胶久贮后水溶性降低，以致药物释放速度更慢甚至释放不出。例如用虫胶制备的对氨基水杨酸肠衣片，存贮 1.5~3.5 年之后，血药浓度可相差 3~4 倍。

四、消化道吸收的评价与预测

药物在消化道内的吸收特性对指导各种制剂的处方设计、制备工艺、生物利用度提高和使用安全性具有重要意义，尤其对于缓、控释制剂。研究药物经消化道吸收的方法有体内法（in vivo）、在体法（in situ）和体外法（in vitro），体内法研究了药物从给药部位转运到体循环的吸收全过程，体外法则研究特定的药物转运过程。科学选择肠吸收研究方法可以使我们获得药物经胃肠道的吸收特征，包括吸收动力学、有效吸收部位、吸收机制、影响吸收因素，并为预测制剂经口吸收提供了重要基础。图 3-32 为反映药物吸收各过程的肠吸收研究方法。

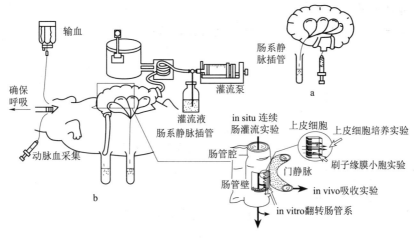

图 3-32　吸收研究方法
a. 在体肠襻法；b. 在体单向灌流法

（一）体内法

在新药研发早期，经常使用大鼠和豚鼠等小动物进行研究；在研发后期，使用犬和猴等大动物进行研究。药物口服给药后，研究药物在血中的浓度随时间变化的曲线，并计算出评价药物吸收特征的药动学参数。除了测定血中药物浓度，在给药后指定时间内，还将动物处死以测定消化道药物残留量，消化道黏膜、尿以及各个脏器中药物浓度，以评价药物体内吸收特征从而获得体内动态数据。

（二）在体法

在体法保持血液及淋巴液的供应与肠道神经系统的完好，实验动物一般为禁食动物，且在麻醉下进行的。而体外法则将消化管完全取出进行实验。另外在体法与前述的体内法不同，它消除了胃肠道内容物和消化管的运动。在体法包括肠襻法（loop technique）、单向灌流法（single-pass perfusion technique）、肠回流法（recirculating perfusion technique）等实验模型。

1. 在体肠襻法　将大鼠麻醉、开腹，将一定长度的目的肠腔两端结扎，生成封闭的肠襻。将含有一定浓度药物的人工肠液注入肠襻中，经过指定时间吸收后，取出肠襻，收集冲洗肠腔内肠液，测定药物剩余量，同时也可以测定血中药物浓度。Doluisio法可以连续测定肠襻中残存药物浓度；Barr-Riegelman法允许连续测定血中药物浓度和肠襻中残存药物浓度（图3-32a）。该法由于肠腔内容物存在，样品处理较复杂，一般用于研究吸收差的药物。

2. 在体单向灌流法 在动物（大鼠）麻醉状态下不切断血管和神经，将目的肠道插管，洗净肠腔内容物，将药物溶液用泵以一定的速度单向灌流指定长度的肠道，测定灌流液入口（C_{in}）与出口处（C_{out}）药物浓度（图3-32b）。沿着肠道轴向药物浓度变化可由下式表达：

$$\frac{dC}{dt} = -\frac{2\pi RL}{Q} \times P_{eff} \times C \tag{3-23}$$

式中，C为沿肠道轴向x位置的平均药物浓度，R为小肠半径，L为单向灌流肠道的长度，P_{eff}为膜渗透系数。

将式（3-23）肠管从$x=0$到$x=L$进行积分，得：

$$C_{out} = C_{in} \times e^{-\frac{2\pi RL \times P_{eff}}{Q}} \tag{3-24}$$

药物的吸收率：

$$F_a = 1 - \frac{C_{out}}{C_{in}} \tag{3-25}$$

综合上两式得：

$$F_a = 1 - e^{-\frac{2\pi RL \times P_{eff}}{Q}} \tag{3-26}$$

令A_n为吸收系数：

$$A_n = \frac{P_{eff}\pi RL}{Q} \tag{3-27}$$

将上式代入式3-26得：

$$F_a = 1 - e^{-2A_n} \tag{3-28}$$

其中

$$2A_n = \frac{CL}{Q} \tag{3-29}$$

式中，$2A_n$为无单位参数。

3. 在体肠回流法 在动物（大鼠）麻醉状态下，将肠腔插管，洗净肠腔内容物，用泵循环构成回路（图3-33），使药液在指定肠腔内以一定速度循环灌流。在不同时间下测定灌注液内药物的浓度，依据灌流前后药物浓度差，计算出药物透过肠上皮细胞的吸收速度。本法只限于溶液状态给药，另外，药物浓度还需要用肠管内循环液体积变化进行校正。

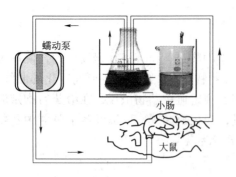

图3-33 大鼠在体肠吸收回流法示意图

（三）体外法

1. 外翻肠囊法（everted sac technique） 将实验动物麻醉，开腹取出目的肠段，用 Krebs-Ringer 溶液（pH 7.4）冲洗，将肠段套于玻璃棒上外翻，使黏膜侧向外，浆膜侧向内。一端固定于试管上，另一端结扎，经针头向肠段内注入空白 Krebs-Ringer

溶液后，置于含有药物的 Krebs-Ringer 溶液中，37℃恒温，在 95% O_2-5% CO_2 气流下，定时从肠管内外两侧取样，测定药物浓度的变化，计算药物由黏膜侧向浆膜侧的转运速度。改变黏膜侧药物浓度，检测药物转运与浓度的依赖性，用于探讨药物的转运机制。此外还可以通过加入能量抑制剂（二硝基苯酚、氰化钠等）或转运蛋白专属性抑制剂等，以揭示药物转运机制（图3-34）。

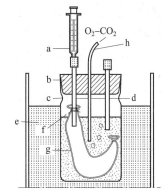

图3-34 外翻肠囊法示意图

a. 100μl 玻璃注射器收集样品；b. 橡胶塞；
c. 300ml 广口瓶作为供药池；d. 玻璃管；
e. 水浴 37℃；f. 缝合线固定小肠至玻璃管；
g. 外翻小肠；h. 混合气体输入（5% CO_2，95% O_2）

2. 肠道膜囊法（membrane vesicle）
肠道膜囊法为亚细胞片段，其制备技术包括组织匀浆和分级沉淀，通过密度梯度离心和分级沉淀分离刷状缘膜与浆膜侧，一般使用的是刷状缘膜囊法，由于刷状缘膜（黏膜侧）向外，因此刷状缘膜囊摄取药物相当于药物由腔道向上皮细胞的吸收转运过程。肠道膜囊法有以下特点：①排除了药物细胞内代谢以及与亚细胞结构的相互作用；②可以调节囊泡内外离子浓度和种类以解析药物转运的驱动力，如钠离子、质子；③可以分离刷状缘膜与浆膜侧的药物转运过程。

3. Caco-2 细胞模型　细胞培养模型使用比较均一的细胞株，研究特定细胞对药物的转运，从而排除了神经、循环系统、激素等的影响。只有保持极化状态和紧密连接的单层细胞模型才能模拟药物经小肠的吸收转运。为了提高新药筛选效率，研发早期阶段应尽快评估药物在人体的吸收性能，通常选用人源的结肠癌细胞（human colon adenocarcinoma cell lines，Caco-2）进行培养。单层 Caco-2 生长在多孔和渗透性好的覆有胶原蛋白的聚碳酸酯（polycarbonate）滤器上，经过 2~3 周的培养，可自发进行肠道上皮样分化，并形成紧密连接和类微绒毛结构，其形态学、标志酶的功能表达及渗透特征与空肠相似。培养的 Caco-2 细胞因培养条件和细胞来源不同，而在细胞膜构成、细胞间紧密连接的屏障能力、转运蛋白和受体的表达水平等方面会有所不同。因此为了了解培养 Caco-2 的状态，有必要测定细胞的膜透过电阻（transepithelial electrical resistance，TEER）、代谢酶活性和细胞旁路转运通透性（用标志物如甘露醇、菊粉等的膜渗透性表示）。Caco-2 细胞一般来源于美国细胞收藏所（American Type Culture Collection，ATCC）或欧洲细胞收藏所（European Collection of Cell Cultures，ECACC），传代数为 20~40。

研究药物经 Caco-2 细胞转运的装置主要为 transwell。在培养过程中，一旦细胞达到单层厚度便自发地进行分化，并在 3 周左右完成分化，面向空气的形成类微绒毛结构的顶端膜（apical membrane），另一侧为侧底膜（basolateral membrane）（图3-34）。Caco-2 细胞培养应置于 37℃，含 5% CO_2 供氧，90% 相对湿度的环境下，培养介质为 DMEM（Dulbecco's Modified Eagle's medium，13.4g/L），含新生牛血清 10%，非必需氨基酸 1%，0.5% 青霉素，0.5% 链霉素。

在 Caco-2 细胞转运实验中，含药溶液加于顶端腔室测定吸收，也可加于基底腔室测定药物的分泌。此外，在指定时间内，将单层细胞从聚碳酸酯滤器上刮下，可以测定细胞内药物蓄积量。当然，比较药物加入顶端侧或基底侧的腔室，细胞内药物蓄积量的差别可以反映顶端侧和基底侧药物转运蛋白的种类、活性和分布。

Caco-2 细胞表面存在不流动水层，其对亲脂性药物转运的影响很大。为了消除其对药物转运的影响，可将细胞单层取出，安置在 Fick 扩散池中间，其两侧有磁子搅拌以排除不流动水层对吸收的影响（图 3-35）。

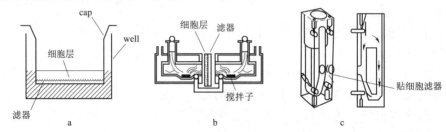

图 3-35　经 Caco-2 细胞转运的扩散装置

a. transwell；b. Fick 扩散池；c. 新型扩散池

Caco-2 细胞上表达了许多参与物质转运的吸收型转运蛋白，包括寡肽、葡萄糖、氨基酸、维生素和胆汁酸等，另外，Caco-2 细胞也存在分泌型转运蛋白的表达，包括 P-gp、MRP2 和 MRP3 等。例如 PEPT1 存在于 Caco-2 细胞的顶端侧，以质子浓度差为驱动力，摄取吸收二、三肽化合物；分泌型转运蛋白 MRP2 和 P-gp 分布于 Caco-2 细胞的顶端侧，两者均参与将药物由细胞内外排到顶端腔室。与人空肠活组织检查相比，正常培养的 Caco-2 细胞没有过分表达 P-gp。若在 Caco-2 细胞培养过程中添加长春新碱可提高 P-gp 的表达水平，另外，通过基因转染技术将 MDR1 基因转染入 Caco-2 细胞（MDR1-Caco-2）也可提高 P-gp 的表达水平。

小肠上皮细胞线粒体中存在药物代谢酶 CYP3A4，其为肝中 CYP3A4 活性的 70%。由于 CYP3A4 位于细胞内，因此经细胞通路转运的底物可能会发生代谢而出现生物利用度低下现象，但是对于细胞间隙旁路转运的药物，一般很少被小肠上皮细胞 CYP3A4 代谢。另外，CYP3A4 为药物代谢中最广泛的一种细胞色素同工酶，大约参与了临床上 50% 药物的代谢，而 P-gp 也具有底物结构的广泛性，因此两者存在较大程度的交叠，且均表达于肠道上皮细胞中，因此两者可以以协同方式来有效降低共同底物经口服吸收的生物利用度，即药物吸收进入肠细胞后，一些药物被 CYP3A4 代谢，未被代谢的药物可能在 P-gp 作用下外排到肠道，肠道的药物分子又可能被吸收入肠细胞，然后重复这个循环。最终使得药物分子接触代谢酶 CYP3A4 的机会大大增加，促进了药物的肠道代谢，明显降低双底物的吸收。例如环孢素 A 和酮康唑等就是典型的双底物。

正常情况下，Caco-2 细胞的代谢酶表达水平较低，其中 CYP3A4 的表达水平并不明显，但经过修饰，即在测定代谢前 2~3 周，将 1a, 25-二羟基维生素 D 加入到 Caco-2 细胞培养液中以诱导 CYP3A4 的表达，可使 Caco-2 细胞中 CYP3A4 的表达水平显著提高。此外也可以将 CYP3A4 基因转染入 Caco-2 细胞（CYP3A4-Caco-2）来提高 CYP3A4 的表达水平，这样 Caco-2 单层细胞就成为考察药物经小肠吸收和代谢的理想模型。

4. 人小肠局部回流实验法　为了更合理预测药物经人口服后的吸收情况，常使用人小肠局部回流实验法（Loc-I-Gut 法），如图 3-36 所示。这种肠灌流技术已经广泛用于考察药物吸收系统前代谢、药物溶出、体内外相关性、药物相互作用、个体间差异和胃肠道的生理病理特征。它使用一个由聚乙烯基氯化物制得的多重渠道的管道，长 175cm，外径 5.3mm，其中有 6 个管道，远端有两个树脂球，每个都单独与一条小管道相连，其间相隔 10cm 的肠道灌流区域，两个宽管在管道的中心，用来输注和回收含药灌流液；余下的两个外周窄管用于校正灌流肠道的水分变化，以校正药物浓度和检验树脂球是否密塞住肠道。

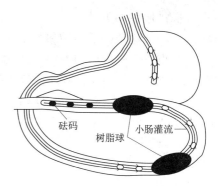

图 3-36 人小肠局部回流实验法

一个钨制的砝码连在管子的末端，以加快管道向空肠的运行。当近端树脂球通过特赖茨韧带（十二指肠提肌，Treitz ligament）时，两树脂球就充满气体，塞住肠道两端。通过测定灌流液前（C_{in}）、后（C_{out}）的药物浓度，药物的渗透系数（P_{eff}）由下式计算：

$$P_{eff} = \frac{Q_{in}(C_{in} - C_{out})}{C_{out} \cdot 2\pi RL} \tag{3-30}$$

式中，Q_{in} 为灌流液速度，R 为消化道内径，L 为灌流肠道长度。

由 Loc-I-Gut 法测定的 P_{eff} 与人体内药动学实验测定的小肠药物吸收率 f_a 呈现良好相关性关系（图 3-37）。P_{eff} 在 $0.4 \times 10^{-4} \sim 1.2 \times 10^{-4}$ cm/s 范围内，吸收率 f_a 出现急速的上升。鉴于 Loc-I-Gut 法测定的是药物经人体小肠的膜通透性，应与人体内实验结果最为接近，因此其得到的 P_{eff} 也比较真实可靠。

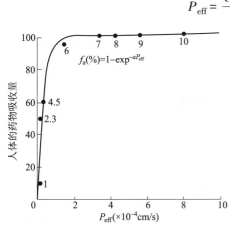

图 3-37 Loc-I-Gut 法 P_{eff} 与
人体内吸收率 f_a 的相关性

1. 依钠普利；2. 阿替洛尔；3. 氢化可的松；4. 特布他林；5. 呋塞米；6. 美多洛尔；7. L-多巴；8. 卡马西平；9. 安替比林；10. 纳洛酮

5. 计算机预测小肠吸收 20 世纪 80 年代常使用动物实验进行小肠吸收研究，20 世纪 90 年代使用 Caco-2 细胞研究小肠吸收，目前倾向于使用计算机对小肠吸收进行理论预测的年代，并取得了很大进展。

当然，对小肠吸收进行计算机预测基本上只适用于以被动扩散吸收的药物。药物分子二维平面结构的特征参数包括分子体积、脂溶性和氢键结合潜能，以上特征参数能够预测药物经小肠的吸收。Lipinski 等研究了 200 个左右候选药物的理化性质，提出了 "The rule of five"，若药物分子（转运蛋白底物除外）满足下列任意两个条件，往往预示该药物具有较差的小肠吸收，这对于新药设计和合成及早期筛选具有非常重要的意义：①含 5 个以上氢键供体（-OH 或-NH）；②含 10 个以上氢键受体（N 或 O）；③log P>5；④分子量超过 500；⑤油水分配系数大于 5。

但是使用分子二维结构参数时常会出现预测失败的情况。Artursson 提出了药物分子三维立体结构的特征参数：动力学极性表面积（dynamic polar surface area，PSAd）。PSAd 这个分子结构参数反映了药物的空间结构、分子柔韧性、分子内氢键结合及空间位阻的影响。PSAd 与人体内药动学实验测定的小肠药物吸收率 f_a 呈现良好的相关性（图 3-38）。另外也有人提出了动力学非极性表面积（dynamic nonpolar surface area，NPSAd）的概念，以补充描述药物分子的非极性特征。对于一系列的 1,2-二氢化茚羧酸内皮素拮抗剂，体外膜渗透性与 PSAd 和 NPSAd 呈现了良好的相关性（图 3-39）。最近，又提出了从量子力学角度选用合适的分子结构参数来预测药物的小肠吸收。

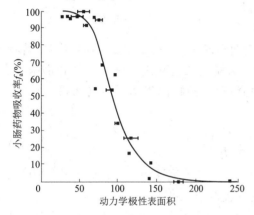

图 3-38 对于含有 20 个结构多样性药物的集合，PSAd 与小肠药物吸收率 f_a 的相关性

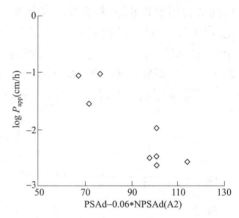

图 3-39 1,2 二氢化茚羧酸内皮素拮抗剂，体外膜渗透性与 PSAd 和 NPSAd 间的相关性（$r^2 = 0.87$）

五、口服结肠定位释药系统的研制

口服结肠定位释药系统是近几十年来发展起来的一种新型释药系统，口服后通常制剂在胃和小肠不崩解，而到达消化道下部大肠时才崩解、释放药物。该制剂口服后既可以使药物发挥局部治疗作用，提高制剂安全性和降低毒副作用，也可以通过提高药物吸收来发挥全身治疗作用。前者将药物直接作用于病变部位，提高局部药物浓度，减轻由于药物在胃肠道上端吸收而引起的副作用，以达到有效地治疗大肠局部疾病的目的，如溃疡性大肠炎、节段性结肠炎（Crohn 病）、结肠癌、便秘等。后者可提高在消化道上端被胃肠道酶降解药物的稳定性，以及在大肠有特异性吸收部位药物的吸收，例如消化道上端不稳定的多肽、蛋白质等药物，利用其在大肠转运时间相对较长、大肠中代谢酶相对较少的特点，从而提高了此类药物的生物利用度。由于多肽、蛋白质为水溶性高分子药物，膜通透性差，因此在处方设计中应考虑加入吸收促进剂（absorption enhancer）。

口服大肠靶向给药系统需要利用消化道 pH 变化、制剂在消化道的运行时间和大肠内细菌所特有的酶活性等要素进行设计，因此首先需要了解消化道不同部位的特征以及制剂口服后在消化道的运行过程。图 3-40 显示了消化道不同部位生理学特征的差异。口服大肠靶向给药系统的现代制剂技术包括菌群触发型、时间依赖型、pH 依赖型、压力控制型和前体药物型等释药系统。

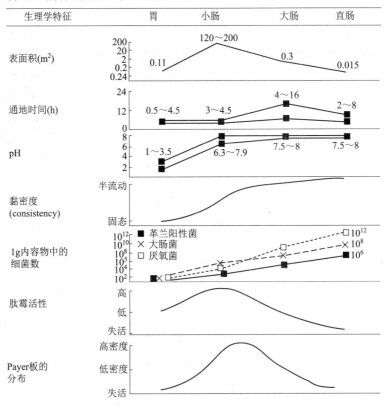

生理学特征	胃	小肠	大肠	直肠

图 3-40　消化道不同部位生理学特征的变化

　　菌群触发型释药系统利用大肠细菌产生的特异性酶能水解偶氮键和多糖化合物的特点，合成偶氮聚合物和多糖，使用其对制剂包衣或做成聚合物胶囊壳，从而达到大肠靶向给药的目的。柳氮磺吡啶即是利用大肠细菌菌群产生偶氮键还原酶作用，使其被降解生成磺胺嘧啶与5-氨基水杨酸，5-氨基水杨酸为治疗溃疡性结肠炎和节段性结肠炎的第一候选药物，磺胺嘧啶具有抗菌消炎活性。时间依赖型释药系统是利用小肠转运时间恒定的特点制成的，使制剂在上胃肠道区域不释药，而达到大肠时迅速释放出药物。因为研究表明人体胃排空时间受饮食状况、制剂类型等因素影响变化很大，而小肠的转运时间却相对恒定［（3±1）小时］，转运时间不受制剂类型、制剂大小及进食状况等因素的影响。例如，将制剂包肠溶衣材料，其厚度能延迟衣膜3~4小时的溶解，这样就可以达到大肠定位释药。鉴于大肠 pH 较高，达到 7.5~8.0，因此使用 pH 依赖型聚合物对制剂进行包衣，使之在 pH 7.5 左右溶解从而达到大肠靶向释药。

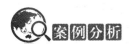案例分析

铁剂口服与注射吸收

　　患者，女性，76岁，因反复乏力、气短、水肿40余年，加重1周，多年诊断缺铁

性贫血为主诉入院。患者缘于1994年2月因胃溃疡行胃大部切除术，术后食欲差，每餐食量小。面色苍白多年，间断出现全身无力，活动后心慌、气短，伴有全身浮肿。出现症状后在多家医院检查，骨穿及化验检查诊断缺铁性贫血。2000年、2007年、2012年输血3次，间断口服铁剂治疗至今。2014年7月因上述症状加重，活动后摔倒，全身浮肿加重1周，面色苍白加重，不能自行行走，伴气短不能平卧来院检查治疗。血常规提示红细胞$2.41×10^{12}$/L↓，红细胞比容15.4%↓，血红蛋白41g/L↓；白细胞$4.1×10^9$/L，单核细胞百分比9.2%↑；血小板$175×10^9$/L；总蛋白测定61.8g/L↓，血清白蛋白测定33.2g/L↓；血清直接胆红素9.4μmol/L↑；N端B型钠尿肽原3653pg/ml↑；肾功正常。病来无发热，有咳嗽，无腹痛、恶心、呕吐，尿量较少，患者精神尚可，食欲差，睡眠正常，大便正常。

入院后给予重组人促红素注射液1万IU，每日一次，皮下注射；多糖铁复合物胶囊150mg，每日2次，口服；蔗糖铁注射液100mg，每周3次，静脉滴注。

分析：

胃大部切除术后的患者，平均每年血红蛋白下降大概1%（10g/L）。所以术后数年就会有半数患者发生缺铁性贫血，特别是术前体内贮存铁已耗竭或易发生贫血者。

多数胃大部分切除术是残胃与空肠的吻合，因而有以下因素可以影响铁的吸收：①食物不能直接通过十二指肠，而十二指肠却是铁吸收的重要场所，这就影响了铁的吸收；②胃分泌胃酸，胃大部分切除术后，胃酸明显减少，甚至缺乏，不利于食物中铁的溶解、游离和吸收；③食物快速地从残胃中排空，迅速地进入空肠，这也影响了铁的吸收；④残胃吻合口易发生浅表性炎症或糜烂出血而加重贫血。

胃大部切除术后所发生的缺铁性贫血可由较长时间服用铁剂而治愈，口服铁剂的成功率可达94%。应该指出，口服铁剂应同时加用稀盐酸合剂。较严重患者也可先肌内注射右旋糖酐铁治疗，而后再继续口服铁剂，使血红蛋白能较快地上升，易为患者所接受。

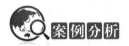 案例分析

促消化道动力药影响其他药物吸收

患者，男性，55岁，腹胀30余年，加重伴恶心呕吐3天。30年前常于秋季、寒冷时出现上腹部闷胀不适，不敢进食，无明显夜间疼痛规律，但可以忍受，可自行缓解。1个月前于某医院就诊，服用中药治疗（具体成分不详），病情未见明显好转，近3天患者上述症状明显加重，不能进食，伴有恶心、呕吐，呕吐物内含胆汁，呕吐后腹胀减轻。行胃镜检查提示：①反流性食管炎；②糜烂性胃炎；③十二指肠球部溃疡。入院后给予泮托拉唑钠40mg，每日1次，静脉滴注；枸橼酸铋钾胶囊0.6g，每日2次口服；莫沙必利片5mg，每日3次口服。经过2周治疗后患者症状好转。

分析：

反流性食管炎是一种多机制病因的消化道疾病，其中食管下端括约肌抗反流作用减退，胃酸反流增加是导致食管黏膜受损的主要原因，对于中、重度患者，多伴有胃

肠蠕动功能差，再加上食管下端括约肌功能减退，单用质子泵抑制剂只能抑制胃酸分泌，而不能增加食管与胃的动力，无抗反流作用，并且使胃排空的时间延长，导致胃酸损伤食管的时间延长，食管黏膜的损伤加重。故需要增加促进胃肠动力的药物，加快胃排空的速度，降低胃食管反流，增加括约肌张力，增强抗反流屏障的作用，从而更好地控制反流性食管炎。

该患者同时患有多种酸相关疾病，需要多药联合治疗，因此同时使用抑酸剂、抗酸剂和促胃肠动力药物。枸橼酸铋钾属于抗酸药，一方面可中和部分多余的胃酸，另一方面在溃疡表面形成一层保护膜，以促进溃疡面愈合。要求胃肠蠕动减慢以增加溃疡面接触时间，保证疗效。莫沙必利属于促胃肠动力药，该药物会使上述药物迅速离开胃部到达小肠内，影响了前者药效发挥。故这两种药物应该分开服用。

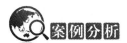案例分析

控释药物结构破坏后药效改变

患者，男性，61岁，因头晕至医院就诊。既往诊断为高血压病，平素口服硝苯地平片10mg，每日3次。就诊时测血压171/106mmHg，追问病史及服药史发现患者服药不规律，经常忘记服药。医生遂更换药物为硝苯地平控释片30mg，每日1次。1周后再次测量血压148/92mmHg，血压控制良好。2个月后患者再次因血压控制不佳来诊，追问该段时间用药史，患者诉血压控制良好后自认为应减量服药，遂将硝苯地平控释片切为2瓣，每日服用半片，服药后血压降低明显，但约2小时后血压剧烈回升，伴头痛，眩晕。临床药师检查患者剩余药品见该药均为分割状态，嘱其严格按照医嘱剂量服药，不得分割该药物，继续原方案治疗，患者血压恢复平稳。

分析：

硝苯地平为二氢吡啶类钙离子通道阻滞药，是一线的降压药物之一，具有舒张外周血管、降外周阻力、降低收缩压和舒张压、扩张冠状动脉、减轻心脏后负荷、改善血黏度及脑血流量等作用，但其不足之处是半衰期短，患者需要每日多次服药，血药浓度波动大，产生峰谷现象，从而可引起反射性心率加快等不良反应。硝苯地平控释片采用控释技术，使硝苯地平以恒定速度释放入血，保持血药浓度相对稳定，平稳降压，每日单次服药，依从性更好且不改变血压变化的昼夜规律。

硝苯地平普通片在体内代谢较快，1~2小时达到血药浓度顶峰，消除半衰期为4.8小时左右。

而硝苯地平控释片为渗透泵控释制剂，药片外层以不溶性包衣严密包被，并留有一释药小孔（通常为激光打孔）。药物进入消化道接触水后，推进层的渗透压促进剂产生的压力将含药层的药物从释药小孔平稳推出，具有良好的零级释药特性，可使药物恒定释放16~18小时，血药浓度平稳维持至24小时以上，可避免药物释放受胃肠道蠕动、pH和食物等因素的影响，保持更平稳的血药浓度，降低心血管副作用的发生。每天仅需要给药一次，具有良好的抗高血压作用和患者服药的依从性。但如果破坏其结构，会使药芯直接接触消化道中水分，发生突释，引起血压的急剧降低。

第二节 非口服给药

口服给药是临床最为常用的给药途径，然而其也存在着弊端，如药物经口服给药后由于受到消化道和肝脏代谢酶的作用，使得药效降低或失活；一些蛋白质及多肽类药物在胃肠道内易被降解，不利于吸收；某些对胃肠道有刺激性的药物，口服给药后副作用较大等，这些情况均不适用于口服给药。非口服给药的途径很多，如注射给药，其起效迅速，在临床上已得到广泛应用。此外还出现了许多新的给药途径，特别是经黏膜和皮肤给药系统，且已有不少产品上市。

一、注射给药

注射给药是指由注射器将无菌药液或生物制剂注入组织、血管或体腔中，达到预防、治疗、诊断、维持正常生理功能以及减轻痛苦不适等目的的给药方式。注射给药因其起效迅速、剂量准确、生物利用度高而常用于一些急救或无法口服药物的患者。

（一）注射给药的途径与药物吸收

药物以注射的形式几乎可对机体的任意器官及部位给药，包括关节、脊椎、动脉，在紧急情况下甚至可直接注射到心脏。最常见的注射给药途径有：静脉注射（intravenous，iv）、肌内注射（intramuscular，im）、皮下注射（subcutaneous，sc）、皮内注射（intracutaneous，ic）、动脉注射（intraaterial，ia）、关节腔内注射（intraarticular）等。注射给药时，药物吸收路径短，影响因素少，因此吸收速度快，生物利用度较高；但注射的途径和方式不同，药物注射的容量、分散状态及吸收速度也存在差异（图3-41）。

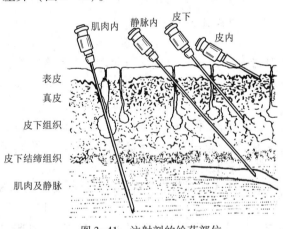

图3-41 注射剂的给药部位

1. **静脉注射** 静脉注射是指将药物自静脉直接注入血液循环的一种给药方法，通过静脉途径给药不存在吸收过程，起效快，适用于危重患者的急救。由于静脉注射不存在肝脏的首过效应，一般可视为完全吸收，生物利用度为100%。

静脉注射分静脉推注与静脉滴注。推注用量小，一般为5~50ml，而滴注用量可多达数千毫升。静脉注射多为药物水溶液，油溶液和混悬液或乳浊液易引起毛细血管栓塞，不宜用作静脉注射。但平均粒径小于1μm的油/水静脉脂肪乳剂及含有药物的脂质体等静脉注射剂可用作静脉注射，为无法正常进食的患者提供营养支持。

2. **肌内注射** 肌内注射是指将药物注射到骨骼肌中的一种常用的注射给药方法。肌内注射存在吸收过程，药物先经注射部位的结缔组织扩散，再通过毛细血管壁进入血液循环，起到全身治疗的作用，因此起效比静脉注射稍慢。但是，注射部位周围有丰富的血液和淋巴循环，药物分子从注射点到达一个毛细血管只需通过几个微米的路径，故起效比其他给药途径迅速。肌内注射时，由于心脏排出的血量只有28%进入肝脏，可以避开首过效应，药物生物利用度较高。

肌内注射容量一般为2～5ml，多为水溶液，也可以是油溶液、混悬液和乳浊液。油溶液、混悬液及乳浊液注射后在局部可作为药物贮库，延长药物作用时间，其中乳浊液还具有 定的淋巴靶向性。

肌内注射比静脉注射简便、安全，刺激性比皮下注射小，应用较为广泛。肌内注射应选用肌肉较丰富，离大神经、大血管较远的部位，常用的部位有臀大肌、臀中肌、臀小肌、股外侧肌及上臂三角肌。肌内注射定位准确尤其重要，臀大肌注射应避免损伤坐骨神经图3-42。

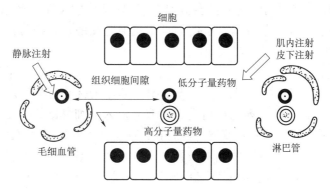

图3-42 给药部位及药物向血液、淋巴的转运

3. 皮下与皮内注射

（1）皮下注射：皮下注射是指将药物注射于真皮与肌肉之间的疏松组织内的给药方式。药物皮下注射后通过结缔组织扩散，进而毛细血管膜吸收。皮下组织的血管较肌肉组织少，血流速度也低于肌肉组织，因此药物的吸收比肌内注射慢，但持续时间较长。需要延长作用时间的注射药物如胰岛素可采用皮下注射。

皮下注射剂主要是刺激性较小的水溶液，具有刺激性的药物、混悬液及含油类药物易导致无菌性溃疡形成，使皮下出现痛、硬的肿块，一般不宜作皮下注射。注射部位应选择神经少、组织松弛状况良好、骨骼及血管较深的部位。皮下注射一般用量为1～2ml。

（2）皮内注射：皮内注射是将药物注射于真皮下，该部位的血管细且少，药物很难进入血液循环。皮内注射一次剂量在0.2ml以下，常用于过敏性试验或皮肤诊断。

4. 关节腔注射

关节腔注射是直接将药物注射到关节的病变部位，避开药物在体内转运中的生理屏障，能有效的降低药物用量，减轻不良反应，改善关节功能。关节腔注射治疗安全性高，副作用小，可减少口服药物的用量，起效快，局部有效浓度高，适用于单关节型或少关节型患者。目前主要用于类风湿关节炎、骨关节炎强直性脊柱炎、痛风性关节炎，主要注射部位有膝关节、踝关节、髋关节、肩关节等。

（二）影响注射给药吸收的因素

除静脉注射给药不存在吸收外，其他注射给药途径都有吸收过程。药物从注射部位吸收时，先向水性组织细胞间隙扩散、分配，然后扩散至毛细血管内，因此影响此过程的因素均可影响注射剂的吸收。一般血管外注射的药物吸收受药物理化性质、制剂处方组成及机体生理因素等的影响。

1. 生理因素 血管外注射时，注射部位的血流状态是影响药物吸收的主要生理因素，血流丰富的部位药物吸收快。

（1）血流量：注射部位的血流量越大，药物的吸收也越快。肌内注射的药物吸收速度是上臂三角肌>大腿外侧肌>臀大肌。如利多卡因上臂三角肌注射减少心室异位搏动的效果最佳，等剂量大腿外侧肌注射效果不显著，而臀大肌注射疗效最差。以淋巴系统为主要吸收途径的水溶性大分子药物或油溶液型注射剂，因淋巴流量远远低于血流量，吸收相对较慢。

（2）血流速度：血流速度越快，毛细血管壁浓度压力差越大，药物吸收越快。运动可使血管扩张，血流加快，促进药物吸收。注射部位的按摩与热敷也能加快血流，促进药物的吸收。相反，肾上腺素可使局部末梢血管收缩，药物与肾上腺素合并使用后，可降低药物在皮下组织的吸收速度。

2. 剂型因素

（1）药物的理化性质：①药物分子量，分子量小的药物容易透过毛细血管内皮细胞膜上的孔隙，快速扩散进入毛细血管，也容易进入毛细淋巴管。而分子量较大的药物（5000~20 000）难于通过血管壁上的膜孔，淋巴系统成为其主要的吸收途径。而淋巴流量远远低于血流量，故吸收相对较慢。②药物的脂溶性，通常脂溶性药物的吸收易于水溶性药物，但药物的油/水分配系数和解离状态对小分子药物的吸收影响不大。③药物与蛋白的结合，药物注射进入皮下或肌肉组织后，可与蛋白质结合成为结合型药物。结合型药物无法通过毛细血管壁，从而影响药物的吸收。药物与蛋白结合通常是可逆过程，当结合物的解离速率小于游离药物通过血管生物膜的扩散速率时，药物蛋白结合能显著影响药物吸收。④药物的溶解度，难溶性药物混悬剂肌内注射后，药物的溶解可能成为药物吸收的主要限速因素。此外，非水溶剂注射液在水性体液中析出药物沉淀时，药物的溶解度亦可能成为影响吸收的主要因素。

（2）药物的剂型：血管外注射后，药物从注射剂中的释放速率是药物吸收的限速因素，各种注射剂中药物的释放速率排序为：水溶液>水混悬液>油溶液>油/水乳剂>水/油乳剂>油混悬液。因此，可通过选择合适的药物剂型或介质来实现药物不同的吸收速率。

溶液型注射剂：大部分注射液是药物的水溶液，药物在水溶液型注射剂中以分子或离子形式分散，有利于药物迅速发挥作用。有些难溶性药物，为提高药物的溶解性和稳定性，可在溶剂中加入助溶剂，使用混合溶媒制备注射液或调节药液 pH 等。然而当溶媒被体液稀释，或注射液 pH 偏离体液生理条件时，在注射部位会析出形成微粒，滞留在组织中缓慢释放药物，导致药物吸收缓慢、吸收不稳定甚至发生不良反应。注射剂的渗透压也会影响血管外注射药物的吸收。当注射剂低渗时，溶剂会从注射部位向外转移，从而使药物浓度提高，被动扩散的速率增加；相反，当注射剂高渗时，液体流向注射部位，使该部位的药物浓度稀释，扩散速率降低。注射剂加入的附加剂对药物的吸收也有一定的影响。通常甘油或高分子物质可使溶液的黏度增加，药物向组织扩散的速度减慢，吸收延长。有些高分子化合物本身还可能与药物形成络合物，或者作为药物的载体成为靶向制剂，达到延长药效和定向分布的目的。

混悬型注射剂：混悬液在注射部位被吸收前药物颗粒必须溶解，故药物在组织液中的溶出速度是吸收的限速过程，药物的溶出速度与药物溶解度、结晶状态、粒径大小、助悬剂增加黏度、表面活性剂等因素有关。混悬型注射液一般具有靶向、长效或缓释作用。例如，多柔比星脂质体注射剂经静脉给药对皮肤卡波氏瘤有很好的治疗作用，并大大降低了药物对心脏的毒性；醋酸亮丙瑞林注射用微球经肌内注射可以缓慢释放药物，维持 1~3 个月的治疗。混悬型注射剂一般用于肌内注射，其中油混悬液在各种类型的注射剂中是吸收速度最慢的，药物的吸收可长达数星期至数月。

乳剂型注射剂：水不溶性液体药物或油性液体药物可以制成乳剂型注射剂，例如静脉注射脂肪乳剂等，尤其是油/水型静脉注射用脂肪乳剂已逐步成为一种新型药物传递系统，在提高药物溶解度和稳定性、减轻不良反应、缓释给药和基因治疗等方面有广阔的应用前景。乳剂型注射剂中药物吸收需从内相向外相转移，再扩散进入体液，因此吸收较水溶液型注射剂慢。油/水型静脉乳剂的乳滴粒径大小一般为 $1\mu m$ 左右，易被单核-巨噬细胞系统吞噬。利用这一特点，将抗癌药物制成乳剂型注射液，注入体内后可明显提高在肝、脾、肺及淋巴等部位的药物浓度，增强疗效，减轻不良反应。而且较高的淋巴药物浓度可有效防止癌细胞从淋巴途径转移。

注射剂，尤其是静脉注射的不良反应爆发快速，并且一旦发生都较危重。采用注射给药时应遵循以下原则：①能口服不肌内注射，能肌内注射不输液；②严格掌握适应证；③进行药敏试验；④正确掌握剂量、疗程；⑤避免用于不适宜人群；⑥避免合并用药；⑦注意检查药品合法来源和有效期；⑧加强用药监护和应急抢救。

二、皮肤给药

皮肤给药主要用于局部治疗表皮和皮下组织疾病，也可经皮肤吸收进入体循环发挥全身作用。对于全身性疾病，药物必须透过角质层，被皮下毛细血管吸收进入血液循环才能起效，因此涉及药物的透皮和吸收问题。所谓经皮吸收，是指药物从特殊设计的装置中释放，通过皮肤被吸收，进入全身血液循环的一种给药剂型。这类制剂通常称为经皮给药系统（transdermal drug delivery systems，TDDS）。TDDS 多为贴剂或贴片，也有少数软膏剂。

（一）皮肤的结构与生理

皮肤是由表皮、真皮和皮下组织三部分组成，此外还有皮肤的附属器官，包括汗腺、皮脂腺和毛囊等（图 3-43）。

表皮由外向内可分为角质层（又称死亡表皮层）、透明层、颗粒层、棘层和基底层五层。其中角质层是皮肤最外与体外环境直接接触的部分，含水少，细胞膜致密，这是药物透过的主要屏障。表皮的其他四层统称为活性表皮，位于角质层和真皮之间。真皮位于表皮下方，由疏松的结缔组织构成，其中分布着毛发、毛囊、皮脂腺和汗腺等皮肤附属器，毛细血管和神经丰富。皮下组织是一种脂肪组织，分布有血管、汗腺和毛囊。活性表皮、真皮及皮下组织对药物经皮吸收的转运阻力很小，且微循环发达，药物可以迅速被转运到体循环。但是亲脂性过强的药物却难以透过亲水性的活性表皮和真皮。

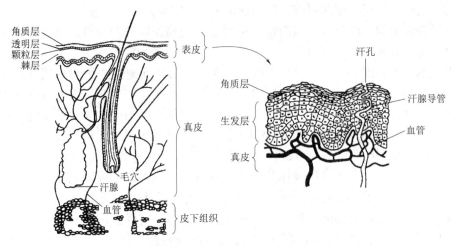

图 3-43　皮肤的生理结构

（二）药物经皮吸收的机制与特征

药物的经皮吸收主要是以皮肤表面与皮肤深层的药物浓度差为动力，以被动扩散的方式进行转运，并遵循 pH 分配假说。药物经皮渗透的主要屏障来自角质层（图 3-44）。

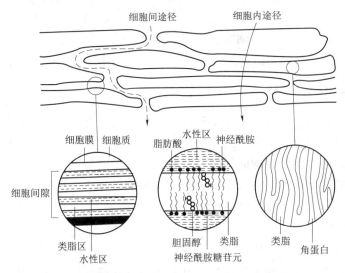

图 3-44　人角质层的结构以及药物通过角质层转运的途径

1. 经皮吸收的途径

（1）通过细胞间隙扩散：由于细胞间隙的结构比较疏松，因此通过细胞间隙扩散仍是通过角质层的主要途径。其基本骨架是纤维蛋白成分，占 70% 以上，骨架中镶嵌着大量类脂质，形成多层脂质双分子层排列，这是通过细胞间隙扩散的主要阻力。在制剂过程中，如采用有机溶剂作为促吸收剂，可以将皮肤角质层中的类脂质提取出来，药物的扩散显著增加。

（2）通过细胞膜扩散：角质层细胞膜是一种致密的交联的蛋白网状结构，细胞内则是大量微丝角蛋白和丝蛋白的规整排列结构，两者均不利于药物的扩散。如果采用适当的吸收促进剂，则可以作用于其中的一些蛋白质，改变蛋白的排列，增加药物的扩散速度。所以此途径对药物渗透的作用仍然不能忽视。

（3）通过皮肤的附属器官：药物由毛囊及皮脂腺的开口进入囊内或腺体内，再通过囊壁细胞到达真皮与皮下组织内。皮脂腺分泌物是油性的，有利于脂溶性药物的穿透，若在制品中加入表面活性剂，则有助于药物与毛囊紧密接触，有利于药物吸收。药物通过皮肤附属器官的渗透速率要比表皮途径快，但皮肤附属器官在皮肤表面所占的面积只有 0.1% 左右，因此不是药物经皮吸收的主要途径。

2. 药物经皮吸收的过程　药物制剂经皮肤给药吸收的过程是：①药物在制剂的基质中扩散；②从基质分配到皮肤表面，与表皮层接触；③在角质层中的扩散；④通过表皮层经真皮进入皮下组织；⑤从真皮层转运到血液循环。有些药物可以通过皮肤附属器直接进入皮下组织，从而进入体循环。

假设在皮肤上敷用一片均匀的药膜，其皮肤渗透系数可由下式计算：

$$P = \frac{D \cdot K}{L} \tag{3-31}$$

式中，P 为皮肤渗透系数，D 为药物在皮肤内的药物扩散系数，K 为药物在皮肤和制剂间的分配系数，L 为角质层厚度。

药物经皮吸收的速度可用下式表示：

$$J = \frac{K \cdot C \cdot D \cdot S_A}{L} \tag{3-32}$$

式中，J 为药物吸收速度，C 为基质中溶解药物的浓度，S_A 为敷用面积。通常 C 随着时间的延长逐渐降低，但是若制剂为混悬剂时，药物浓度可以保持在恒定浓度（饱和溶解度）直至制剂中的药物粉末完全溶解。

（三）影响药物经皮吸收的因素

1. 生理因素

（1）皮肤的渗透性：皮肤的渗透性存在着种属、个体、年龄、性别及部位等的差异。其差异主要由皮肤的角质厚度、致密性和附属器的密度导致。婴儿的角质层出生时刚形成，皮肤的通透性较大；成年人的皮肤结构功能不断完善，通透性也不断减弱；老人和男性皮肤的通透性低于儿童和妇女。人体各部位皮肤渗透性大小顺序一般为阴囊>耳后>腋窝区>头皮>手臂>腿部>胸部。

若角质层受损，则其屏障功能将削弱，可加速药物的渗透。溃疡、破损或烧伤等创面上的渗透性可能增加数倍至数十倍。湿疹及一些皮肤炎症也会引起皮肤渗透性改变。反之，某些皮肤病如硬皮病、老年角化病等使皮肤角质层致密，可降低药物的渗透性。

药物经皮吸收过程中可能会在皮肤角质层内产生一定的蓄积，可能的原因是药物与角质层中的角蛋白发生结合或吸附，使亲脂性药物溶解在角质层中形成较高的浓度。药物在皮肤内的蓄积作用是导致药物经皮吸收起效慢、作用时间延长的原因之一（图 3-45）。

（2）皮肤的水化作用：皮肤外层角蛋白及其降解产物与水结合的过程称为皮肤的水化作用。皮肤的水化作用使角质层肿胀疏松，表皮组织致密程度降低，导致药物的渗透性增加。当给药系统外层密封保水时，水分和汗液在皮肤内蓄积，使角质层水合软化，

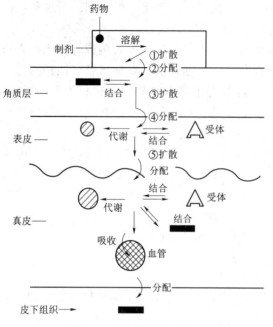

图 3-45 药物经皮吸收过程

提高皮肤的水化作用，促进了药物的吸收，这称之为密封疗法（occlusive dressing therapy，ODT）。

（3）微生物的降解作用：皮肤表面寄生的微生物可能对某些药物和基质有降解作用，特别是当药物被密封涂敷于皮肤表面时这种降解作用更明显，制剂研究时应当考虑这种降解作用对药物作用及毒性的影响。

（4）皮肤的代谢作用：皮肤具有代谢内源性和外源性物质的能力。皮肤内药物代谢酶主要存在于活性表皮，药物可在酶的作用下发生氧化、还原、水解和结合等反应。由于皮肤用药面积一般很小，所以皮肤内代谢对多数药物的经皮吸收不产生明显的首过效应。

（5）温度的影响：皮肤温度的升高，皮下毛细血管中血流速度加快，药物的渗透速率相应增大。

2. 剂型因素

（1）药物的理化性质

药物的分子量：小分子的药物相对容易通过细胞间进行扩散，分子量大于 600 的物质几乎不能通过角质层。

药物的熔点：一般情况下，熔点较低的药物容易渗透通过皮肤。例如，芬太尼的熔点小于 100℃，其渗透系数为 10^{-3} cm/h；吗啡的熔点为 250℃，其渗透系数锐降至 10^{-5} cm/h。可利用上述特征，将两种药物制成低共熔混合物，可显著降低两种药物的熔点，提高透过角质层的能力，如利多卡因和丙胺卡因 1：1 混合。

药物的脂溶性：脂溶性药物较水溶性药物或亲水性药物容易通过含水少的角质层屏障。但是，活性表皮层和真皮层是亲水性的，脂溶性太强的药物进入角质层后难以透过，主要在角质层中蓄积。药物的透皮速率与分配系数不成正比关系，一般呈抛物线关系，即透皮速率随分配系数增大到一定程度后，分配系数继续增大，透皮速率反而下降，如图 3-46 所示。在水相及油相中均有较大溶解度的药物皮肤渗透性较高。

药物的解离度：药物以分子型存在时容易透过皮肤吸收，而当药物以离子型存在时一般不易透过。皮肤的耐受 pH 为 5～9，可以根据药物的 pK_a 适当调节制剂的 pH，以增加分子型药物的比例，提高药物的经皮吸收。

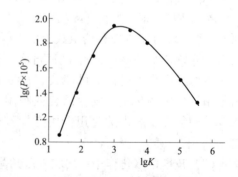

图 3-46　对氨基苯甲酸酯类化合物的透皮速率和分配系数的关系

（2）给药系统的性质

药物从剂型中的释放：药物从制剂中的释放主要与制剂的处方及制剂工艺有关。药物与基质的亲和性越小，其从基质释放并分配到皮肤越容易，越有利于药物的经皮吸收。因此，选择处方基质时要考虑基质对药物的亲和力不应太大，否则影响药物的吸收。脂质体能够较好地包裹亲水性及亲脂性药物，是经皮给药制剂较好的载体。

分散介质的影响：不同介质对药物的亲和力不同，影响药物在制剂与皮肤之间的分配。如果药物在介质中的溶解度大，即药物与介质的亲和力大，使药物在皮肤与介质之间的分配系数降低，因而会降低药物的透皮速率。有些介质与角质层有较高的亲和力，可以直接把药物带入到角质层内，有利于药物的吸收。

pH 的影响：皮肤表面和给药系统内的 pH 能通过影响弱酸性或弱碱性药物的解离度，进而影响药物的渗透率。制剂设计时，根据药物的 pK_a 值调节给药系统中介质的 pH，可以提高药物分子型的比例，有利于药物的吸收。

吸收面积的影响：由于药物通过皮肤的渗透是被动扩散过程，同一给药系统，药物透皮吸收的量与给药系统的表面积成正比；表面积越大，透皮吸收的量越多，故常用给药系统的面积大小来调节给药剂量。

3. 提高药物经皮吸收的方法

（1）加入透皮吸收促进剂：在制剂研究时，渗透促进剂是增加渗透率最常用的方法。透皮吸收促进剂或渗透促进剂是指既能可逆地改变皮肤角质层的屏障功能，又不损伤任何活性细胞的化学物质。其作用机制可能是作用于角质层的脂质双分子层，干扰脂质分子的有序排列，增加脂质的流动性，有利于药物分子的扩散；有些具有溶解角质层脂质的作用，或促进皮肤的水化，从而提高药物的透皮速率。

（2）离子导入技术：离子导入技术是利用直流电流将离子型药物经由电极定位通过皮肤附属器导入皮肤和黏膜、肌肉局部组织或血液循环的一种生物物理方法。离子型药物或能够在溶液中形成带电胶体粒子的药物可采用离子导入技术给药。临床上主要用于一些局部疾病的治疗，如肌肉疼痛、局部麻醉、多汗症等。近几年，这种技术开始作为多肽和蛋白质等大分子药物的经皮吸收促进方法。如胰岛素离子导入系统采用脉冲电流，连续使用40分钟，对小鼠的降血糖效果可维持12小时。影响离子导入有效性的因素有：①药物与介质因素，如药物的解离度、药物的浓度、介质的 pH 等；②物理因素，如电流的强度、通电时间、脉冲电流及离子电极等（图3-47）。

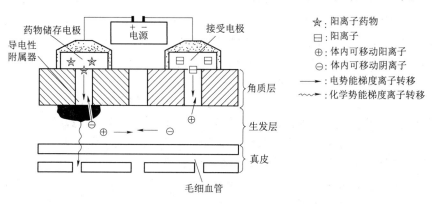

图 3-47　离子导入法经皮吸收示意图

（3）超声导入技术：超声导入法（sonophoresis 或 phonophoresis）即超声波法，是用超声波能量促进药物经皮渗透的方法。其机制主要为：①超声波能够改变皮肤角质层的结构，使角质层中的脂质结构重新排列形成空洞；②在超声波的放射压和超微束作用下，通过皮肤附属器作为药物的传递透过通道。影响超声波促进药物吸收的因素主要有超声波的波长、输出功率及药物的理化性质等。

三、肺部给药

肺部给药（pulmonary administration）是指药物经口腔或鼻腔吸入，通过咽喉，进入呼吸道中下部位的给药方式。肺部给药可以发挥局部或全身治疗作用。常用的剂型有气雾剂、喷雾剂、粉雾剂等。肺部给药吸收迅速、起效快、首过效应小、患者服用方便，可有效实现肺靶向给药、全身给药和大分子给药，极具发展和应用前景。

（一）呼吸器官的结构与生理

人体的呼吸器官主要由鼻、咽、喉、气管、支气管、细支气管、终末细支气管、呼吸细支气管、肺泡管及肺泡囊组成。从气管到肺泡，气道逐级分支，气道的直径、横截面积变小，但数量增加，使肺部血管与空气交换的表面积大大增加。正常人的肺泡总面积可达 $100m^2$，是药物吸收的主要部位。呼吸道表面覆盖假复层纤毛柱状上皮，主要由纤毛细胞和杯状细胞组成。上皮表面覆盖着含有糖蛋白、磷脂等成分的黏液，起到保护呼吸道和湿润吸入空气的作用。纤毛节律性的运动推动黏液层沿着呼吸道向咽喉部移动，将异物带至咽喉部被吐出或吞咽（图3-48）。

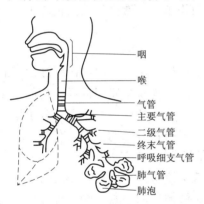

图3-48　人体呼吸器官示意图

咽
喉
气管
主要气管
二级气管
终末气管
呼吸细支气管
肺气管
肺泡

（二）影响药物经肺吸收的因素

1. 生理因素

（1）呼吸道的防御作用：气管壁上的纤毛运动能使停留在该部位的异物在几小时内被排出。呼吸道越往下，纤毛运动就越弱。通常药物到达肺深部的比例越高，被纤毛运动清除的量越少，粒子的停留时间也越长。使用干粉吸入器或雾化器给药时，药物经患者主动吸入比使用抛射装置给药时药物到达肺深部的量多，损失的药量相对较少。临床上可根据疾病的不同要求药物到达的作用部位不同。例如，治疗哮喘的药物沙丁胺醇、茶碱、色甘酸钠等，要求到达下呼吸道；而一些抗菌药物，如青霉素、庆大霉素及头孢类抗生素，则要求停留在上呼吸道感染部位。

（2）呼吸道的管径：随着支气管分支增多、呼吸道管径变小及气道方向发生改变，药物粒子向肺深部运动过程中，容易因碰撞等原因而被截留。支气管病变的患者，腔道通常比正常人窄，药物更容易被截留，故肺部给药之前，应先用支气管扩张药，使支气管管径扩大，减少药物截留，提高药物治疗效果。

（3）呼吸量、呼吸频率和类型：患者的呼吸量、呼吸频率和类型与气雾剂粒子到达肺的部位有关。通常药物粒子进入肺部的量与呼吸量成正比，与呼吸频率成反比。

一般来说，短而快的吸气可使药物粒子停留在气管部位，而细而长的吸气可使药物到达肺深部如肺泡等部位。

（4）黏液层：覆盖在呼吸道黏膜上的黏液层是药物的吸收屏障之一。粉末吸入剂中的药物需首先溶解在黏液中，才能进一步被吸收。黏稠的黏液层可能成为粉末状药物，特别是难溶性药物吸收的限速过程。黏液中带正电荷的药物粒子与带负电荷的唾液酸残基发生相互作用，有可能影响药物的吸收。

（5）药物代谢酶：呼吸道黏膜中基本存在着肝所具有的与外源性代谢相关的多种代谢酶，如磷酸酯酶、蛋白酶、细胞色素 P450 酶、黄素单氧酶等。这些酶可使药物被清除或代谢，从而失去活性。在研究胰岛素的肺部吸收时，将碘标记的胰岛素与肺匀浆和亚细胞片段混合后进行培养来测定胰岛素的含量，结果显示部分胰岛素降解，这种降解作用可以被杆菌肽和氯化钠所抑制，说明蛋白水解酶可限制胰岛素肺部给药。

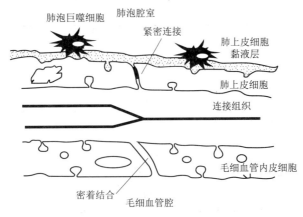

图 3-49　肺毛细血管腔与肺泡之间的膜屏障结构示意图

（6）气-血屏障：药物吸收后，到达肺上皮黏液层，必须经过肺上皮细胞层、间隙组织、肺毛细血管内皮层进入血液循环，其中肺泡上皮细胞层是最主要的屏障。肺泡腔与毛细血管腔之间的结构是气体交换必经的结构，组织学上称为气-血屏障，又称呼吸膜（图 3-49）。

2. 剂型因素

（1）药物的理化性质：药物经肺部吸收以被动扩散为主。药物的脂溶性、分子量大小、粒子大小等都能影响其在肺部的吸收。

1）药物的脂溶性和油/水分配系数：肺泡扁平上皮为类脂质，脂溶性大的化合物，如可的松、氢化可的松、地塞米松等易从肺部吸收；而亲水性化合物，如季铵盐类化合物、马尿酸盐、甘露醇等，其吸收主要通过细胞旁路，且吸收较慢，此时药物的分子量是影响吸收的重要因素。

2）药物的分子量大小：由于肺泡壁很薄，且细胞间存在较大孔隙，水溶性好的药物可通过这些细孔被吸收，也可被肺部的巨噬细胞吞噬进入淋巴循环被吸收。一般药物分子量越小吸收越快，大分子药物吸收相对较慢。因此，肺部可以成为多肽、蛋白质类药物的良好给药部位（表 3-12）。目前的研究证实，胰岛素溶液经肺部给药有较好的吸收以及降血糖作用（图 3-50）。

表3-12　分子量对亲水性药物经肺部吸收的影响

药物	分子量	半衰期（min）
维生素 B_{12}	1355	225.0
菊糖	5250	225.0
肝素	15 000	550.1
清蛋白	64 000	3300.7
葡聚糖	3000	3397.8
	10 400	3518.5
	20 000	3894.1
	75 000	3707.6
	160 000	10 534.1
	250 000	24 067.6

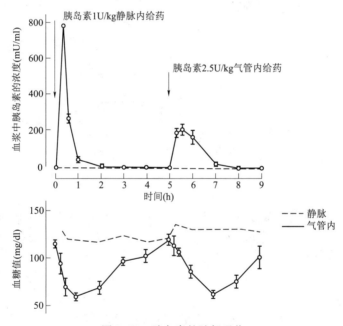

图 3-50　胰岛素的肺部吸收

3）药物粒子的沉积：肺部给药的药物首先在肺部通过惯性碰撞、沉降、扩散等方式沉积，然后溶出发挥局部或全身治疗作用。粒子的沉积效率受呼吸道局部几何形状、粒子特性参数及气流特征的影响。粒子在肺部的沉积与粒子的大小、形态、密度、初速度和呼吸方式等有关。一般在气道上部，大于 $10\mu m$ 的大粒子通常会沉积于气管中；$2\sim10\mu m$ 的粒子可到达支气管与细支气管；$2\sim3\mu m$ 的粒子可到达肺泡；粒径小于 $1\mu m$ 的粒子主要以扩散方式沉积。最适宜的空气动力学粒径应该在 $0.5\sim7.5\mu m$ 之间，而多数小于 $0.5\mu m$ 的粒子不能停留在呼吸道，容易随呼气排出。

（2）制剂因素：肺部给药剂型主要有气雾剂、喷雾剂、粉雾剂、微球制剂和脂质体等。组成制剂的处方、制剂工艺、吸入装置的构造等都能影响药物的吸收（图3-51）。

气雾剂使用方便，可靠耐用，但气雾剂阀门掀压与呼吸的协调性、使用时呼吸的类型等都对药物的吸入量和吸入深度有影响。如果使用气雾剂时阀门的掀压与吸气不同步，药物则大部分停留在咽喉部。喷雾剂能使药物到达肺深部，避免了药物和抛射剂不相容以及吸入和启动不协调等问题。

随着药物微粉化技术和给药装置的不断进步，粉雾剂（干粉吸入剂）的类型和数量不断增多。根据不同给药沉积部位要求，粉末粒子大小应在几个微米范围。粉碎方法有气流粉碎、球磨粉碎、喷雾干燥、超临界粉碎、水溶胶、控制结晶等。粉雾剂适用于多种药物，包括蛋白质和多肽等生物大分子药物。

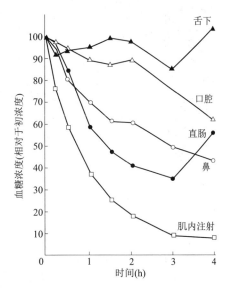

图 3-51　胰岛素经肌内注射、直肠、鼻、口腔黏膜及舌下的吸收

微球制剂是近年来发展起来的新剂型。气化微球沉积于肺部，能使药物延缓释放，且可保护药物不受酶水解。通过改变制备工艺，如微球的大小、形状和孔隙率等，可以得到满足一定要求的微球制剂。目前，生物可降解微球作为肺部控释给药载体受到广泛关注。

将药物包入脂质体可改变药物的药动学性质，延长药物在作用部位的半衰期，而且脂质体具有良好的生物相容性。脂质体可靶向于肺泡巨噬细胞，对脂溶性差的大分子药物可显著提高其生物利用度，对毒性较大的药物可减少肺部给药时对正常组织的刺激性。如抗癌药、肽类、酶类、抗哮喘药和抗过敏药等，都可用脂质体作为肺部给药载体。

四、口腔和舌下给药

口腔黏膜给药（oral mucosal administration）主要是指药物经口腔黏膜吸收后直接进入循环系统的给药方法。其与传统的口服给药有着相似之处，一些不宜口服或静脉注射的药物可通过口腔黏膜给药得到有效的吸收。口腔黏膜给药能避开肝首过效应，无胃肠道的降解作用，给药方便，起效迅速。因此，近年来这种给药方式越来越多地受到人们的重视。

（一）口腔黏膜的结构

口腔黏膜总面积约为 $200cm^2$，最外层是上皮层，其下依次为基底层、固有层和黏膜下层。口腔黏膜表面覆盖着复层鳞状上皮，一部分分化形成角质层，另一部分则为未角质化组织。角质化上皮构成口腔保护屏障，外来物质很难透过。基底膜位于上皮层与固有层之间，起连接和支持作用，同时给一些相对大的分子通过黏膜提供动力，具有选择性和通透性。表皮和基底膜之间的连接处并不是平坦的，有山脊样拱起，增大了有效吸收表面积。固有层为致密的结缔组织，黏膜下层为疏松的结缔组织，均含丰富的毛细血管和神经（图 3-52）。

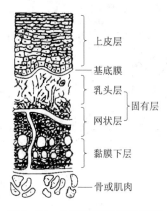

图 3-52　口腔黏膜结构示意图

口腔黏膜表面覆盖着一层为 0.07~1.00mm 厚度的唾液层，唾液的 pH 值为 5.8~7.4，含有 99% 的水分，同时还含有黏蛋白、淀粉酶、羧酸酯酶和肽酶等，与胃肠道相比较，口腔中代谢酶的活性要低得多。口腔黏膜下有大量毛细血管汇总至颈内静脉，不经肝脏而直接进入心脏，可避开肝的首过效应。

口腔黏膜有诸多渗透屏障，主要分为上皮屏障和酶降解屏障。

1. 上皮屏障　完整的黏膜上皮能够阻止外来异物、药物及微生物进入深层组织。角质化上皮和非角质化上皮外层 20%~25% 的组织由复层扁平细胞构成，排列紧密，外来物质难以透过。

2. 酶降解屏障　唾液中含有酯酶、糖酶及磷酸酯酶等，颊上皮中含有一些蛋白水解酶。一些药物可在酶的作用下发生降解，减少其口腔黏膜的吸收。

（二）经口腔黏膜吸收的机制和特征

口腔黏膜作为全身用药途径主要指颊黏膜和舌下黏膜吸收。舌下黏膜的通透能力更强，药物吸收迅速，给药方便。口腔黏膜下有大量的毛细血管，血流量丰富。药物经口腔黏膜吸收后，首先进入舌静脉、面静脉和后腭静脉，汇集至颈内静脉而进入血液循环，因此可避免肝的首过效应。

药物经口腔黏膜的吸收主要为被动扩散，并遵循 pH 分配假说，即脂溶性药物或在口腔 pH 条件下未解离的药物更易被吸收（图 3-53）。对于水溶性化合物如促甲状腺素释放激素和异丙肾上腺素，其颊黏膜吸收不依赖于溶液的 pH，前者在 pH4.0 和

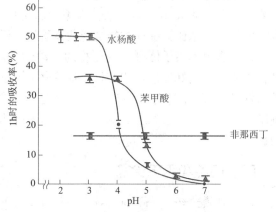

图 3-53　口腔黏膜吸收与药物解离度和
溶液 pH 的关系

pH8.0 时在家兔颊黏膜的渗透系数相当，表明水溶性药物以离子型通过细胞旁路转运。此时，药物分子量决定了药物的吸收速度，小于 75 的小分子药物能够迅速透过口腔黏膜，而分子量大于 2000 的药物，口腔黏膜的渗透性急剧下降。

近年来的研究证实，口腔的药物吸收还存在主动转运过程。在用改良口腔吸收试验法测定 D-葡萄糖、D-半乳糖、果糖和 3-氧-甲基-D 葡萄糖 4 种糖类物质的口腔吸收时发现其吸收具有药物浓度依赖性的非线性动力学特征，表明这些糖类物质在口腔的吸收有一种共同的载体转运系统。

口腔黏膜药物吸收的一般过程如图 3-54。

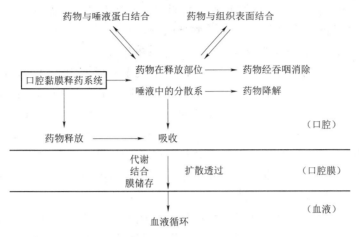

图 3-54　药物释放系统的口腔黏膜吸收过程

(三) 影响药物口腔黏膜吸收的因素

1. 生理因素

(1) 口腔黏膜结构的影响：口腔黏膜各部位的上皮细胞面积、厚度和角质化程度不同，决定了各种口腔黏膜对药物的透过性存在差异，因此药物的吸收速度和程度与口腔黏膜的结构与性质密切相关。口腔内不同部位给药，药物吸收的差异很大，其中以舌下黏膜的渗透性能最强，药物吸收迅速。甾体激素、硝酸甘油、二硝酸异山梨酯等许多口服肝首过效应强或在胃肠道中易被降解的药物，舌下给药后生物利用度显著提高，其次是颊黏膜，最慢的是齿龈黏膜和腭黏膜。

(2) 唾液冲洗作用：唾液的冲洗作用是影响口腔黏膜给药制剂吸收的最大因素。舌下片剂通常因此而使保留时间变短，口腔黏附制剂也可能因此改变释药速度，缩短药效维持时间。有些药物制剂的释放依赖于唾液，唾液的流速决定了其释放的速度，高流速使某些片剂迅速崩解。药物吸收受唾液分泌量的时间和个体差异影响较大。如一些缓控释制剂可在清晨释放增多，在熟睡时释放减少。由于唾液的缓冲能力较差，药物制剂本身可能使口腔局部环境的 pH 改变进而影响药物的解离性。

(3) 其他：口腔中的酶会使一些化合物在口腔中代谢失活，口腔黏膜的物理损伤和炎症亦可使黏膜局部通透性增加而影响药物吸收，唾液的 pH 和渗透压也会影响药物的口腔吸收，唾液中含有的黏蛋白可能与药物发生特异性的或非特异性的结合，使药物的吸收减少。口腔黏膜给药对药物的味觉要求较高，舌背侧分布有许多被称为味蕾的味觉受体，使某些具有苦味的药物和赋形剂应用受到限制。

2. 剂型因素

(1) 药物的理化性质：药物经口腔黏膜的吸收主要与药物的脂溶性、解离度和分子量大小有关，可影响药物经口腔黏膜渗透的能力。药物通常可通过细胞内和细胞间两种途径透过口腔黏膜。细胞内途径即为透过脂质膜的吸收，多为被动扩散，吸收速度与 O/W 分配系数、解离度及吸收部位的药物浓度呈正比。如舌下给药时药物的 O/W 分配系数在 40~2000 间吸收较好，超过 2000 的药物脂溶性过高，不溶于唾液，吸收减少；低于 40 的药物水溶性较大，很难透过脂质膜，只能通过细胞间亲水性通道。大多数弱酸和弱碱类药物能通过脂质膜吸收，它们的口腔黏膜吸收遵循 pH 分配学说。这些药物的分子型容易透过口腔黏膜，离子型难以透过脂质膜，例如，脂肪酸的口腔黏膜吸收依赖于溶液的 pH，分子型比例愈高，渗透系数愈大。

（2）制剂因素：药物经口腔黏膜给药的剂型较多，根据用药目的发挥局部或全身作用。溶液型或混悬型漱口剂、气雾剂、膜剂、口腔片剂等多以局部作用为主，可用于治疗口腔溃疡、细菌或真菌感染以及其他口腔科或牙科疾病。全身作用常采用舌下片、黏附片、贴膏等剂型，吸收主要部位是颊黏膜和舌下黏膜。

溶出速度的影响：舌下给药因易受唾液冲洗作用影响，保留时间较短，这就要求制剂能够在较短时间内即能释放药物并被迅速吸收。目前舌下给药的制剂大多是针对一些需迅速起效的脂溶性药物设计的。

黏附性的影响：颊黏膜表面积较大，渗透性比舌下黏膜差，通常采用高分子聚合物来增加黏度或延长制剂在口腔中的滞留时间，从而增加吸收。与舌下黏膜给药相比，颊黏膜给药受口腔中唾液冲洗作用影响小，制成生物黏附贴片或生物黏附片后能够在颊黏膜上保持相当长时间，有利于蛋白多肽类药物吸收和控释制剂释放。例如利用羟丙甲基纤维素及卡波姆等高分子材料制成黏膜贴附片剂，能够较长时间地释放甾体激素类抗炎药，用于治疗口腔溃疡。

附加剂的影响：因为颊黏膜的渗透性能相对较差，在制剂中加入促透剂，可以改善口腔黏膜通透性，提高药物黏膜吸收的速度和程度。常用的促透剂有螯合剂、表面活性剂、胆盐、脂肪酸、非表面活性剂等。

五、直肠给药

直肠给药是将制剂注入直肠或乙状结肠内，药物经肠壁周围丰富的血管、淋巴管吸收进入体循环，从而发挥局部或全身治疗的作用。常用的直肠黏膜给药剂型主要包括直肠栓剂和直肠灌肠剂。溶液剂灌肠给药一般比栓剂吸收更快更完全，但很不规则，比较少用，因此直肠黏膜用药主要以栓剂为主。其中作为局部应用的栓剂制剂，可用于通便、止痛、止痒、抗菌消炎等。而直肠黏膜给药用于全身治疗与口服给药相比有以下优点：①药物不受胃肠 pH 值的影响或酶的破坏而失去活性；②对胃有刺激的药物可采用直肠给药；③用药方法得当，可以避免肝脏的首过效应；④直肠吸收比口服干扰因素少；⑤栓剂作用时间一般比口服片剂长；⑥对不能或者不愿口服药物的成人或小儿患者用此法给药较方便。目前用于全身治疗的药物主要有解热镇痛类、抗生素类及多肽蛋白质类药物等。

（一）直肠的结构与生理

直肠位于消化道末端，从乙状结肠到肛门括约肌的部分。直肠被盆膈分为上、下两部，上部为盲肠盆部，简称直肠；下部为直肠肛门部，简称肛管。直肠黏膜由上皮、黏膜固有层和黏膜肌层三部分组成。上皮由排列紧密的柱状细胞构成，其中分布着可分泌黏液的杯状细胞。直肠黏液的 pH 约为 7.3，无缓冲能力。上皮细胞下分布有许多淋巴结，固有层中分布有浅表小血管，肌层由平滑肌细胞组成，分布有较大血管。虽然直肠的血供较丰富，但与小肠相比，直肠上皮细胞间的结合更加紧密，透膜阻力更大，且直肠黏膜无绒毛，皱褶少，液体容量小，药物吸收比较缓慢，故直肠不是药物吸收的主要部位。

（二）药物直肠吸收的途径

直肠黏膜内有丰富的血管，与直肠上静脉、直肠中静脉和直肠下静脉相连。直肠上静脉经门静脉进入肝脏，代谢后由肝脏进入体循环；而直肠中静脉和下静脉则由下腔静脉直接进入体循环，因此经此部位吸收的药物可避免肝首过效应（图3-55）。例如，首过效应明显的盐酸利多卡因，直肠给药后其血药浓度比口服给药提高约2倍（图3-56）。

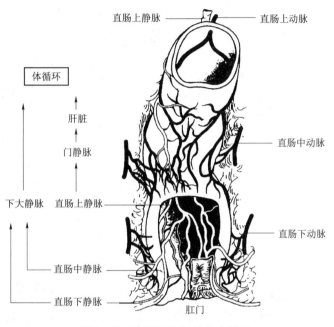

图3-55　直肠和肛门的血液循环

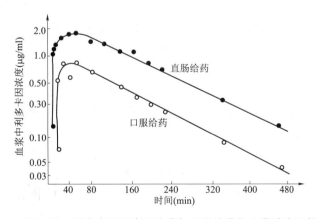

图3-56　利多卡因经直肠给药与口服给药的血药浓度比较

药物经直肠给药多以栓剂为主，药物采用哪种途径吸收取决于栓剂经肛门插入肠道的深度。如施药部位距肛门约2cm处，则有50%～75%的药物可经直肠中静脉和下静脉进入体循环；若深至6cm以上则大部分经直肠上静脉、门静脉进入肝脏。故栓剂用药时不宜塞得太深，一般应塞在距肛门口约 2cm 处。

（三）药物直肠吸收的影响因素

1. 生理因素　直肠黏膜为类脂质结构，黏膜上的水性微孔分布较少，相对分子量在 300 以上的极性分子难以通过，所以药物的直肠吸收主要为通过类脂膜的扩散过程，属于被动扩散机制，符合 pH-分配规律。

直肠黏膜的 pH 值对药物吸收可产生一定的影响。一般直肠液的 pH 约为 7.4，且直肠液容量小，因此无缓冲能力。药物进入直肠后的 pH 由溶解的药物决定，若改变直肠黏膜表面的 pH 值，使未解离药物所占的比例增大，可增加药物的吸收。

直肠壁上覆盖着一层由杯状细胞分泌的黏液层，黏液中含有蛋白水解酶和免疫球蛋白，可能会形成药物扩散的屏障，并促进药物的降解（图 3-57）。

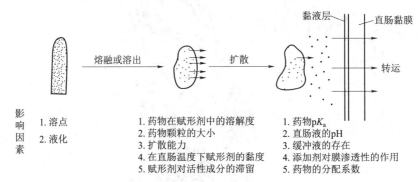

图 3-57　直肠栓剂中药物吸收过程及影响因素

2. 剂型因素

（1）药物的理化性质

药物的脂溶性与解离度：脂溶性大的、非解离型药物易透过直肠黏膜而被吸收入血。在家兔体内进行的孕激素类药物的吸收研究表明，直肠给药生物利用度高于口服给药 9~20 倍，其衍生物的脂溶性随分子结构中羟基数目的增加而降低，生物利用度也随之降低。一般来说，pK_a 在 4 以上的弱酸性药物在直肠黏液中能迅速吸收，pK_a 在 3 以下的则吸收速度较慢。pK_a 小于 8.5 的弱碱性药物吸收速度较快，pK_a 在 9~12 之间的吸收速度很慢。

药物的溶解度与粒径：一般水溶性大的药物易溶解于体液中，可增加药物与吸收部位的接触面，从而增加吸收。药物的粒径大小也能影响药物的吸收。药物粒径越小，表面积越大，越有利于药物的释放与吸收。

（2）基质的影响：栓剂给药后，必须经过基质融化或溶解后药物才能从基质中释放、溶解和扩散，最后分配到体液和黏膜而被吸收。因此，基质种类和性质不同，释放药物的速度和影响药物吸收的机制也不同。基质分为脂溶性和水溶性/亲水性基质两类。

脂溶性基质的栓剂中如药物为水溶性的，则能很快释放于体液中，机体作用较快。如药物为脂溶性的，则必须先从油相基质转入水相体液中才能发挥作用，转相与药物的 O/W 分配系数有关。

水溶性基质主要借其亲水性吸水、膨胀、溶解或分散在体液中释放药物，药物释放与基质在体液中的溶解度有关。若药物为水溶性，基质溶解的同时药物就有可能被吸收，起效较快；若药物为脂溶性，其释放较快，但药物的吸收主要取决于其溶解速度。

（3）吸收促进剂：表面活性剂能增加药物的亲水性，加速药物转向体液中，从而有助于药物的释放和吸收。用作直肠吸收促进剂的物质主要有：非离子型表面活性剂、脂质化合物、尿素和盐酸赖氨酸、环糊精及其衍生物、苯甲酸钠等。

六、眼部给药

眼部给药（ophthalmic administration）主要用于抗感染、降低眼压、缩瞳、扩瞳等眼科疾病的局部治疗或检查，很少用于全身给药。常用制剂有各类灭菌的水溶液、水混悬液、油溶液、油混悬液、眼膏剂、眼用膜剂等。近年来对胶粒系统、微粒系统、凝胶系统、眼部植入剂和插入剂等给药途径的研究也有了较大进展。眼科制剂给药后到达眼内病灶部位，保持有效浓度，才能发挥治疗作用。而所谓眼部吸收则主要是探讨药物对眼内各生物膜的透过性以及通过眼部黏膜吸收进入体循环的过程。

（一）眼的结构与生理

眼包括眼球和眼附属器两部分构成（图3-58）。

1. 眼球 眼球由球壁及其内容物组成，眼球壁主要由三层同心膜组成。外层为纤维膜，可分为角膜和巩膜。角膜有丰富的神经末梢，巩膜则含有少量血管。中层由前向后可分为虹膜、睫状体和脉络膜三部分。睫状体内有睫状肌，其收缩和舒张与眼部调节有关。虹膜中央有一圆孔，是光线进入眼球的通道，称为瞳孔。内层为视网膜，由感光细胞与神经细胞组成。眼球内容物房水、晶状体和玻璃体组成折光装置，房水对晶状体、玻璃体及角膜有营养和运走代谢产物的作用。

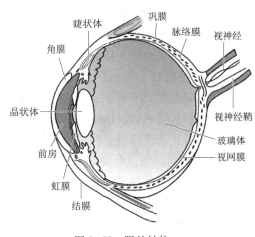

图 3-58　眼的结构

2. 眼附属器 眼附属器主要包括眼睑、结膜和泪腺。眼睑位于眼球前方，保护眼球及角膜，并具有将泪液散布到整个结膜和角膜的作用。结膜与眼睑内表面相连，其间构成结膜囊。滴眼液即滴于其上下翻转处构成的结膜囊中，并通过结膜内丰富的血管和淋巴管吸收进入体循环。泪腺位于眼眶上外侧，其分泌的泪液含有溶菌酶，具有湿润角膜、清除尘埃和杀菌的作用。

（二）眼部药物的吸收途径

滴入结膜内的药物主要通过两种途径吸收，分别为经角膜渗透和结膜渗透。经角膜渗透是眼部吸收的最主要途径。由于角膜表面积较大，药物容易与角膜表面接触并渗入角膜，进而进入房水，经前房到达虹膜和睫状体，并被局部血管网摄取，分布至整个眼组织，发挥眼局部疾病的治疗作用。结膜渗透是药物经眼进入体循环的主要途径。药物经结膜吸收，经巩膜转运至眼球后部，由于结膜和巩膜的渗透性能比角膜强，且结膜内的血管丰富，药物在吸收的过程中可经结膜内丰富的血管网进入体循环。但该途径不利于药物进入房水，同时也有可能引起药物全身吸收后的副作用。

亲水性药物及多肽蛋白质类药物如菊粉、庆大霉素、前列腺素等主要通过结膜、巩膜途径吸收，而脂溶性药物一般经角膜渗透吸收。

（三）影响药物眼部吸收的因素

1. 生理因素

（1）角膜的通透性：发挥局部作用的眼用药物，均需要透过角膜进入房水，然后分布于眼组织。角膜主要由上皮、基质和内皮三层生物膜组成，上皮层为角膜的最外层，是防御微生物侵袭的有效屏障，也是药物吸收的主要屏障。角膜的上皮层若损伤，其通透性将增大，造成药物局部浓度过高，可能对药物作用带来不利影响。角膜上皮层和内皮层均为脂质膜，其脂质含量为基质层的 100 倍。基质层亲水性，主要成分是水化胶原。因此，角膜组织为脂质-水性-脂质的结构，亲水性药物难以透过角膜上皮形成的限速屏障，但亲脂性过高的药物则不易透过基质层，因此药物分子必须具有适宜的油/水分配系数才能透过角膜。

（2）药物的蛋白结合：药物可与泪液中蛋白质结合形成复合物，由于分子量的增大，药物难以透过眼上皮组织。

（3）结膜囊的容量：结膜囊最高容量为 $30\mu l$，一般滴入结膜囊中的药物只有小部分能透过角膜进入眼内，大部分药液溢出眼外，或迅速经鼻泪导管排出，从口、鼻流失或经胃肠道吸收进入体循环。

2. 剂型因素

（1）药物的理化性质：药物的理化性质如脂溶性、解离度、分子量及所带电荷均会影响药物经眼吸收的速度和程度。其中，药物的脂溶性是影响药物角膜吸收的主要因素，通常要求药物具有合适的亲水亲油性。

（2）制剂因素：药物的流失是影响眼用制剂吸收的主要因素，其中鼻泪腺是眼用制剂角膜前流失的主要途径，75%的药物在滴入 5 分钟内经此途径损失，仅有约 1%的药物被吸收，严重影响药物生物利用度。可采取增加制剂黏度，减少给药体积或应用眼膏剂、膜剂等措施来增加药物与角膜的接触时间，有效降低药物流失。

1）增加制剂黏度：以亲水性高分子材料为载体，增加制剂的黏度，利于药物与角膜接触，增加药物透过。常用的高分子材料有羟丙纤维素（HPC）、甲基纤维素、聚丙烯酸类（PAA）、聚乙烯醇（PVA）等。如毛果芸香碱滴眼液中加入 0.5%CMC-Na 或 0.8%PVA，其对家兔的缩瞳作用显著长于普通溶液剂。

2）减少给药体积：溶液型滴眼剂角膜前流失的速度与滴入体积直接相关。适当增加药物浓度，减少用药体积，能够提高药物利用效率。

3）调节 pH 值：正常泪液的 pH 值在 6.5~7.6，滴眼剂的 pH 值过低会刺激泪液大量分泌，从而稀释药液并将药物冲出结膜囊，降低生物利用度。而 pH 值过大则会使黏膜上皮细胞硬化或膨胀，导致组织坏死。从药物的溶解度和稳定性考虑，眼用制剂多调节成弱酸性；同时为了减少泪液的分泌，增加分子型药物的比例，在允许的范围内调节至中性的药效更佳。

4）渗透压：正常眼能耐受相当于 0.8%~1.2% NaCl 溶液的渗透压。等张和低张溶液对流泪无明显影响，生物利用度也较高，但低渗溶液则能使角膜组织膨胀而引起疼痛；高张溶液易使流泪显著增加，生物利用度下降。

5）表面张力：滴眼剂的表面张力越小，越有利于泪液与滴眼剂的充分混合，有利于药物与角膜上皮接触，使药物容易渗入。适量的表面活性剂有促进吸收的作用。

6）剂型：混悬型滴眼剂中的药物微粒能在结膜囊内不断地提供药物透入角膜，长时间保持较高的药物浓度。但混悬型滴眼剂的微粒不能超过 $50\mu m$，否则会引起强烈刺激作用，药物易于流失，严重影响吸收。

眼膏剂和膜剂与角膜接触时间都比水溶液长，因而作用时间延长，也有利于吸收。其缺点是当药物在油脂性基质中的溶解度大于角膜上皮层时，药物就不容易释放进入角膜内。另外，由于油脂性基质不易与泪液混合，可妨碍药物的穿透；一般眼膏剂的吸收慢于水溶液及水混悬液。以水溶性高分子材料聚乙烯醇为成膜材料制成的眼用膜剂，使用后在结膜囊内被泪液缓慢溶解，形成黏稠溶液，不易流失，且可黏附在角膜上延长接触时间。

（3）渗透促进剂：眼部用药常采用渗透促进剂来增加药物眼内透过性，提高生物利用度。渗透促进剂种类不同，增加药物眼内透过性的作用部位也有区别。如 EDTA、牛磺胆酸、癸酸等能显著增加 β 受体阻滞剂的角膜透过性，对结膜渗透也有一定的促进作用，但癸酸和皂苷对角膜作用明显，而牛磺胆酸对结膜作用较强。

（4）给药方法：普通药物的滴入方法使眼后部组织疾患难以通过眼表面给药进行治疗，宜采用结膜下注射、玻璃体内注射或球后注射治疗。药物注射入结膜下或眼后部的特农氏囊（眼球囊 tenous capsule）后，通过简单扩散经巩膜进入眼内，对睫状体、脉络膜和视网膜发挥作用。将药物球后注射时，同样以简单扩散方式进入眼后部，对球后的神经及其他结构发挥作用。

七、耳部给药

耳部给药（aural administration）指将药物直接用于耳部发挥局部治疗耳道或外耳道感染的给药途径，一般只起局部治疗作用。耳用制剂可分为耳用液体制剂、耳用半固体制剂、耳用固体制剂等。近年来，随着医用材料科学、制药工艺的进步，新的载药材料、药物剂型及给药方式的不断问世，越来越多的新剂型也运用到内耳给药上，如经鼓膜直接注射、经鼓室预置载药体释药、半植入式微型虹吸管和植入式微泵给药等。

（一）耳的结构与生理

耳的结构分为三大部分：外耳、中耳和内耳。外耳分为耳廓、外耳道和鼓膜，具有收集和传递声波的功能。中耳位于外耳与内耳之间，包括鼓室、鼓窦、乳突和咽鼓管，其功能是将声音传到内耳。内耳位于颞骨岩部内，鼓室与内耳道底之间，为一系列构造复杂的管道，又称迷路，包括骨迷路和套在其内的膜迷路两部分，两者之间充满外淋巴，膜迷路内含有内淋巴，内、外淋巴互不相通。声波经外耳、中耳传至内耳，引起内淋巴发生振动，基底膜也随着振动，使耳蜗中的毛细胞受刺激而兴奋，冲动经蜗神经传到听觉中枢，最后到达大脑皮层颞叶，产生听觉（图3-59）。

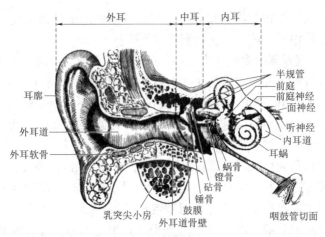

图 3-59 耳部结构示意图

（二）影响耳部给药吸收的因素

1. 生理因素 耳部给药的主要吸收部位是中耳。中耳黏膜表面的前部和下部被柱状纤毛上皮或复层柱状纤毛上皮所覆盖，其后部被低柱状纤毛上皮或立方上皮所覆盖。按细胞功能分，中耳黏膜上皮细胞包含两种细胞，一种为分泌黏液的杯状细胞，另一种为移动黏液的纤毛细胞，纤毛突出于细胞表面，会有规律地拍打移动黏液膜，然后纤毛将黏液移向鼻咽腔。因此纤毛的清除作用可缩短药物在耳部的滞留时间，影响药物的吸收。

耳内黏膜毛细血管的分布较鼻腔黏膜少得多，药物通过耳内黏膜吸收入血的量很少，因此耳部用药主要以局部治疗为主。同时，由于血-迷路屏障的存在，许多药物的吸收与分布受到限制，采用经圆窗膜渗透给药是目前针对内耳局部的主要给药方式，该方法保留完整的内耳结构，安全性较高。内耳局部给药的最大优势是能以较高的药物浓度发挥治疗作用而较少累及全身。

此外，有黏液的皮脂和皮脂腺分泌的油性液体与角质层中脱落的表皮细胞相混合形成的耳垢，以及由脂肪酸、碳水化合物、蛋白质、色素、糖蛋白和水组成的蜡状物会对药物在耳部的吸收及发挥作用产生影响。

2. 剂型因素 耳部用药必须能适应耳部特殊的生理结构，使患者易于使用，在耳道滞留时间长，涂布面广，能渗入黏膜，这样才能有助于药物与病灶、致病因子的接触，利于药物的吸收。

（1）增加制剂黏度：为了延长药物与疾患部位的作用时间并提高疗效，还可加入一些增稠剂，以增加滴耳剂的黏度。例如亲水性凝胶滴耳剂，凝胶材料具有生物黏附性、良好的生物相容性，药物可黏附在耳腔黏膜上，从凝胶缓慢地扩散到黏膜，以利于药物吸收；也可应用固体分散技术将药物制成固体的滴丸，以减少药物的流失，提高药物局部浓度，促进药物的吸收。目前这些剂型尚在研究阶段。

（2）溶剂的影响：滴耳剂常用的溶剂为水、稀乙醇、甘油、丙二醇、聚乙二醇等。水溶液一般作用缓和，甘油溶液局部保留时间较长，两者穿透力差，药物吸收较差。乙醇溶液穿透力和杀菌作用强，但对内耳有刺激作用。

（3）其他：患慢性中耳炎时，由于分泌物的存在，药物很难达到中耳部位。若与溶菌酶、透明质酸酶、纤维素致活酶等合用，能液化分泌物，促进药物分散及吸收。

八、鼻腔给药

鼻黏膜给药（intranasal administration）往往用于鼻腔局部疾病的治疗，如杀菌、抗病毒、血管收缩、抗过敏药物可制成溶液剂滴入鼻腔。近年来随着新的给药途径和新剂型的发展，以及新辅料和新技术的应用，鼻腔给药已成为目前研究最活跃、应用最多的全身疾病治疗的新型给药途径之一。一些药物通过鼻黏膜吸收后，可获得比口服给药更好的生物利用度，发挥全身治疗作用，如甾体激素类、抗高血压药、镇痛药、抗生素以及抗病毒药物等。某些蛋白多肽药物经鼻黏膜吸收也能达到较好的疗效。

目前制成鼻黏膜吸收的药物主要有两类：一类是口服给药个体差异大、生物利用度低的药物；另一类是口服易破坏或不吸收、只能经注射途径给药的药物。药物可制成溶液剂滴入鼻腔，也可以气雾剂给药。临床上最早采用鼻腔给药的肽类药物为垂体激素，如缩宫素、血管紧张素胺及其类似物、促黄体激素释放激素激动剂类似物，其鼻腔给药是仅次于注射的有效给药方式。目前甾体激素类、多肽类和疫苗类等药物已有鼻黏膜吸收制剂上市或进入临床研究，其中胰岛素鼻腔给药5～10分钟就可达到血药浓度峰值，可以作为皮下注射胰岛素的辅助方法。

（一）鼻腔的结构与生理

鼻是呼吸道直接与外界相通的器官，由外鼻、鼻腔和鼻旁窦三部分组成。鼻前庭和呈皱褶状的上、中、下鼻甲使鼻腔的空气通道呈弯曲状，气流一旦进入即会受到阻挡并改变方向。外界随气流进入鼻腔的粒子大部分沉积在鼻前庭前部，很难直接通过鼻腔到达气管（图3-60）。

鼻黏膜内有许多黏液腺和可产生黏液的杯状细胞，分泌浆液和黏液到鼻腔表面，鼻黏液覆盖在鼻黏膜上。鼻腔黏液主要成分是95%～

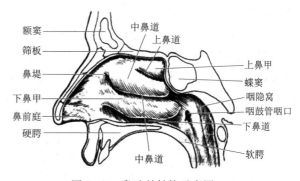

图3-60　鼻腔的结构示意图

97%的水分和2%～3%的蛋白质，其中蛋白水解酶是影响药物鼻腔吸收的因素之一。

鼻腔黏膜的主要吸收部位是鼻中隔和鼻甲黏膜，黏膜表面覆盖着一层假复层纤毛柱状上皮细胞，微纤毛结构大大增加了鼻腔的有效吸收面积。上皮细胞下面分布着丰富的血管和淋巴管，药物渗透性好，吸收后直接进入大循环，无肝首过效应，作用迅速。

（二）药物鼻黏膜吸收的途径及鼻腔给药的特点

鼻黏膜给药具有诸多优点，主要如下：

1. 为蛋白多肽类药物提供一条非注射的给药途径　蛋白多肽类药物的相对分子量大，亲水性强，且易受到胃肠道和肝脏药物代谢酶的降解，通常只能采用注射给药。鼻黏膜内有丰富的毛细血管，血管细胞膜上有众多孔隙，有利于药物尤其是大分子亲水性药物的吸收。此外，鼻腔中的酶种类及数量均少于胃肠道，因此为蛋白多肽类药物提供了良好的吸收环境。

2. 避免肝的首过效应，提高生物利用度　鼻黏膜上众多的细微绒毛可大大增加药物吸收的有效表面积，鼻黏膜内丰富的毛细血管，以及鼻黏膜的高渗透性保证了药物的迅速吸收。药物通过鼻腔黏膜吸收后直接进入血循环，可避免肝脏的首过效应，提高药物的生物利用度。

3. 增加药物的脑内递送　药物经鼻腔给药后，除可起局部治疗作用外，也可经鼻黏膜吸收进入体循环，或靶向到脑。鼻腔给药的脑内递药特征具有生理解剖学基础。鼻腔黏膜主要分为两部分：一是呼吸部黏膜，占鼻腔黏膜总面积的90%～95%；二是嗅神经上皮黏膜，占5%～10%。鼻腔给药后，大部分药物通过呼吸部黏膜吸收进入血液循环，另有小部分药物可能通过嗅黏膜吸收，绕过血脑屏障，直接进入脑组织，提高脑内的药物浓度。

4. 鼻腔黏膜免疫　通过鼻腔进行免疫治疗不仅能够诱导系统免疫应答，而且能够诱导局部的免疫应答，其免疫效果与皮下注射免疫相仿，优于口服免疫，尤其适用于呼吸系统疾病的免疫治疗。

（三）影响鼻腔黏膜吸收的因素

1. 生理因素

（1）鼻腔的pH：成人鼻腔分泌物的正常pH为5.5～6.5，婴幼儿略低。由于鼻腔黏液少，缓冲能力较差，因此鼻用制剂的pH对药物的解离度有较大影响，进而影响药物的吸收。

（2）黏膜内血流：鼻黏膜内毛细血管丰富，有利于药物的渗透吸收。如首过效应很强的药物黄体酮，鼻腔给药的生物利用度为口服的5～10倍。但病理状况，如萎缩性鼻炎、严重血管舒缩性鼻炎、鼻腔息肉、过敏性鼻炎、感冒等，能降低鼻部血管的血流量，从而减少药物的鼻腔吸收。外界因素如温度、湿度变化亦会降低鼻腔的药物吸收。

（3）鼻腔中的酶：成人鼻腔分泌物中含有多种酶类，能降解经鼻黏膜给药的药物，在鼻腔形成一种伪首过效应（pseudo-first pass effect）。如胰岛素即可被鼻腔分泌物中的亮氨酸氨基肽酶水解。前列腺素E、黄体酮和睾酮在鼻腔酶类作用下也会发生结构变化或失去活性。但与消化道相比，鼻腔中药物代谢酶种类和数量均较少，活性也较低。

（4）鼻黏膜的纤毛运动：鼻黏膜纤毛的摆动频率约20次/秒，滴入的溶液、粉末或颗粒在鼻腔内只能滞留20～30分钟，影响药物吸收的完全性而降低药物的生物利用度。有些药物如盐酸普萘洛尔虽然鼻腔给药吸收良好，但会影响纤毛的正常运动，使纤毛运动不可逆地停止。一些防腐剂或赋形剂也有可能影响纤毛的正常运动。

2. 剂型因素

（1）药物的理化因素

1）药物的分子量：某些亲水性药物可通过鼻黏膜细胞间的水性孔道吸收，因此，其分子量大小与鼻黏膜吸收程度有密切关系。一般来说，分子量越大，亲水性越强，越不易被吸收。如分子量小于1000的药物容易经鼻黏膜吸收迅速；分子量大于1000的药物鼻黏膜吸收则明显降低；分子量为5200的胰岛素，鼻黏膜的吸收量约为15%。但应用吸收促进剂后，分子量较大（>6000）的药物也可获得很好的鼻黏膜吸收生物利用度（图3-61）。

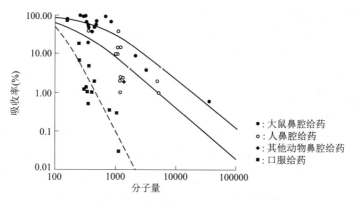

图3-61　药物经鼻黏膜的吸收与分子量的关系

2）药物的脂溶性和解离度：鼻黏膜与大多生物膜一样，具有"脂质筛"特性，因此脂溶性大的药物鼻腔吸收迅速。家兔在体灌流实验表明，黄体酮、睾酮和氢化可的松的鼻黏膜吸收与药物脂溶性大小成正比。在β-受体阻断剂中，普萘洛尔、阿替洛尔鼻黏膜给药后吸收迅速完全，而亲水性的美托洛尔鼻黏膜吸收就很差。

弱酸或弱碱性药物的鼻黏膜吸收程度依赖于溶液 pH 和解离度，分子型易通过鼻黏膜吸收，离子型吸收量较少。大鼠在体鼻腔灌流实验证实水杨酸和氨基比林经鼻黏膜吸收符合线性动力学过程，且存在pH 依赖性（图3-62）。氨基比林（$pK_a = 5$）吸收速度随 pH 的曲线与分子型药物随 pH 曲线一致，提示脂溶性的分子型药物经细胞被动转运。水杨酸在 pH4 以下完全解离，但是仍能从鼻黏膜吸收，说明鼻腔对亲水性离子型药物的屏障要比消化道低。亲水性药物可通过鼻黏膜细胞间的水性孔道吸收。

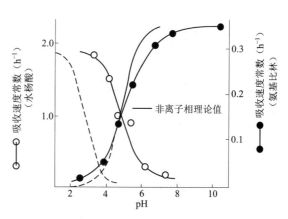

图3-62　水杨酸和氨基比林经鼻黏膜吸收的
大鼠在体鼻腔灌流实验

3）粒子大小：不溶性药物的粒子大小与其在鼻腔中的分布位置密切相关，药物颗粒大小通常以控制在 $2\sim20\mu m$ 为宜，该范围的粒子易分布在鼻腔吸收部位的前部，并可进一步被气流、纤毛或膜扩散作用引入吸收部位而被鼻黏膜吸收。大于 $50\mu m$ 的粒子一进入鼻腔即可沉积，难以到达鼻黏膜的理想吸收部位，而小于 $2\mu m$ 的粒子容易被呼吸道气流呼出。发挥局部治疗作用的气雾剂，如杀菌、抗病毒药物，粒径应大于 $10\mu m$，以避免肺吸收。

4）电荷：鼻黏膜带负电荷，因此带正电荷的药物或载药系统可通过电荷吸附增加药物的鼻黏膜透过能力，易于被吸收。例如，乙胺乙基糖苷及其衍生物的相对分子量分别为 6000、9000，经鼻给药后，测得吸收速率不随分子量的增高而下降，反而分子量为 9000 的衍生物吸收较快，这种反常现象就是由于衍生物带正电荷所致。

（2）制剂因素：鼻黏膜给药有很多种剂型，常采用的有滴鼻剂、喷雾剂、粉雾剂、凝胶剂等。滴鼻剂给药后吸收部位表面积小，容易受到鼻纤毛的清除，不利于药物的充分吸收。喷雾剂在鼻腔中的弥散度和分布面广泛，药物吸收快，生物利用度高，有利于药物在鼻腔中的滞留及黏膜吸收。粉雾剂与喷雾剂生物利用度相似，且具有较高的化学稳定性和微生物稳定性。凝胶剂黏性较大，可降低鼻腔纤毛的清除作用，延长药物与鼻黏膜接触的时间，从而增加药物的吸收。

近年来，载药微球在多肽及蛋白质给药方面取得了一定的进展。其主要优点是黏附性强，鼻腔滞留时间长，还能保护药物免受酶的代谢，提高生物利用度。含药微球用量以 3~7mg/kg 为佳，用量太大或太小均会降低药物的吸收。粒子大小也会影响药物吸收，直径以控制在 40~60μm 为宜。可降解淀粉微球在鼻腔的驻留半衰期为 4 小时，很大程度上增加了胰岛素在大鼠和羊的鼻黏膜吸收。

脂质体不仅能减少药物对鼻腔的刺激性和毒性，而且还能增加药物的疗效。带正电的脂质体具有更强的生物黏附性，能够较长时间保持有效的血药浓度。且脂质体是一种良好的免疫佐剂，常用于鼻腔免疫制剂。

纳米粒是一种良好的靶向给药系统，是鼻腔给药脑内递药的常用制剂。具有一定的生物黏附性，可延长药物在鼻腔中的滞留时间，并能保护药物，提高其稳定性。

九、阴道给药

阴道给药系统（vaginal drug delivery system）是指药物置于阴道内，发挥局部作用或通过阴道黏膜吸收进入全身血液循环，主要用于杀精避孕、抗微生物感染、局部止血润滑、引产、抗癌等的一类制剂。阴道有丰富的毛细血管和淋巴管，对于特定的疾病是药物的有效吸收部位。阴道的主要特点有：①阴道中酶的降解很少；②药物吸收可直接进入体循环，避免肝的首过效应；③阴道环等可用于计划生育的给药系统安全、长效、使用方便。

（一）阴道解剖和生理特征

人的阴道位于盆骨腔内，前临尿道，后靠直肠，为狭长管腔。阴道黏膜由上皮和固有层组成，上皮的表面为复层鳞状上皮，可不断增殖和脱落；固有层浅部的结缔组织较致密，富有弹性纤维和血管，深部较为疏松。更年期妇女的阴道黏膜变薄，药物的渗透性大大提高。妊娠期妇女的阴道上皮增厚，血管增生。

阴道表面覆盖一层黏液，黏液量受月经周期影响，排卵期最多。阴道黏液的 pH 为 3.5~5.0，有一定的抑菌作用。绝经期后，阴道黏液变为碱性，pH 增至 7.0~7.4。阴道黏膜黏液中存在多种肽代谢酶、过氧化酶和磷酸酯酶以及能够代谢药物的微生物群，但活性相对较低。

（二）阴道给药的药物吸收特点

阴道黏膜为多层上皮细胞，屏障作用较强，时滞较长。药物在阴道黏膜的吸收主要与其脂溶性及剂型有关，还可随月经周期而变化。阴道血管分布丰富，血流经会阴静脉丛流向会阴静脉，最终进入腔静脉。

阴道黏膜给药与传统的口服给药相比，有许多优点：①可以避免肝脏的首过效应。如甲硝唑、黄体酮、雌二醇等药物通过阴道黏膜吸收可以避免肝肠循环产生的首过效应；②阴道黏膜用药适用于一些有严重胃肠道反应的药物，如前列腺素；③可以避免多次给药所产生的"峰谷"现象，是很有效的药物持续释放系统。如口服甲羟孕酮片，2 小时达血药峰浓度，但在随后的 22 小时内以指数形式下降。而甲羟孕酮阴道黏膜给药后，开始吸收相对迅速，4 小时达到稳态，并且可以通过甲羟孕酮环维持该血药浓度，直至治疗结束后取出。

（三）影响阴道黏膜吸收的因素

1. 生理因素 药物从阴道的吸收受阴道上皮的厚度、阴道黏液量、pH 及特异的胞质受体的影响。由于阴道上皮具有多层细胞，形成了吸收屏障。与鼻腔、直肠黏膜相比，药物从阴道吸收速度较慢，时滞较长。除了剂量小、作用强的激素类药物外，一般药物很难从阴道吸收发挥全身作用。但可使阴道内给药装置保持很长时间，如阴道环用药时间可达数日至数月。此外，人的阴道存在多种微生物，这些微生物及其代谢物可能影响阴道释药剂型的稳定性。

2. 剂型因素

（1）药物的理化因素：药物在阴道的吸收必须具有足够的亲脂性，以扩散形式通过脂质连续膜，但也要求有一定程度的水溶性以保证能溶于阴道液体。例如，一定油/水分配系数的雌激素如雌二醇-3-醋酸酯在临床上可明显升高绝经后妇女的雌激素水平，而戊酸雌二醇因具较高的亲脂性，在相同的妇女身上不能升高雌激素水平。

（2）制剂因素：阴道制剂多为局部作用，主要有凝胶剂、片剂、栓剂、阴道环、膜剂等。这些制剂必须能在阴道内滞留较长时间，涂布面广，能渗入黏膜皱褶，这样才能有助于药物与病灶、致病因子的接触，利于药物的吸收。由于阴道用药受机体自身清除作用而很快被排出体外，因此具有生物黏附作用的新型凝胶能够延长药物在阴道内的滞留时间，提高疗效。

药物在阴道的吸收还受给药系统的性质、药物在阴道液中的溶解和黏膜渗透性的影响。对于具有阴道膜高渗透性的药物，吸收主要受由阴道上皮和阴道液体形成的扩散层的影响。对于具有阴道膜低渗透性的药物，吸收受阴道上皮渗透性的限制。

十、植入给药

植入给药系统是指药物与辅料制成的供植入体内的无菌固体制剂，主要为皮下植入剂。植入给药一般采用手术切开将药物植入，或用特制的注射器导入，是在动脉介入治疗的基础上发展而来的新型给药途径。植入剂在体内可持续释放药物，经皮下吸收直接进入血液循环起全身作用，能够避开肝脏的首过效应，生物利用度较高。

（一）植入给药的特点

植入式给药系统所有部件均采用与人体组织生物相容性良好的医用材料制造，其特点有：①消除因间歇给药和药量不均匀而产生的峰、谷现象，可在特定的作用部位以恒定的速率持续释药，并维持治疗浓度，较小的剂量即可达到疗效。②药物可直接植入并作用于靶位，避免对体内其他组织的副作用。③避免一些药物的迅速代谢，延长其体内半衰期。④难以用其他途径给药的药物可通过植入途径给药。⑤可避免某些剂型给药后引起的不适感、损伤及痛苦等，若发现有严重的过敏反应或副作用可迅速取出。

（二）影响植入给药吸收的因素

1. 生理因素　植入给药主要采用皮下植入的方式。给药后药物不断从释药载体中释放，扩散至周围结缔组织，进而透过毛细血管吸收。皮下组织较为疏松，富含脂肪，血管较少，血流速度慢，故皮下植入的药物吸收相对缓慢，药物的作用时间延长，甚至可以达到数年之久。此外，皮下组织局部的酶系统较弱，一些蛋白质、多肽类药物可采用植入给药的方式减少药物的代谢，提高生物利用度，如胰岛素。

2. 剂型因素

（1）药物的理化性质：植入给药的药物吸收主要以被动扩散方式为主，药物的脂溶性和解离度影响药物的吸收。通常，脂溶性大的非解离型药物的吸收易于水溶性解离型药物的吸收。相对分子量小的药物容易透过毛细血管壁被吸收，而分子量大的药物由于难以通过毛细血管内皮细胞膜和膜孔，主要通过淋巴吸收。

（2）释药的载体：植入药的释药速度是影响药物吸收的重要因素，而释药的载体决定了药物的释放。植入给药的载药材料由最初单一的硅橡胶，发展到现在的聚乳酸、聚乙醇酸、丙交酯和乙交酯共聚物和聚乙内酯等生物可降解材料。应用生物可降解的聚合物制成植入剂，在使用后，骨架材料可以在体内酶的作用下降解成单体小分子，被机体吸收。这种植入剂使用后，由于其骨架材料能不断地降解、破碎，使包藏的药物得以释放，从而被机体吸收。植入药的释药载体不同或载体的组成不同，对药物的释放和吸收也会产生影响。如以聚乳酸-羟基乙酸为载体的盐酸多柔比星缓释植入剂，聚乳酸-羟基乙酸共聚物组成的比例为 50∶50 时，与 75∶25 制备的植入剂相比，前者的药物体内释放速度和吸收速率明显加快。

（3）制剂因素：植入剂从剂型中缓慢、均匀地释放，然后完全、迅速地被吸收。整个过程的限速过程是药物从剂型中的释放速度，故血药浓度比较平稳且持续时间可长达数月甚至数年。按其释药的机制可分为四类：膜通透控释型（膜控型）、骨架扩散控释型、骨架溶蚀控释型、渗透压驱动释放型。

膜通透控释剂是利用膜的通透性来控制药物释放的一种植入制剂。一般采用硅胶作为载体材料制成的管形植入剂。目前应用最多的生物活性物质为孕激素，诺普兰埋植避孕法为高度有效、长效可逆、简便安全的避孕方法。

骨架扩散控释剂是利用骨架作为载体材料制成的一种植入剂。这种控释制剂能恒速释药，保持有效血药浓度，使药物生物利用度增加。但也有它的不足之处：随着时间的增加，释药速率减小，吸收减慢。为使这种控释制剂在使用后期也能具有一定的释药速率，常需增加制剂的荷药量，或采用生物降解或生物蚀溶材料加以克服。

骨架溶蚀控释剂是利用可生物降解的聚合物作为载体材料制成的植入剂。这种材料制成的植入剂使用后能不断降解、破碎，使包载的药物得以释放，甚至可以达到接近零级的释药速率。这种植入剂不会产生突释效应，即大剂量释药的可能性，因此不会导致吸收过快，血药浓度快速升高。

渗透压控释给药系统的释药动力主要是靠药物溶解形成高浓度溶液而与外界形成渗透压差。膜的透水性、半透膜的厚度、孔径、孔隙率影响药物释放的速率和时间。释药小孔的直径也是影响药物释放的因素之一，直径太小减小释药速率，太大则释药太快。

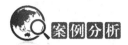案例分析

戈舍瑞林缓释植入剂皮下吸收治疗前列腺癌

患者，男性，80岁，于2012年体检发现总前列腺特异性抗原升高（PSA 5ng/ml），先后行腹部超声、全身PET-CT，并行前列腺穿刺活检等检查，诊断为："前列腺癌"。遂于泌尿外科行腹腔镜下前列腺癌根治术，术后病理为："腺癌"。此后定期复查前列腺特异性抗原，仍呈逐渐升高趋势，2013年4月，考虑生化复发（PSA 0.34~0.67ng/ml）。于2013年5月开始应用"比卡鲁胺"50mg/d、"戈舍瑞林缓释植入剂"3.6mg/4周治疗，监测PSA始终<0.09ng/ml。

分析：

目前认为前列腺癌是雄激素依赖性肿瘤，人体内双氢睾酮水平在前列腺癌的发生中具有重要作用，雄激素转变成高代谢活性的双氢睾酮与雄激素受体结合后，能激活前列腺细胞分裂，前列腺细胞异常无序分别生长而诱发癌变。戈舍瑞林是一种合成的十肽GnRH强效类似物，可促使脑垂体释放黄体生成素（LH）和卵泡刺激素（FSH），其作用比天然激素强40~200倍。对脑垂体的作用取决于给药后的持续时间，开始一周对垂体-性腺起兴奋作用，性激素水平升高；继续用药则起抑制作用，性激素水平下降，3周后降至最低，需要连续用药。口服不能被利用，皮下注射吸收迅速，故需要使用皮下埋植长效制剂，每28日皮下注射一次即可，血药浓度始终保持于可检测水平之上，睾酮被抑制并维持在去势水平，既有较好的疗效又有使用方便、适宜性强的特点，患者接受性良好。

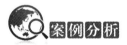案例分析

芬太尼透皮贴剂治疗癌痛

患者，男性，92岁，2年前诊断为食管癌，行食管癌根治术，病理显示为低分化鳞癌，近期出现发热、骨痛。现术后复发，给予姑息治疗，为缓解疼痛给予吗啡缓释片，但患者不耐受，遂给予芬太尼透皮贴剂。

分析：

芬太尼透皮贴由透皮缓释给药系统及芬太尼组成，是一种无创性皮肤粘贴剂，药物经皮肤缓慢释放入血，能在48~72小时维持血药浓度峰值，每72小时更换1次贴剂。

美国老年病学会提出对于老年人尽量使用侵入性小的药物，如果可能选择控制释放的药物剂型，透皮贴剂满足了上述条件，且减少了给药频率，可以很好地改善老年患者的依从性。

习题

1. 非口服给药的途径有哪些？试述各种给药途径的特点。
2. 影响经皮给药药物吸收的影响因素有哪些？如何提高药物经皮吸收？
3. 采用什么给药途径可以避免肝首过效应？试结合给药途径的生理学特点说明其原理。
4. 口腔黏膜给药的剂型有哪些？
5. 简述鼻腔黏膜给药的优缺点。
6. 粒子在肺部沉积的机制是什么？简述影响药物经肺吸收的因素。

（邹梅娟　鲁茜　樊蓉）

第四章 | 药物分布

学习目标

1. **掌握** 药物组织分布过程及其影响因素；表观分布容积的重要意义；药物与蛋白结合对药物体内分布和药效的影响。
2. **熟悉** 药物从血液、组织间隙和消化道向淋巴系统的转运过程以及主要影响因素。
3. **了解** 药物的脑内转运、胎盘内转运、脂肪组织内转运的影响因素。

第一节 概 述

药物的分布（distribution）是指药物从给药部位吸收进入血液后，由循环系统运送至体内各脏器组织（包括靶组织）的转运过程。分布过程通常很快完成，且不同的药物在体内呈现不同的分布特点。有些药物可分布到肝脏、肾脏等消除器官；有些药物可分布到脑、皮肤和肌肉组织；在妊娠期，有些药物可通过胎盘进入胎儿体内；有些药物可通过乳腺分泌进入乳汁中；有些药物可以与血液或组织蛋白结合，如亲脂性药物可分布于脂肪组织后再缓慢释放。造成体内分布差异的原因主要有药物理化性质、组织器官生理特性（如血流速度、血管通透性）、药物与血浆蛋白的结合率、药物与组织的亲和力及药物的相互作用等因素，正是由于这些因素的影响，药物在体内的分布是不均匀的，而且还会影响药物的疗效。

药物的体内分布不仅决定药物疗效，同时还关系到药物的蓄积和毒副作用等安全性问题。理想的药物制剂和给药方法应使药物选择性地分布于作用部位，并在必要的时间内维持一定的药物浓度，确保药物的有效性；同时减少向非靶部位的分布，使毒副作用降至最低，以保证用药的安全性。药物的分布直接影响着药效和体内过程，通常发挥药理作用的是体内游离型的药物，增加给药剂量可以提高药物的血药浓度，往往能够增强药效，但也会增加药物的毒副作用。药物在体内的结合能够影响药物的代谢与排泄。因此，了解药物的体内分布特性对药物剂型的设计和指导临床合理用药具有十分重要的意义。

一、药物的组织分布过程

（一）组织分布与化学结构

药物的化学结构与其体内分布密切相关。化学结构类似的药物，往往由于某些功能基团的改变，导致其脂溶性、空间立体构型的变化，从而影响了转运体、受体对药物的识别、亲和力等的变化，进而影响药物在体内的分布。因此，药物的脂溶性是影响药物分布的重要因素之一。例如戊巴比妥和硫喷妥仅仅因为 2 位碳上的"＝C＝O"与"＝C＝S"不同，对脂肪组织的亲和力产生明显的不同，导致其转运速度和作用时间长短也存在显著差异。硫喷妥脂溶性较强，静脉注射给药后，可迅速透过血脑屏障分布到中枢神经系统产生作用，由于硫喷妥对脂肪组织的亲和力较大，分布于脑内的硫喷妥又会迅速地向肌肉和脂肪组织中分布，使脑内浓度迅速降低，因此硫喷妥的镇静催眠作用迅速而短暂，临床上常用作诱导麻醉。另外，巴比妥类药物随着取代基碳原子数目的增加，亲脂性增加，作用增强。而超过一定程度时，又会产生中枢毒副反应。

立体构型对药效和毒副作用也有重要影响。如布洛芬异构体在体内的分布常常具有显著差异，口服消旋布洛芬片剂 12 小时后，血浆中 $S(+)$-构型与 $R(+)$-构型比例为 7：4，关节滑液中的比例约为 2：1。布洛芬两种异构体的血浆蛋白结合能力不同，以及血浆与关节腔滑液中白蛋白比例不同是造成上述分布差异的主要原因。另外，局部麻醉药布比卡因为长效酰胺类局麻药，而它的 $R-(+)$-构型却选择性地阻断心脏的 hKvl.5 钾通道，引起毒副反应，说明对映体对一些功能蛋白的选择性、结合强度存在差异。

转运蛋白对不同结构药物的选择性识别和转运也影响到药物的体内分布，以 P-糖蛋白（P-glycoprotein）、多药耐药相关蛋白（multidrug resistance protein，MRP）、乳腺癌耐药蛋白（breast cancer resistance protein，BCRP）等为代表的外排蛋白可识别多种抗肿瘤药物，如阿霉素、甲氨蝶呤、紫杉醇等，主动将这些药物排出肿瘤细胞，大幅度降低这些药物在肿瘤细胞内的药量，从而影响抗肿瘤效果。

（二）组织分布与药效

药物在体内各组织分布的速度和程度，主要取决于组织器官的血流速度和药物与组织器官的亲和力。药物分布速度决定药效产生的快慢，分布越迅速药效产生越快；药物与作用部位的亲和力越强，药效就越强越持久。体内药物向其他组织器官转运的过程要跨过细胞膜，药物分子透过细胞膜的速率取决于药物的理化性质和组织的血管通透性。分子量小、脂溶性高的药物更易于透过细胞膜。如果药物的分布受跨膜转运限制，那么药物的扩散是分布的限速步骤，药物的分布取决于其扩散速度。如果药物能迅速扩散透过细胞膜，血流是药物分布的限速步骤，药物的分布取决于组织器官的血液灌流速度。

药物进入血液后，一部分与血浆蛋白结合成为结合型药物，另一部分以非结合形式（游离型）存在，只有游离型的药物才能向各组织器官分布。游离型药物到达作用部位后，一部分与受体结合产生药理效应，另一部分药物可与作用部位组织结合贮存药物，还有些游离型药物与一般组织产生非特异结合而贮存于局部。作用部位、一般组织器官与血浆中游离型药物、游离型与结合型药物之间均存在动态平衡。因此，药物的作用强度和作用时间理论上取决于作用部位可与受体结合的药物的浓度（即游离型药物浓度）。该浓度与血药浓度成正比，故往往根据血药浓度来判断药效。但需要指出的是，作用部位的药物浓度与药效不一定呈现正比关系，如单胺氧化酶和胆碱酯酶抑制剂必须在作用部位累积到一定浓度后才能产生药理效应，在此之前血药浓度与药理效应并无直接关系。

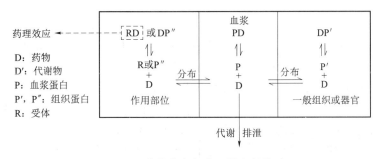

图 4-1　药物分布与药理效应的关系

利用靶向给药系统可改变药物原有的分布性质，增加药物对靶组织的亲和力、滞留时间，提高靶部位的药物浓度。特别是抗肿瘤药物，靶向制剂可增加抗肿瘤药物在肿瘤组织的浓集，降低其外周毒副作用，提高药物疗效。

（三）组织分布与蓄积

当长期连续用药时，机体某些组织中药物浓度有逐渐升高的趋势，这种现象称为蓄积（accumulation）。产生蓄积的原因主要是药物对某些组织具有特殊亲和力，此时常可以看到药物从组织解脱入血的速度往往比进入组织的速度慢，该组织就可能成为药物贮库，甚至可能导致蓄积中毒。亲脂性的药物容易从血浆环境中分布进入脂肪组织，这一分布过程是可逆的。由于脂肪组织中血液流量极低，药物蓄积较慢，但药物一旦在脂肪组织中蓄积，其移出的速度也非常慢。有些药物能通过与蛋白质或其他大分子产生可逆的非特异性结合，结合后不能透过细胞膜，因而在组织中蓄积。例如，碘可在甲状腺组织中蓄积，浓度比血液及其他组织高 1 万倍。地高辛可与心脏组织中的蛋白质结合，使成人心脏的药物水平是血清的 60 倍。氯喹在肝脏中的浓度可比血浆浓度高数百倍。有些药物与某些组织的特殊亲和性，往往导致毒副作用的发生。如，汞、砷、锑等重金属易分布沉积于内脏组织中，故发生药物中毒时这些器官常先受损害。氯丙嗪能够与皮肤和眼睛中黑色素结合，服用后可出现视网膜色素症。四环素类药物易沉积于牙釉质，与钙生成不溶性络合物，引起牙齿变色、牙釉质发育不全等。在设计、合成新药时，可通过降低脂溶性减少药物蓄积，从而降低致畸等毒副反应的发生。

临床上有时有目的地利用药物的蓄积作用，使药物在体内逐渐达到有效浓度，长期维持用药。例如硫喷妥由于其脂溶性强，镇静催眠作用迅速而短暂，临床上常采用小剂量多次给药方式，由于药物在脂肪组织中的蓄积作用，逐渐释放药物，催眠时间延长。通常药物长时间滞留组织内的蓄积现象并不是所期望的。反复或长期连续使用代谢较慢、安全范围相对较窄、毒性较大的药物，或药物在体内不能被及时代谢、排泄，或由于代谢或排泄功能的改变，可使药物在体内蓄积过多而产生蓄积中毒。对于肝、肾功能不健全的患者，可能会造成严重后果。

（四）表观分布容积

表观分布容积（apparent volume of distribution，V）用来描述药物在体内分布状况的重要参数，表示将全血或血浆中药物浓度与体内药量联系起来的比例常数，也是药物动力学的一个重要参数，其单位为 L 或 L/kg。表观分布容积是指当药物在体内达动态平衡后，体内药量与血药浓度之比值，通常用下式表示：

$$V = \frac{D}{C} \qquad (4-1)$$

式中，D 表示体内药量，C 表示相应的血药浓度。它是假设在药物充分分布的前提下，体内全部药物按血中同样药物浓度溶解时所需要的体液总容积。

人的体液是由细胞内液、细胞间液和血浆三部分组成，约占体重的 58%。细胞间液处于细胞内液与血浆之间，它与血浆一起构成细胞外液。体液中细胞内液约占体重的 41%，细胞间液约占体重的 13%，血浆占体重的 4% 左右。因此 60kg 体重的成人总体液约有 36L，其中细胞内液约 25L，细胞间液约 8L，血浆约 2.5L。

表观分布容积不是指体内药物的真实分布容积，不具有生理学意义。但表观分布容积与药物的蛋白质结合及药物在组织中的分布密切相关，能够反映药物在体内的动态分布特征，与药物的理化性质有关。如甘露醇不能透过血管壁，静脉注射后分布于血浆，其 V 值等于 0.06L/kg；安替比林均匀分布在全身体液，其 V 值约为 36L。表 4-1 列出了一些常用药物的表观分布容积，表明各种药物之间的 V 值差别很大。

表 4-1　一些药物在正常人体内的表观分布容积（V）

药　物	V（L/kg）	药　物	V（L/kg）
安替比林	0.48~0.70	萘啶酸	0.26~0.45
异戊巴比妥	0.50~1.11	去甲替林	22.5~56.90
地西泮	0.18~1.30	保泰松	0.04~0.15
生长激素	0.071~0.093	普鲁卡因胺	1.74~2.22
肝素	0.055~0.059	茶碱	0.33~0.74
胰岛素	0.054~0.112	华法林	0.09~0.24
利多卡因	0.58~1.91		

伊文思蓝或吲哚青绿等高分子物质静脉注射后仅分布在血浆中，可用它们来估算血浆容积。溴或氯等离子能很快分布到细胞外液，但很难通过细胞膜，故可用它们来估算细胞外液容积；重水或安替比林均匀分布于全身体液，故可用它们来估算总体液容积。

如果药物基本上不与血浆蛋白或组织相结合，故它们的表观分布容积接近于其真实的分布容积。但这种理想状态几乎是不存在的，大多数药物与血浆蛋白或组织蛋白结合，或者与两者均有不同程度的结合，导致不同药物表观分布容积不同。当药物主要与血浆蛋白结合时，其表观分布容积小于它们实际的分布容积；而当药物与组织蛋白结合时，其表观分布容积大于它们实际的分布容积。不同的药物，其表观分布容积的下限为 0.041L/kg（相当于血浆容积），而其上限可以超过 20L/kg，可远远超过总体液的体积。

根据表观分布容积这一参数值的大小可推测药物在体内的分布特点，如药物与血浆蛋白、组织蛋白的结合程度、药物在体液中的分布量和组织摄取程度。根据药物的理化性质及机体组织亲和力，药物在体内的分布大致可分为以下三种情况：

（1）组织中药物浓度几乎与血浆中药物浓度相等，即具各组织均匀分布特征。安替比林为这类药物的代表，在整个体液中均匀分布，可用来测定体液容积。

（2）组织中药物浓度比血液中药物浓度低，V 值将比该药的实际分布容积小。水溶性或血浆蛋白结合率高的药物，如水杨酸、青霉素、磺胺等有机酸类药物，主要分布在血液和细胞外液，不易进入细胞内或脂肪组织中，故它们的 V 值通常较小。

（3）组织中的药物浓度高于血液中药物浓度，V 值将比该药的实际分布容积大。脂溶性的药物易被细胞或脂肪组织摄取，血浆浓度低，故 V 值常超过体液总量，如地高辛的 V 值为 600L。当药物的分布过程除被动转运外，还存在载体中介转运、膜动转运等特殊转运机制，或者药物与组织成分具有特殊亲和力时，药物的组织浓度可能高于血浆浓度，V 值较大。具有较大表观分布容积的药物排泄慢、药效长、毒性大。

二、影响药物组织分布过程的因素

药物通过生物膜取决于药物和细胞膜的性质。影响药物分布的因素主要有毛细血管血流量、通透性、体液 pH 值、组织细胞亲和力、屏障作用等生理学因素，以及药物的理化因素，如分子大小、化学结构和构型、pK_a、脂溶性、极性以及微粒给药系统的理化性质等。

（一）血液循环及血管通透性对体内分布的影响

1. 血液循环对分布的影响　药物主要通过血液循环向各组织分布，除中枢神经系统外，药物通过血管壁速度的快慢主要取决于血液循环速度，其次是毛细血管的通透性。血液循环对分布的影响主要取决于组织的血流速率，又称灌注速率（perfusion rate）。小分子脂溶性药物较容易透过毛细血管壁，组织血流灌注速率成为此类药物分布的主要限速因素。

通常血流量大、血液循环好的器官和组织，药物的转运速度和转运量相应较大；反之，药物的转运速度和转运量相应较小。如心脏每分钟输出的血液约 5.5L，在主动脉中血液流动的线速度为 300mm/s，在这种流速下，血液与药物溶液混合十分迅速。人体内各脏器的血流量有明显不同，如表 4-2 所示，按照血液循环速度的不同，各脏器组织分为循环速度较快、循环速度中等、循环速度慢三大类。

表 4-2　不同循环速度的人体各脏器、组织的血流量

脏器、组织	重量（占体重%）	占心脏每搏输出量（%）	血流量 [ml/（100g 组织·min）]
循环较快的脏器、组织			
脑	2	15	55
肝	2	45	165
肾	0.4	24	450
心脏	0.4	4	70
肾上腺	0.02	1	550
甲状腺	0.04	2	400

续表

脏器、组织	重量（占体重%）	占心脏每搏输出量（%）	血流量 [ml/（100g组织·min）]
循环中等程度的组织			
肌肉	40	15	3
皮肤	7	5	5
循环慢的组织			
脂肪组织	15	2	1
结缔组织	7	1	1

2. 血管通透性对分布的影响 药物从循环系统向组织转移，必须透过毛细血管壁，毛细血管通透性取决于管壁的类脂屏障和管壁微孔大小。一般脂溶性强的药物比极性大的药物容易通过被动扩散方式透过毛细血管壁，小分子的药物也比分子量大的药物容易进行膜转运。而药物以主动转运方式进入细胞，则与细胞表面存在的转运载体蛋白的数量和转运能力有关。表4-3为一些水溶性物质通过肌肉毛细血管的渗透性。

表4-3　水溶性物质对肌肉毛细血管的透过性

物质	分子量（Da）	有效半径（nm）	扩散系数 水溶液中 [D,（cm^2/s）×10^5]	渗透系数 毛细血管（P^*, s^{-1}）
水	18		3.20	3.70
尿素	60	0.16	1.95	1.83
葡萄糖	180	0.36	0.81	0.64
蔗糖	342	0.44	0.74	0.35
棉籽糖	594	0.56	0.56	0.24
菊粉	5500	1052	0.21	0.036
肌红蛋白	17 000	1.9	0.15	0.005
血红蛋白	68 000	3.1	0.094	0.001
血清蛋白	69 000		0.085	<0.001

注：* 按 Fick 公式 $dm/dt = (C_1 - C_2) \times P$ 计算。

毛细血管的通透性受到脏器组织生理、病理状态的影响。脏器不同，毛细血管壁的通透性存在差异。如肝窦的不连续性毛细血管壁上有许多缺口，使分子量较大的药物也较易通过。而脑和脊髓的毛细血管壁结构致密，细胞间隙极少，小分子的药物也很难透入脑和脊髓。肠道和肾部位的毛细血管壁允许低分子量的水溶性物质透过。在炎症、肿瘤等病理条件下，血管通透性发生改变也影响药物的分布特征。

（二）血浆蛋白结合对体内分布的影响

许多药物与血浆蛋白、组织蛋白或体内的大分子物质如白蛋白、DNA 等反应，生成药物大分子复合物。药物与蛋白类高分子结合后，分子体积变大，不能透过血管壁向组织转运，不能由肾小球滤过，不能透过胎盘屏障，不能经肝代谢。只有游离型药物能从血液向组织转运，并在作用部位发挥药理作用，进而发生代谢和排泄。

进入血液中的药物，一部分在血液中呈游离形式存在，一部分与血浆蛋白通过离子键、氢键、疏水键及范德华力可逆性结合，形成药物血浆蛋白复合物，是药物在血浆中的一种贮存形式，能降低药物的分布与消除速度，维持药物疗效。药物的蛋白结合不仅影响药物的体内分布，而且还影响药物的代谢和排泄。药物在机体内最重要的结合就是蛋白结合，且主要是血浆蛋白结合。

人血浆中有三种蛋白质与大多数药物结合有关，即白蛋白（albumin）、α_1 酸性糖蛋白（alphal acid glucoprotein，α_1-AGP）、脂蛋白（lipoprotein），三种蛋白质的重要性质见表4-4。在药物蛋白结合中起重要作用的是白蛋白，占血浆蛋白总量的60%，大多数酸性药物和一些碱性药物可与白蛋白结合，如青霉素类、磺胺噻唑、磺胺嘧啶等；许多碱性和中性药物如普萘洛尔、奎尼丁等可与α_1-酸性糖蛋白或脂蛋白结合，在白蛋白结合位点饱和时，脂蛋白才可能与药物结合。其他蛋白质只与少数药物有特殊亲和性，如甾体化合物、甲状腺素、胆固醇、维生素 A、维生素 D 等可与球蛋白结合。

表4-4　白蛋白、α_1-酸性糖蛋白和脂蛋白的主要性质

蛋白质	分子量（Da）	正常浓度范围	
		（g/L）	（mol/L）
白蛋白	65 000	50~55	5×10^{-4} ~ 7.5×10^{-4}
α_1-酸性糖蛋白	44 000	0.4~1.0	0.9×10^{-5} ~ 2.2×10^{-5}
脂蛋白	200 000~3 400 000	可变化	

1. 蛋白结合与体内分布　药物的血浆蛋白结合率是影响药物分布的重要因素。血液中结合型的药物不易透过细胞膜，只有游离型的药物可向血管外扩散，转运到组织中。如果药物的血浆蛋白结合率高，血浆中游离型药物浓度少，进入其他组织的浓度就低。因此，药物分布主要取决于血液中的游离型药物的浓度，另外也与该药物和组织结合程度有很大关系。蛋白结合对药物分布的影响见表4-5，可见血浆中游离型药物浓度越高，越容易向其他组织转运，药物的表观分布容积越大。

表4-5　蛋白结合对药物表观分布容积的影响

药物	血浆中游离型药物（%）	V（L/kg）	药物	血浆中游离型药物（%）	V（L/kg）
甘珀酸钠	1	0.10	呋塞米	4	0.20
布洛芬	1	0.14	甲苯磺丁脲	4	0.14
保泰松	1	0.10	萘啶酸	5	0.35
萘普生	2	0.09	氯唑西林	5	0.34
夫西地酸	3	0.15	磺胺苯吡唑	5	0.29
氯贝丁酯	3	0.09	氯磺丙脲	8	0.20
华法林	3	0.10	苯唑西林	8	0.44
布美他尼	4	0.18	萘夫西林	10	0.63
双氯西林	4	0.29			

血管外体液中蛋白浓度一般比血浆低，因此，药物在血浆中的总浓度比淋巴液、

脑脊液、关节腔液以及其他血管外体液的药物浓度高，血管外体液中的药物浓度与血浆中游离型浓度相近。例如磺胺噻唑的血浆蛋白结合率为 55%~80%，进入脑脊液中的浓度仅为血浆浓度的 30% 左右，而磺胺嘧啶的血浆蛋白结合率较低，为 20%~60%，脑脊液中的浓度高达血浆浓度的 40%~80%，故在治疗流行性脑膜炎时，磺胺嘧啶常作首选药。又如蛋白结合很强的青霉素 G，其血中浓度远远高于淋巴液中的浓度，但淋巴液药物浓度和血液中游离型药物浓度几乎相同。

药物与血浆蛋白结合是一种可逆过程，存在饱和与竞争现象，并且游离型与结合型药物之间保持着动态平衡关系。当游离型药物浓度随着转运或消除使其浓度降低时，一部分结合型药物就转变成游离型药物以维持药效。由此可见，药物蛋白结合也是药物贮存的一种形式。表 4-6 表示氯丙嗪与蛋白结合的动态平衡关系。

表 4-6　氯丙嗪血浆浓度与游离型浓度的关系

作用部位	血浆	组织（脑）
药物受体复合物	结合型（0.9）	结合型
⇅	⇅	⇅
游离型 ⇌	游离型（0.1） ⇌	游离型

一种与药物作用的蛋白质可能存在多个结合位点，假设每个结合位点与药物具有同样的亲和性，而且一个结合位点只与一个药物分子结合，并无相互作用时，蛋白与药物间的关系为：

$$D_f + 游离结合部位 \underset{k_2}{\overset{k_1}{\rightleftharpoons}} D_b \tag{4-2}$$

式（4-2）中，D_f 为游离药物浓度，D_b 为蛋白质结合的药物浓度；k_1 为结合速度常数；k_2 为解离速度常数。

平衡时的结合常数 K 为：

$$K = \frac{k_1}{k_2} = \frac{[D_b]}{[D_f](np - [D_b])} \tag{4-3}$$

式（4-3）中，$[D_f]$ 和 $[D_b]$ 分别为游离药物和结合药物的摩尔浓度，P 为蛋白质总摩尔浓度，n 为每个蛋白质分子表面的结合部位数。

K 取值范围一般在 $0~10^7$ mmol/L，K 值越大，药物与蛋白结合能力越强，对药物的贮存能力也越大。K 值在 $10^5~10^7$ mmol/L 为高蛋白结合药物，这种药物在血浆中大部分以结合形式存在，必须给予大剂量才能达到治疗所需的游离药物浓度；K 值在 $10^2~10^4$ mmol/L 为低结合或中等结合强度的药物；K 值接近于零表示没有蛋白结合。K 值越大，蛋白结合率越高，在血浆中游离型药物浓度越低；相反，K 值越小，蛋白结合率越低，在血浆中游离药物浓度越高。

药物和血浆蛋白的结合程度，可用血浆蛋白结合率（β）来表示：

$$\beta = \frac{[D_b]}{[D_f] + [D_b]} = \frac{[nP]}{[nP] + K^{-1} + [D_f]} \tag{4-4}$$

式（4-4）中，$K^{-1} = k_2/k_1$，为药物与蛋白质结合物的解离常数。由式（4-4）可知，血浆中游离型药物浓度 $[D_f]$、血浆蛋白总浓度 $[nP]$ 和结合常数 K 是影响血浆蛋白结合率的重要因素。

又设游离型药物浓度对总浓度的比值为 α，则：

$$\alpha = \frac{[D_f]}{[D_f]+[D_b]} = \frac{K^{-1}+[D_f]}{[nP]+K^{-1}+[D_f]} \tag{4-5}$$

血浆中贮存药物量与结合常数 K 值有关，K 值大的药物在血浆中贮存量大，K 值小的药物在血浆中贮存量小。如图4-2所示，K 值大的药物在低浓度时几乎都以结合型存在，当血浆中的药物浓度升高达到一定程度时，蛋白结合出现饱和现象，导致游离型药物比例急剧增加，药物可大量向组织转移。图4-3显示蛋白结合率高的药物，体内药物总量较少时，几乎全部存在于血浆中。当体内药量增加至某一程度时，由于蛋白结合出现饱和现象，血浆中游离型药物急剧增加，大量药物转移至组织中，因此血浆中药物量所占比例急剧下降。因此，当应用蛋白结合率高的药物时，由于给药剂量增加使蛋白结合饱和，或者同时服用另一种蛋白结合能力更强的药物后，由于竞争作用导致蛋白结合能力弱的药物被置换出来，游离型药物浓度显著增加，从而改变药物的分布，引起药理效应显著增强或出现毒副作用。对于毒副作用较强的药物，易发生用药安全问题。

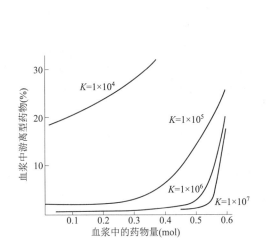

图4-2 血浆中游离型药物、血浆中药物量与
药物蛋白结合常数的关系

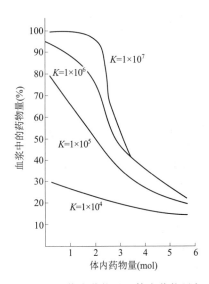

图4-3 血浆中药物量、体内药物量与
药物蛋白结合常数的关系

药物与血浆蛋白结合程度会影响表观分布容积。如果血浆蛋白结合率高，则血浆中游离型药物比例就低，结合型药物不容易透过生物膜，因此不能广泛分布于机体各组织中。血浆蛋白结合率低的药物在血浆中游离型药物比例较大，通常容易进入体内各个组织，因而有较大的分布容积。

2. 蛋白结合与药效 药物与血浆蛋白的可逆结合，是药物在血浆中的一种贮存形式。能降低药物的分布与消除速度，可以使血浆中的游离型药物保持一定的浓度和维持一定的时间。对于毒副作用较大的药物来说，与血浆蛋白结合可起到减毒和保护机体的作用。药物的药理效应或毒性与血液中游离型药物浓度而不是与药物的总浓度相关。药物与血浆蛋白结合率的变化通过影响游离型药物浓度，改变药物分布、代谢、排泄以及作用靶点的结合，从而影响药理效应。

药物与蛋白结合的问题以抗菌药物研究最多，是因为蛋白结合与药物抗菌作用的关系较为密切。表4-7列出了一些抗菌药物的蛋白结合率以供参考。

表4-7 一些抗菌药物的蛋白结合率

药　物	蛋白结合率（%）	药　物	蛋白结合率（%）
抗生素类		吉他霉素	72
戊氧青霉素	17	明诺霉素	75
氨苄西林	20	利福平	75~87
羧苄西林	57	链霉素	34
邻氯西林	94	万古霉素	10
双氯西林	96	磺胺类	
海他西林	82	磺胺嘧啶	45
甲氧西林	40	磺胺甲基嘧啶	75
萘夫西林	90	磺胺二甲基嘧啶	80
苯唑西林	90	磺胺二甲异嘧啶	86
青霉素	50~65	磺胺异噁唑	86
苯硫青霉素K	62	磺胺甲基异噁唑	68
青霉素V	80	磺胺-2,6-二甲氧嘧啶	99
四环素	50	磺胺苯吡唑	99
金霉素	54	2-磺胺-5-甲氧嘧啶	80
地美环素	75	4-磺胺-5,6-二甲氧嘧啶	95
多西环素	82	2-磺胺-3-甲氧吡嗪	77
美他环素	79	4-磺胺-6-甲氧嘧啶	85~90
土霉素	35	其他抗微生物剂	
吡咯四环素	60	乙胺丁醇	39
头孢噻吩	56	氟胞嘧啶	48
头孢噻啶	20	异烟肼	15
头孢氨苄	15	甲氨蝶呤	50
氯霉素	45~60	萘啶酸	93
多黏菌素	50	呋喃妥因	25~60
新生霉素	99	对氨基水杨酸	65
克林霉素	90	奎宁	70
红霉素	18~44	甲氧苄啶	70
庆大霉素	30	氯胍	75
两性霉素B	48	氯喹	55
卡那霉素	不结合	氨苯砜	50

由于药物血浆蛋白结合率的改变可引起游离浓度的变化，因此临床上常将药物血浆蛋白结合率作为影响治疗的重要因素优先考虑。当某种药物的血浆蛋白结合率较低时，结合率由 60% 降低为 50%，体内游离药物浓度最多增加到原来浓度的 1.25 倍；而对于结合率高的药物来说，结合率由原来的 99% 变成 95% 时，血浆中游离型药物的浓度增加到原来的 5 倍，组织中药物浓度也相应地增加，这时会引起临床效果的显著改变，或者引起毒副反应。所以，当应用保泰松等蛋白结合率高的药物时，不应用药过量使蛋白结合出现饱和，也不宜合用与其发生竞争蛋白结合的药物，以免引起血浆蛋白结合率减少而导致药物分布发生急剧变化。若药物与蛋白结合率很高，药理效应将受到显著影响，特别是要求迅速起效的磺胺类等抗生素，血浆蛋白结合导致游离型药物浓度很小，往往会降低抗菌效力。如双氯青霉素等蛋白结合较强的青霉素类药物（表 4-8），当遇到血浆蛋白时，其抗菌效力显著降低，表现为最低抑菌浓度显著增加。磺胺类药物蛋白结合与脑脊液浓度关系见表 4-9，磺胺类药物的蛋白结合率越高，脑脊液中的药物浓度与血药浓度比值越低。

表 4-8　蛋白结合对青霉素抑菌效力的影响（体外）

青霉素类衍生物	最小抑菌浓度（MIC）		$MIC_{血清}/MIC_{肉汤}$
	肉汤（μg/ml）	血清（μg/ml）	
青霉素	0.01±0.01	0.04±0.01	4
青霉素 V	0.02±0.01	0.07±0.01	3.5
氨苄西林	0.02±0.01	0.04±0.01	2
萘夫西林	0.07±0.01	0.75±0.25	10.7
苯唑西林	0.09±0.01	1.25±0.25	13.9
氯唑西林	0.07±0.01	1.75±0.25	25
双氯西林	0.05±0.01	2.0±0.025	40

表 4-9　磺胺类药物的蛋白结合率与其脑脊液浓度的关系

药　物	蛋白结合率（%）	脑脊液浓度/血浆浓度
氨苯磺胺（SN）	5~20	1
磺胺嘧啶（SD）	20~60	0.4~0.8
磺胺二甲嘧啶（SM_2）	60~80	0.3~0.8
磺胺异噁唑（SIZ）	60~80	0.3~0.5
磺胺-5-甲氧嘧啶（SMD）	75	0.3
磺胺甲噁唑（SMZ）	60~70	0.3~0.5

血浆药物浓度通常指血浆中的药物总浓度，即包括游离型药物与结合型药物。大多数文献报道的治疗有效浓度是指血浆中或血清中药物的总浓度。但对于蛋白结合率高的药物，血中药物总浓度与药理作用之间往往不存在相关性。已有一些研究证明药物的疗效取决于其游离型浓度。如在健康人和高血压患者体内进行的普萘洛尔药理实验表明，血浆药物总浓度与药理作用相关性不好（$r=0.46$），游离型药物浓度与效应的

相关性较好（$r=0.89$）。由此认为游离型药物是发挥药效作用的主要形式。

如果蛋白结合在某药物分布过程中起重要作用时，任何血浆蛋白结合率的改变都会对药物的体内分布及治疗效果发生显著影响，因为血浆中游离型药物与作用部位的药物处于平衡状态，血浆蛋白的结合程度稍有改变，例如蛋白结合率下降，则游离药物比例增加，组织分布增多，可引起临床疗效的增强，或者毒性反应增大。

另外疾病状态可能改变血浆蛋白与药物相互作用，或改变血浆蛋白总浓度，导致血浆蛋白结合率的降低，进而影响药物的疗效。如地西泮在正常人的 $t_{1/2}$ 为 12.6 小时，慢性肝炎患者为 26.3 小时。对于一些蛋白质缺乏症的患者，由于血中蛋白含量下降，应用蛋白结合率较高的药物时游离药物浓度增加，易发生不良反应。如当白蛋白低于 2.5%（正常值约为 100ml 血浆中含 4g）时，泼尼松的副作用发生率增加一倍。

3. 影响药物蛋白结合的因素 药物与蛋白结合除了受药物理化性质、给药剂量、药物与血浆蛋白亲和力、药物相互作用等影响外，还与下列因素有关。

（1）动物种属差异：药物蛋白结合率因动物种类不同差异较大，由各种动物的血浆蛋白对药物的亲和性不同所引起。故从大鼠、豚鼠、家兔等动物实验中得到的血浆蛋白结合率数据可能与人血浆蛋白结合率差异较大，应引起注意。

（2）性别差异：关于性别差异影响蛋白结合的研究，以激素类药物报道较多。如水杨酸的蛋白结合受白蛋白影响，女性体内白蛋白的浓度高于男性，故水杨酸的蛋白结合率女性高于男性。相反，磺胺的蛋白结合率男性高于女性。

（3）生理和病理状态：血浆容量及其组成随年龄而改变，因此年龄是影响药物与蛋白结合的一个重要生理因素。如磺胺药物蛋白结合率随年龄增加而增加。新生儿的血浆白蛋白浓度比成人低，故药物蛋白结合率亦较低，血浆中游离型药物的比例较高，这是小儿对药物较成人敏感的原因之一。

机体某些组织发生病变时，蛋白结合率可发生变化。如肝、肾功能不全时，血浆内蛋白质含量降低，某些蛋白结合率高的药物如苯妥英钠血中的游离型药物明显增高，可能导致药理作用增强甚至出现毒性反应。又如头孢西丁的蛋白结合率可从正常的 73% 下降至 20%。

血浆中蛋白质的组分可能有较大差异，如 α_1-酸性糖蛋白和脂蛋白的浓度因生理状态和病理状态不同，波动性很大，因此可能造成碱性药物的蛋白结合率改变。

4. 蛋白结合率的测定方法 药物和血浆蛋白的结合对药物在体内的分布和转运有重要影响，因此药物蛋白结合率的测定，是新药研究开发的一项重要工作。

药物与蛋白结合常数 K 值和结合位点数的定量分析，常用 Scatchard 方程进行分析：

$$\frac{r}{C_r} = nK - rK \qquad (4-6)$$

式中，r 为每个蛋白质分子键合的小分子的个数，C_r 为游离小分子的浓度，n 为结合位点数，K 为结合常数。以 r/C_r 对 r 作图，可以得到一条直线，由截距、斜率可以求得结合位点数和结合常数。该法是研究蛋白与药物分子结合反应的经典方法。利用 Scatchard 方程计算结合常数和结合位点数，关键在于确定游离型药物和结合型药物的浓度。根据药物的理化性质及试验条件，可选择使用一种测定游离型药物和结合型药物的浓度方法，进行至少三个浓度（包括有效浓度）、平行三次的血浆蛋白结合试验，以了解药物的血浆蛋白结合率是否有浓度依赖性。

　　研究药物与血浆蛋白结合的方法主要有平衡透析法（equilibrium dialysis）、超速离心法（ultracentrifugation method）、超滤法（ultrafiltration method）、凝胶过滤法（gel filtration）、光谱法（spectroscopy，紫外可见光谱、荧光光谱、红外光谱、圆二色谱、拉曼光谱等）和光学生物传感器法（optical biosensors）等。

　　通常药物是小分子，而蛋白是大分子，平衡透析、超滤和凝胶过滤的原理都是根据分子量将结合型药物与游离型药物分开。平衡透析法中常选择合适的透析袋，透析袋为半透膜，能截留一定分子量的孔径，使得小分子药物可以自由通过，而大分子蛋白则不能通过。将血浆或血清放入透析袋中，置于含有药物的缓冲液中，恒温振荡。一部分药物由于与血浆蛋白结合会被截留在透析袋中，达到平衡后测量两室内药物的浓度。多种因素可能影响血浆蛋白和药物结合的测定。许多药物与血浆蛋白的结合受到 pH 的影响，所以通常使用磷酸缓冲液在 37℃ 孵育的条件。

　　超速离心法是根据不同蛋白质其密度与形态各不相同而分开。蛋白质分子比重略大于水，在特定溶剂中，利用超速离心力可将不同分子量的蛋白分离。如血浆脂蛋白中有两种比重不同的蛋白质和脂质，蛋白质含量高者，比重大；相反，脂类含量高者，比重小。从低到高调整介质密度后超速离心，可依次将不同密度的血浆脂蛋白分开。

　　超滤法是取血浆或血清与药物混合，恒温振荡，至平衡后，选用截留不同分子量的超滤管，药物与蛋白混合液加在上室内开始离心，与血浆蛋白结合的药物和血浆蛋白一起被截留在上室，只有游离型药物能进入超滤管底部。分别测定超滤液和超滤前蛋白溶液中药物的浓度，计算血浆蛋白结合率。一般超滤的速度为 3000~10 000r/min，时间为 5~15 分钟。

　　凝胶过滤是利用分子筛的原理，将小分子药物和大分子量蛋白、蛋白-药物复合物分离，最终测定游离型药物的浓度。首先取血浆或血清与药物混合，恒温振荡，至平衡后，通过葡聚糖凝胶柱，进行游离型药物和蛋白结合药物的分离测定，计算血浆蛋白结合率。

　　光谱法是通过蛋白与药物结合后的光吸收改变来测定与蛋白结合的药物的量，这种方法只在特殊的情况下才能使用。光学生物传感器法采用表面等离子体共振技术，用于探测生物分子间的相互作用，因而可用于药物开发的许多过程中。该技术可筛选针对某一靶点的先导化合物，也可检测药物与蛋白包括酶的结合能力。

（三）药物理化性质对体内分布的影响

　　大多数药物通过细胞膜微孔或膜的类脂双分子层以被动扩散的方式透过细胞膜。这种被动转运方式直接与药物的理化性质密切相关。药物的脂溶性、分子量、解离度、异构体以及与蛋白质的结合能力等理化性质都会明显地影响被动转运方式，从而影响药物的体内分布。

　　药物的脂溶性是影响药物体内分布的因素之一，如左旋多巴比多巴胺脂溶性强，易于透过血脑屏障进入脑内分布。药物跨膜转运时，分子量越小越易转运，透过速度也就越快，分子量在 200~700Da 之间的药物易于透过生物膜。

　　弱酸、弱碱性药物的跨膜转运能力与细胞外液的 pH 有关，细胞外液与血液 pH 相同，那么解离型、非解离型药物的比例由药物的解离常数 pK_a 和体液的 pH 所决定，符合 Henderson-Hasselbalch 方程。如弱酸性药物对氨基水杨酸、水杨酸等在血浆 pH 下大部分解离，因而不易进入组织。弱碱性药物如氯喹，在此 pH 条件下很少解离，非解离型的药物容易跨膜转运进入组织。弱酸、弱碱性药物中毒时，可采取相应的措施改变体内分布。如弱酸性药物苯巴比妥中毒时，用碳酸氢钠碱化血液，一方面可使尿液 pH 增高而抑制苯巴比妥在肾小管的重吸收，加快苯巴比妥的排泄；另一方面改变体液 pH 可使苯巴比妥从细胞内向细胞外扩散，脑组织中药物向血浆转移，从而减少中枢神经组织中苯巴比妥的浓度而起解毒作用。

脂溶性强的药物或分子量小的水溶性药物易于进入细胞内，而脂溶性差的大分子或离子可以通过特殊转运方式进行。主动转运是通过转运器（transporters）的转运作用、受体介导的内化作用（internalization），将药物从细胞外向细胞内转运。由于转运器和受体具有特异性识别药物分子的能力，因此转运效率受到药物化学结构、立体构象等因素的影响。胞饮作用与细胞吞噬作用机制相同，系借助细胞膜的一部分产生凹陷，继而形成内涵体，消耗细胞能量，把所需物质摄取到细胞中，例如肝、脾等单核吞噬细胞系统多属于这种非特异性的摄取方式。

采用现代制剂技术使药物产生络合、增溶、助悬、微粒化、胶体化以及乳化等各种处理后，可明显改变药物在体内的分布情况。如四环素类药物由于与 Ca^{2+}、Mg^{2+}、Al^{3+} 等形成难溶性金属离子络合物，而影响其体内的吸收和分布。当体内重金属离子（如 Cu^{2+}、Pb^{2+}、Hg^{2+}）过多引起中毒时，用 EDTA 盐与其形成水溶性的重金属离子螯合物，则可使重金属离子易于从组织及血液中排出体外。药物制成脂质体或复合乳剂等胶体微粒系统后，体内的吸收、分布和消除方式会发生改变。如氟尿嘧啶乳浊液对淋巴系统有选择性分布，故对于治疗已转移至淋巴的癌症较适宜。脂质体可通过肝的单核-巨噬细胞的胞饮作用进入细胞内，增加药物在单核-巨噬细胞系统的分布，可用于单核-巨噬细胞系统病变组织的靶向药物治疗。又如供注射用的右旋糖苷铁、山梨醇铁等，都是由氢氧化铁与稳定剂右旋糖苷、山梨醇等形成水溶性络合物，这种溶胶被肝、脾的单核-巨噬细胞系统吞噬后，变成贮存铁，故能缓缓发挥作用。

（四）组织亲和力对体内分布的影响

药物在体内选择性分布，除取决于生物膜的转运特性外，药物与组织的亲和力也是影响体内分布的重要因素之一。在体内与药物结合的物质，除血浆蛋白外，其他组织细胞内存在的蛋白质、脂肪、DNA、酶以及黏多糖等大分子物质，也能与药物发生非特异性结合。这种结合与药物和血浆蛋白结合的原理相同。一般组织结合是可逆的，药物在组织与血液间保持着动态平衡。有些药物与组织结合能力强，由于结合型的药物不易透过细胞膜，因此组织中的浓度往往高于其在血浆中的浓度，故药物与组织的亲和力对药物的体内分布影响很大。例如，碘对甲状腺组织有高度选择性，它在甲状腺组织中的浓度不但比血浆中的高，而且比其他组织也要高出约 1 万倍，故放射性碘用于甲状腺功能的测定和甲状腺功能亢进的治疗。

在大多数情况下，药物的组织结合起着药物的贮存作用，假如贮存部位也是药理作用的部位，就可能延长作用时间。但许多药物在体内大量分布和蓄积的组织，往往不是药物发挥疗效的部位，例如脂肪组织是脂溶性药物的巨大储库，静脉注射麻醉药硫喷妥钠后有 70% 分布到脂肪组织。有些药物可与组织内成分形成不可逆结合，向组织外转运的速度极慢，在组织中可以维持很长时间，甚至长期蓄积会产生药物的不良反应。如吩噻嗪、氯喹、砷沉积在头发中，四环素与钙络合沉积在骨骼和牙齿中，吩噻嗪、氯喹等多环芳香族化合物能与黑色素作用，引起视网膜病变。

（五）药物相互作用对体内分布的影响

药物与蛋白结合大多数是非特异性的，许多理化性质相似的药物、代谢物可能竞争相同的结合位点，从而产生药物的相互作用，引起体内药物分布的改变。对于血浆蛋白结合率不高的药物，轻度置换使游离药物浓度暂时升高，药理作用短暂增强。而对于结合率高的药物，与另一种药物竞争结合蛋白位点，使游离型药物大量增加，引起该药的分布容积、半衰期、肾清除率、受体结合量等一系列改变，最终导致药效的改变和不良反应的产生。

按药物与血浆蛋白结合的程度可分为高结合率（80%以上）、中度结合率（50%左右）及低度结合率（20%以下）。两种药物联合使用时，由于竞争同一血浆蛋白结合位点，导致一种药物游离型浓度大量增加，会引起药效的改变和毒副反应的产生。一般来讲，药物相互作用对蛋白结合率高的药物影响显著，蛋白结合率高的药物包括：甲苯磺丁脲、苯妥英钠、华法林等。

药物也可与组织蛋白结合，当联合用药时，药物间可能存在竞争组织蛋白结合的现象。如米帕林（阿的平）能特异性结合于肝脏，当与扑疟喹啉同用时，大量米帕林被游离出来，导致严重的胃肠道及血液毒性反应。又如地高辛能特异性结合于心肌组织，当与奎尼丁合用时，使地高辛游离，会引起血浆浓度明显升高。药物也可能与内源性物质进行置换作用，如磺胺类药物与胆红素竞争血浆蛋白结合部位，使游离胆红素浓度升高，造成婴儿及胎儿黄疸。

临床上由于药物相互作用引起体内分布变化，导致不良反应的事件经常发生。如1993年日本发生了氟尿嘧啶（5-FU）和索拉夫定药物相互作用的事件，导致15例并发带状疱疹的癌症患者死于5-FU中毒。又如华法林治疗的患者给予水合氯醛时，由于水合氯醛代谢产物三氯乙醇大量置换华法林而增加抗凝作用。但由于血流通过肝时游离的华法林分子被代谢，药物总量迅速减少，故这种作用是短暂的，可观察到抗凝作用短暂和轻度增强，华法林需要量约可减少1/3，如不改变剂量，有望在5天内达到新的平衡。

甲苯磺丁脲合用磺胺苯吡唑可使甲苯磺丁脲的药效增强，产生强烈的血糖下降作用，甚至可引起低血糖性休克。甲氨蝶呤与阿司匹林或磺胺药合用，也可使血浆中游离的甲氨蝶呤浓度升高，显著增加对骨髓的抑制作用。苯妥英钠与蛋白结合竞争剂联合用药时也应该注意降低苯妥英钠的用量。

第二节 脑内转运和血脑屏障

大脑属于人体的中枢神经系统，可分为血液、脑脊液以及脑组织三部分。药物向脑内的转运需要透过血脑屏障。本节以脑和脑脊液为中心，主要讨论药物从血液向中枢神经系统的转运，以及药物从中枢神经系统向血液的排出。

脑脊液由各个脑室内脉络丛分泌和滤出而产生，侧脑室内脉络丛较丰富，故产生脑脊液最多。脑脊液从左右两侧的侧脑室经室间孔流入第三脑室，经中脑导水管流入第四脑室，再经第四脑室正中孔（门氏孔）和两侧孔（路氏孔），进入蛛网膜下隙，分布于脑和脊髓表面，再通过蛛网膜绒毛上较大的孔隙（即蛛网膜颗粒）进入硬隙静脉窦，返回至血循环。脑室与蛛网膜下隙中一般均充满脑脊液，起着保护、缓冲与维持颅内压的作用，并与脑组织的新陈代谢、物质转运有关。

成人的脑脊液总量约为120ml。脑脊液中蛋白质含量比血浆少得多，其他成分差别不大，pH比血浆偏酸0.1。

一、血脑屏障

药物从血液向脑内的转运，与从血液向其他组织的转运速度极其不同。例如家兔静脉注射尿素后，向肌肉转运较迅速，但向脑内和脑脊液中的转运极其缓慢，如图4-4

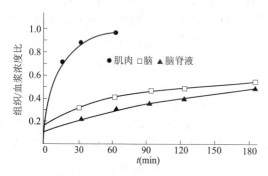

图4-4　尿素向组织的转运

所示。此外，蔗糖和菊粉等从血液向肌肉的转运是比较容易的，但向脑内的转运很少，几乎测不出来。又如将色素注入动物体内，几乎所有体内组织均被染色，只有脑脊液、脑组织例外。这些事实说明在血液和大脑之间存在某种屏障，即血脑屏障（blood-brain barrier，BBB）。

所谓血脑屏障，是指脑、脑脊液与血液之间的物质交换受到某种限制，阻挡有害物质透入脑组织，同时有选择地将脑内有害或过剩物质泵出脑外，使脑细胞外液与血液间的成分保持着一定程度的差异，调节中枢神经系统的生理平衡，保持脑的内环境恒定。脑的这种结构和功能称为血脑屏障。

广义的血脑屏障为脑部的毛细血管在脑组织、脑脊液和血液之间构成了体内最为有效的生物屏障，按中枢神经系统的构造，包括以下三种屏障：①从血液中直接转运至脑内时的血液-脑组织屏障（简称血脑屏障，狭义）；②从血液转运至脑脊液时的血液-脑脊液屏障；③通过脑脊液转运至脑组织内时的脑脊液-脑组织屏障。其中，血液-脑组织屏障是影响药物向脑内转运的关键屏障。

血液-脑组织屏障表面积最大，约为20m²，由脑毛细血管内皮细胞、基膜、周细胞、星形细胞脚板和神经元构成（图4-5）。血液-脑组织屏障存在于血液循环和脑实质之间，限制着内源性、外源性物质的交换。它由单层脑毛细血管内皮细胞形成连续性无膜孔的毛细血管壁，细胞之间存在紧密连接，几乎没有细胞间隙。毛细血管基膜（脑侧）被星形胶质细胞包围，形成了较厚的脂质屏障，能够有效地阻挡水溶性和极性药物透入脑组织。此外，脑毛细血管中还存在一些特殊的酶系统，如多巴胺脱羧酶、γ-氨基丁酸转化酶等，可使某些氨基酸降解不易透过血脑屏障。同时，外排药泵蛋白，如P-糖蛋白、MRP、乳腺癌耐药蛋白（breast cancer resistance protein，BCRP）等可识别小分子脂溶性药物，主动将其排出脑外。实际上，血脑屏障包括由生理结构构成的被动物理屏障，以及由外排药蛋白形成的主动屏障两部分。这种严密的天然屏障，为脑组织提供了相对稳定的内环境，维持大脑正常的生理功能，却极大地限制极性小分子、大分子药物透入脑组织。

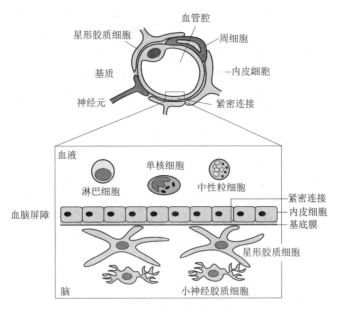

图 4-5　血液-脑组织屏障

大分子药物和水溶性药物很难进入脑内，成为中枢神经系统疾病治疗的主要障碍。例如具有极大治疗前景的蛋白、基因药物难以自主透过血脑屏障到达脑实质发挥作用。水溶性小分子蔗糖从血液向肌肉等组织转移容易，但几乎测不出脑内浓度，因而常用作检测血脑屏障完整性的标记物。而另一些物质，如乙醚、氯仿、硫喷妥等脂溶性较高的麻醉剂，能迅速地向脑内转运，血液与组织中的浓度瞬时可达平衡。

二、药物脑内转运过程及影响因素

药物脑内转运过程主要包括：从血液向中枢神经系统的转运及从中枢神经系统向外周的转运。

1. 药物从血液向中枢神经系统的转运　药物从血液向中枢神经系统转运的机制包括被动转运和载体介导的转运，但主要通过被动转运方式进行。通常只有极少数的小分子药物和必需的营养物质可以透过血脑屏障进入脑内。少数脂溶性较高、分子量很小的强效镇痛剂、三环抗抑郁剂、抗胆碱和抗组胺类药物以及高脂溶性的麻醉药硫喷妥等，可以进入脑内。

对于被动转运方式而言，药物的脂溶性与解离度是影响转运的主要因素。一般情况下，药物亲脂性越强，越容易透过血脑屏障。例如，吩噻嗪类安定药：氯丙嗪、氟奋乃静、阿利马嗪、氟吩嗪以及丙嗪等均有很高的脂溶性，故均能迅速向脑内转运，它们的脑内浓度与血浆浓度的比值显著大于1，很可能是由药物与脑组织成分产生非特异性结合所致。非解离型药物易于透过细胞膜进入脑内，而离子型药物向中枢神经系统转运极其困难。在血浆 pH 7.4 时，弱酸性药物主要以解离型存在，而弱碱性药物主要以非解离型存在，弱碱性药物容易向脑脊液转运。表 4-10 为血浆 pH 7.4 时几种分子型药物向脑脊液转运的速度与理化性质的关系，它表明药物透入脑脊液的速度与其在 pH 7.4 时的分配系数几乎成正比。分配系数高的硫喷妥、苯胺、氨基比林等容易透过血脑屏障，而分配系数低的 N-乙酰基-4-氨基安替比林和磺胺脒在血浆 pH 7.4 的条件下，即使大部分以非解离形式存在，但其透过性仍然极差。说明药物的亲脂性大小是药物能否透过血脑屏障的决定因素。表 4-11 为血浆 pH 7.4 时几乎全部解离的药物，其向脑脊液转运的速度与理化性质的关系。由于药物大部分以解离形式存在，因此渗透系数均很低，表中透过率最高的奎宁，在 pH 7.4 时约有 9% 为分子型。大多数水溶性及在血浆 pH 7.4 时能解离的抗生素不能进入中枢神经系统，但当脑内感染（如脑膜炎）存在时，可能导致细胞膜通透性变大，使氨苄西林和头孢噻吩钠等都能透入脑脊液，药物可以发挥治疗作用。

表 4-10　分子型药物向脑脊液转运能力与理化性质的关系

药物	pK_a	非离子型（%）	血浆蛋白结合率（%）	分配系数		透过系数 P^*（min^{-1}）
				氯仿	庚烷	
硫喷妥	7.6	61.3	75		0.95	0.50~0.69
苯胺	4.6	99.8	15	102	0.55	0.40~0.69
氨基比林	5.1	99.6	12	17	0.15	0.25~0.69
4-氨基安替比林	4.1	99.9	15	73	0.03	0.69
戊巴比妥	8.1	93.4	40	15	<0.05	0.17
安替比林	1.4	>99.9	2	28	0.04	0.12~0.21
乙酰苯胺	1.0	>99.9	2	3	0.01	0.039
巴比妥	7.8	55.7~71.5	<2	2	0.005	0.026~1.029
N-乙酰基-4-氨基安替比林	0.5	>99.9	<3	1.5	0.004	0.0051~1.0012
磺胺脒	>10	99.8	6		<0.001	0.003

注：$* P = -\dfrac{1}{t}\ln\left(\dfrac{C_{pl} - C_{CSF}}{C_{pl}}\right)$；$C_{pl}$：血浆中药物浓度；$C_{CSF}$：脑脊液中药物浓度；$t$：时间。

表 4-11　离子型药物向脑脊液转运能力与理化性质的关系

药物	pK_a	非离子型（%）	血浆蛋白结合率（%）	透过系数 P^*（min^{-1}）
5-磺基水杨酸	很低	0	22	<0.0001
N-甲基烟酰胺	很低	0	<10	0.0005
5-硝基水杨酸	2.3	0.001	42	0.001
水杨酸	3.0	0.004~0.01	40	0.0026~0.006
对氨基苯磺酸	3.2	0.01	3	0.005
美卡拉明	11.2	0.06	20	0.021
奎宁	8.4	9.09	76	0.078

注：$* P = -\dfrac{1}{t}\ln\left(\dfrac{C_{pl} - C_{CSF}}{C_{pl}}\right)$；$C_{pl}$：血浆中药物浓度；$C_{CSF}$：脑脊液中药物浓度；$t$：时间。

　　除药物在血液中的解离度和脂溶性外，药物与血浆蛋白结合程度也能在一定程度上影响血液-脑脊液间的药物转运。

某些病理状态下（如脑膜炎）血脑屏障的通透性增大，一般不易进入中枢神经系统的大多数水溶性的药物以及在血浆 pH7.4 时能解离的抗生素（氨苄西林、青霉素、林可霉素和头孢噻吩钠等）透入脑脊液的量明显增多，有利于药物发挥治疗作用。

另外，药物由血液向脑内的转运还存在主动转运机制，如葡萄糖、氨基酸、K^+、Mg^{2+}等金属离子就是通过主动转运机制进入脑内的。在血脑屏障上存在三种典型的转运器以主动转运方式转运物质：①从血液到脑的脑内摄取，为亲水性小分子和其他脑内必需分子，包括己糖、氨基酸和核苷酸等的脑内转运提供了有效的途径。如葡萄糖转运器家族（glucose transporters，Gluts）负责转运葡萄糖和甘露糖；中性氨基酸转运器家族（system L1）、酸性氨基酸转运器家族（system y$^+$）等氨基酸转运系统；核苷转运器（equilibrative nucleoside transporter 1，ENT1）转运嘌呤碱，如腺嘌呤、鸟嘌呤等。②进入脑内的外源性化合物从脑内向血液的外排载体蛋白系统，如 P-糖蛋白、多药耐药蛋白等。③从脑间质液向血液外排代谢产物、神经毒性物质的脑-血液外排载体蛋白系统，如有机阳离子转运器家族（organic cation transporters，OCT）、有机阴离子转运器家族（organic anion transporters，OAT）负责小分子化合物转运。以上载体系统影响了药物向脑内的分布。

脑毛细血管内皮细胞膜上还存在一些特异性的受体，如转铁蛋白受体、胰岛素受体、低密度脂蛋白受体等。这些受体能够与其相应的配体或抗体特异性结合，通过受体介导的胞吞转运机制将物质递送入脑组织，维持其正常的生理功能。例如血中的铁可以通过转铁蛋白受体介导入脑，胰岛素可以通过胰岛素受体介导入脑。

2. 药物从中枢神经系统向血液的转运　从血液转运至脑内的药物，不能直接从脑内排出体外，须先从中枢神经系统转运到血液，然后再通过体循环排出体外。药物从中枢神经系统向血液的转运与药物在中枢神经系统的分布或蓄积有关，主要以滤过和主动转运两种机制进行，在排出过程中起主要作用的是脑脊液和脉络丛。

药物从脑脊液向血液中排出，主要通过蛛网膜绒毛滤过方式进行。蛛网膜绒毛具有较大孔隙，药物一般均能有效地通过这种孔隙滤过，甚至连甘露醇、蔗糖、菊粉、右旋糖酐和血浆蛋白之类的高分子物质也可以通过。一般物质以这种滤过方式排出，这种滤过的动力是脑脊液的流体静压，因此药物从脑脊液消除的速度由脑脊液的滤过速度决定。例如，戊巴比妥与碳酸酐酶抑制剂乙酰唑胺合用可使其催眠作用时间延长，原因之一即为乙酰唑胺使脑脊液的流量减少，从而使戊巴比妥从脑内的消除减慢。

药物从脑内转运回血液的另一条排出途径是通过脑脊液经脉络丛的主动转运机制进入血液。菊粉是分子量约 5000Da 的果聚糖，既不会与血浆蛋白结合，也无滤过之外的转运机制，常用于测定肾小球滤过率，也可作为测定脑脊液滤过的指标。一般来说，当某药物从脑脊液中消除的速度低于或等于菊粉时，多为被动转运；如比菊粉消除更快，则提示该药的转运机制除滤过外还可能存在主动转运。例如，碘离子、酚红、对氨基马尿酸、青霉素类抗生素等酸性物质以及季铵盐类、N-甲基烟酸胺等碱性物质从脑脊液中的消除速度均比菊粉快。可见，这种主动转运也分为酸分泌与碱分泌两种不同的系统，并存在饱和与竞争抑制现象。

三、提高药物脑内分布的策略

由于血脑屏障的作用，很多化学药物及蛋白多肽类药物的脑内转运受到了限制，蛋白多肽类药物的脑内递送，给许多脑部疾病的药物治疗带来很大困难。因此如何促进药物透过血脑屏障，提高药物在脑内的分布，具有非常重要的临床意义。目前提高脑内药物传递常用如下方法：

（1）对药物结构进行改造，制成亲脂性的前药，增加血脑屏障的透过性。该法的脑内分布效果不佳，原因主要是受化合物自身结构的限制，能够进行结构改造的药物不多；另一方面，脂溶性前药能够提高药物的脑内递送，也能增加其他组织器官的分布，组织选择性差；此外，血脑屏障的内皮细胞膜腔面侧富有 P-糖蛋白和 MRP 等，发挥着高效的作用，原本透过血脑屏障的药物很多又被泵回循环系统中。因此前药和外排泵抑制剂合用效果更佳。近年来构建了一种由二氢吡啶衍生的脂溶性前药—化学递释系统（chemical delivery system，CDS），其具有优良的脑内递送效果和组织选择性，能够提高脑部疾病的治疗效果，降低全身性的毒副作用。

（2）药物直接给药。通过开颅手术直接将药物置入脑室内或从大脑注射进入脑内。该方法可将不同类型的药物直接运送至病灶部位，选择合适的制剂处方也可达到持续释放的目的。但是开颅手术伤害性较大，并且不易进行长期治疗，脑内局部给药使药物在脑中的广泛分布受到限制。鞘内给药是将药物注射或输注到环绕脊髓的脑脊髓液中。通过鞘内给药也可使大分子药物如蛋白、多肽绕过血脑屏障。

（3）暂时破坏血脑屏障。通过颈动脉输注高渗甘露醇溶液、缓激肽类似物后，使血脑屏障暂时打开，增加药物入脑。该法虽然有效，但不安全。因为缺乏特异性，所以某些有毒有害物质可能在血脑屏障打开的同时也进入脑内，影响中枢神经系统的正常生理功能。

（4）通过鼻腔途径给药。药物可以通过鼻腔嗅黏膜吸收绕过血脑屏障直接转运入嗅球或脑脊液，进入脑组织。研究表明，许多病毒、金属离子、染料、多肽、蛋白质以及小分子药物都可以通过鼻腔给药入脑。药物从鼻腔入脑主要有三条通路：嗅神经通路、嗅黏膜上皮通路、血液循环通路。小分子药物，如吡啶羧酸、苯甲酰爱康宁和多巴胺等药物可以经嗅黏膜上皮通路入脑。靶向功能分子修饰的脂质体、纳米粒和胶束等可以通过主动转运的途径提高药物经鼻入脑的效率。

（5）利用血脑屏障上受体与相应配体或抗体的亲和性，以配体或抗体修饰药物或纳米载药系统，通过受体介导的胞吞转运递送药物进入脑内。亲水性的聚乙二醇（PEG）修饰的纳米载药系统，可以避免体内单核-巨噬系统的吞噬，明显延长纳米载药系统在体内的循环时间，提高脑内转运效率。

第三节　胎儿内转运及血液-胎盘屏障

药物向胎盘的转运除了和药物本身的理化特性有关外，主要还受到胎盘屏障的影响。胎盘位于母体血液循环与胎儿血液循环之间，是一道天然屏障。而且具有多种重要功能，如免疫功能、分泌功能和屏障功能等。它对母体与胎儿间的物质交换、胎儿的正常发育起着十分重要的作用。妊娠期妇女用药要极其慎重，有的药物可能透过血液-胎盘屏障向胎儿体内转运，甚至引起胎儿中毒或致畸危险。如最具代表性的是20世纪60年代前后发生的反应停事件，作为镇静剂和止痛剂的反应停（沙利度胺），对妊娠早期的恶心、呕吐症状具有较好的抑制作用，由于其严重的致畸作用，导致世界各国1.2万名"海豹畸形婴儿"的出生。

一、胎盘构造与胎儿的血液循环

胎盘为母体用以养育胎儿的圆盘状器官，也是胎儿的营养、呼吸和排泄器官。胎盘由丛密绒毛膜和底蜕膜等构成，直径为15~20cm，厚约2.5cm，重约450g。胎盘绒毛膜是一层胚胎性结缔组织，内含有脐血管的分支。绒毛膜向子宫蜕膜的一面，覆盖着滋养层细胞，与绒毛的滋养层连接。从绒毛膜发出若干大小绒毛，它有很多分支，形如小树。多数绒毛悬浮于绒毛间隙的母体血液中，与母体血只隔一层很薄的细胞膜。底蜕膜含有蜕膜细胞和子宫的血管。胎儿绒毛与底蜕膜之间的空隙称为绒毛间隙，充满着母血。胎儿的绒毛从间隙内的母血中吸收氧和营养物质，并将胎儿的代谢产物以及二氧化碳等输入母血中。物质交换时，胎儿血液与母体血液之间只隔着一层很薄的结构，称胎盘膜（placental membrane）。胎盘膜是一种选择性透过膜，营养物质、代谢废物、抗体蛋白等均可以定向通过，有些大分子物质，特别是有害物质、细菌、血细胞等一般不能通过。在胎儿毛细血管与母体之间，存在着屏障层，厚约3.5μm，它是由合体滋养层、细胞滋养层及其基膜，绒毛结缔组织，绒毛毛细血管内皮及其基膜所构成，这就是组织学上的血液-胎盘屏障（简称胎盘屏障）。胎盘屏障能调节母体和胎儿之间的物质转运及代谢，是保护胎儿的一种防御性屏障，母体感染的病原体及其有害产物不能通过胎盘进入胎儿，包括艾滋病病毒和肝炎病毒等都不能通过这一屏障感染胎儿。近年来研究发现滋养层细胞上也存在着P-糖蛋白的高度表达，对药物发挥逆向转运的作用，从而保护胎儿免遭外源性物质的侵害。

胎盘内有母体和胎儿两套血液循环，两者的血液在各自封闭管道内循环，互不相混，但可进行物质交换。胎儿血液循环的基本特点是没有肺循环，而有胎儿血循环通道，即卵圆孔、动脉导管和静脉导管（图4-6）。从脐静脉来的富有营养物质和氧气的血液，其中一部分（约1/9）通过胎儿独特的途径——动脉导管进入下腔静脉，其余大部分血液经肝分支进入肝，与肝门静脉来的血液汇合进入下腔静脉，一部分下腔静脉血液进入右心房，与从脑、头部来的上腔静脉血液汇合，绕过肺循环，经过动脉导管直接流入主动脉。而大部分下腔静脉血液（约3/5）通过心房间

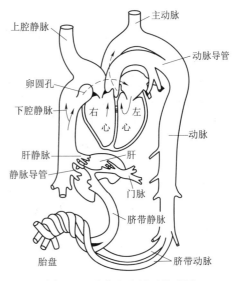

图4-6 胎儿血液循环模式图

隔上的卵圆孔直接进入左心房和左心室，然后流入主动脉，由主动脉分出的血管供给全身器官和组织的营养。血液给出氧并摄取二氧化碳以后由胎儿的身体经脐动脉流入胎盘。

二、药物在胎儿体内的分布

透过胎盘的药物，由胎儿循环转运至胎儿体内各部分。胎儿与母体的药物分布是不同的，胎儿体内各部分的药物分布同样也有差异。例如，将苯妥英钠连续注入母体达稳态后，发现胎儿血中的浓度仅为母体的一半左右，这与胎儿血浆的总蛋白含量较母血低有关。药物在胎儿体内分布的差异与药物的蛋白结合率、胎盘膜的透过性以及胎儿体内各组织屏障的成熟程度等均有关系。胎儿循环自胎盘进入胎体开始即分为两条路径，一条路径经胎儿肝脏至下腔静脉再至胎儿右心；另一路径由静脉导管直接至胎儿循环而不经过胎儿肝脏，不经过胎儿肝脏的那部分药物对胎儿作用较大。通常胎儿的肝脏和大脑组织相对较大，血液多，药物入脐静脉后，有60%的血液进入肝脏，故肝内分布药物多。胎儿的血脑屏障发育尚未成熟，因此许多药物易于透过胎儿的血脑屏障，而较难通过成年人的血脑屏障，所以胎儿中枢神经系统易受影响。如苯妥英钠注射1小时后，测得胎儿的脑/肝浓度比为0.6，而母体的比值仅为0.4，可见药物较易进入胎儿脑内。由于有些药物容易进入胎儿中枢神经系统，如吗啡、硫喷妥、利多卡因以及氯烷等在胎儿肝中有明显的蓄积性，故孕妇应禁用或慎用。

三、药物通过胎盘的机制及其影响因素

胎盘是母体血液循环和胎儿之间的一道天然屏障，进入母体循环系统的药物必须穿过胎盘和胎膜，才能到达胎儿。胎盘屏障的性质类似于血脑屏障，药物通过胎盘转运机制主要有单纯扩散（如气体、尿素、大部分药物），促进扩散（如葡萄糖），主动转运（如Na^+、K^+等无机离子、氨基酸、水溶性维生素），胞饮（如免疫抗体、大分子药物）等。

大部分药物以被动转运通过胎盘屏障，少数药物以主动转运和胞饮作用通过。影响药物以被动转运方式通过胎盘的因素主要有：药物的理化性质，如脂溶性、解离度、分子量等，药物的蛋白结合率，用药时胎盘的功能状况，如胎盘血流量、胎盘代谢、胎盘生长等功能，以及药物在孕妇体内的分布特征等。

非解离型、游离型药物脂溶性越大，越易透过胎盘。分子量600Da以下的药物容易透过胎盘，而分子量1000Da以上的水溶性药物难以透过。脂溶性低、高度离子化的物质如季铵盐类转运极少。γ-球蛋白容易从母体进入胎儿，但白蛋白则难以透入。

此外，药物的血浆蛋白结合率也能影响药物透入胎盘，只有不与蛋白结合的游离型药物才能通过胎盘。糖类的转运是通过载体参与的促进扩散机制透入胎盘内，K^+、Na^+、氨基酸和嘧啶等化合物通过主动转运机制进入胎儿体内。有很多药物容易透过胎盘屏障，常见易通过胎盘屏障的抗生素类药物见表4-12～表4-14。

表4-12 青霉素类抗生素药物血脑屏障、血液-胎盘屏障透过情况

品名	蛋白结合率（%）	血脑屏障	血液-胎盘屏障
青霉素	60	脑膜无炎症时脑脊液药物浓度低，脑膜有炎症时脑脊液药物浓度高	能通过胎盘，除前3个月羊水中青霉素较低外，一般在胎儿和羊水皆可达到有效治疗浓度
青霉素V	75~89	脑脊液血药浓度低	可迅速透过胎盘
氨苄西林	20~25	参阅青霉素	可通过胎盘到达胎儿循环。羊水中达到一定的药物浓度
羧苄西林	50	参阅青霉素	药物致胎儿血清浓度与母体血清浓度之比率达50%~100%
磺苄西林	50		脐带、羊水均可达到有效治疗浓度
苯唑西林	89~94	难通过血脑屏障	
氯唑西林	90~96	难通过血脑屏障	能通过胎盘进入胎儿
氟氯西林	95	难通过血脑屏障	能通过胎盘进入胎儿
阿莫西林	17~20	参阅氨苄西林	可通过胎盘，脐血黏浓度为母体血药浓度的1/3~1/4
哌拉西林	20	参阅羧苄西林	参阅羧苄西林
美洛西林	16~42	参阅羧苄西林	参阅羧苄西林
阿洛西林	20~46	参阅羧苄西林	参阅羧苄西林

表4-13 头孢菌素类抗生素药物血脑屏障、血液-胎盘屏障透过情况

品名	蛋白结合率（%）	血脑屏障	血液-胎盘屏障
第一代头孢菌素类			
头孢氨苄	10~15	难以通过血脑屏障	可通过胎盘，羊水和脐带血可获得有效治疗浓度
头孢唑林	74~86	难以通过血脑屏障，脑膜炎时也不能测出药物浓度	能通过胎盘，胎儿血药浓度为母体血药浓度的70%~80%
头孢拉定	6~10	脑脊液中浓度低，仅为血药浓度的5%~10%	能通过胎盘
头孢羟氨苄	20	极少通过血脑屏障	能通过胎盘
第二代头孢菌素类			
头孢呋辛	31~41	能进入炎症脑脊液	能通过胎盘，羊水中的浓度与血清相当
头孢呋辛酯	50	难以通过血脑屏障	能通过胎盘
头孢克洛	25		能通过胎盘
第三代头孢菌素类			
头孢噻肟	30~50	脑膜有炎症时脑脊液中可达到有效浓度	能通过胎盘
头孢曲松	95	脑膜有炎症时脑脊液中可达到有效浓度	能通过胎盘

续表

品名	蛋白结合率（%）	血脑屏障	血液-胎盘屏障
头孢哌酮	70~93.5	渗入脑脊液的药量极微	能通过胎盘
头孢克肟	70		能通过胎盘
头孢布烯	22~23		
头孢他啶	10~17	脑膜有炎症时脑脊液中可达到有效浓度	能通过胎盘
第四代头孢菌素类			
头孢吡肟	15~19	可通过炎症血脑屏障	可透过胎盘

表4-14　其他β-内酰胺抗生素药物血脑屏障、血液-胎盘屏障透过情况

品名	蛋白结合率（%）	血脑屏障	血液-胎盘屏障
头孢西丁	70	不能透过血脑屏障，有炎症时脑脊液内药物浓度约为同期血黏度的10%	
头孢美唑	84		可分布到羊水和脐带血中
氨曲南	56~60	不易通过	可穿过胎盘进入胎儿循环
亚胺培南-西司他丁	20	进入脑脊液中浓度	可透过胎盘

随着妊娠的进行，胎儿生长逐渐达到高峰时期，胎盘活动力亦相应增强，此时药物的转运作用亦加速。在妊娠后期，绝大多数药物可通过胎盘到达胎儿体内。当孕妇患有严重感染、中毒或其他疾病时，胎盘的正常功能受到破坏，药物的透过性也发生改变，甚至可使正常情况下不能渗透到胎儿体内的许多微生物和其他物质进入胎盘内。

第四节　淋巴系统转运

体循环包括血液循环和淋巴循环，通常血流速度比淋巴流速快200~500倍，故药物主要通过血液循环转运。但药物的淋巴系统转运有时也是十分重要的，如：①某些特定物质如脂肪、蛋白质等大分子物质的转运必须依赖淋巴系统转运；②当传染病、炎症、癌转移等使淋巴系统成为病灶时，必须使药物向淋巴系统转运；③淋巴循环可使药物不通过肝脏，因此可以避免肝脏的首过效应。

一、淋巴循环与淋巴管的构造

淋巴系统主要由淋巴管、淋巴器官（淋巴结、扁桃体、脾和胸腺等）、淋巴液和淋巴组织组成，是静脉循环系统的重要辅助部分。

毛细淋巴管存在于组织间隙中，其结构与毛细血管基本类似，管径很不规则，粗细约为毛细血管的2~5倍，甚至10倍，仅由一层上皮细胞形成管壁，管壁上有允许小分子通过的小孔，内皮细胞之间存在很多间隙，因此毛细淋巴管的通透性非常大，能够透过毛细血管的小分子通常也容易转运至淋巴液中，难以进入毛细血管的大分子则主要通过淋巴系统进行转运。

淋巴循环起始于毛细淋巴管，淋巴管中有瓣膜，能防止淋巴液倒流，并保证药物

从组织间隙流向淋巴管,最后进入静脉的单向流动。毛细淋巴管是一端封闭的管,许多毛细淋巴管汇合成小淋巴管,继而汇合成大淋巴管,全身的淋巴管最终汇合成两条总淋巴管,其中大者为胸导管,它收集膈肌以下各器官及膈肌以上左侧半身的淋巴而转运到左侧锁骨下静脉;另一条为右淋巴导管,收集右侧半身的淋巴液并转运到右侧锁骨下静脉。图 4-7 为哺乳动物的血液循环与淋巴循环关系图。

在身体各部分淋巴回流的要道上有淋巴结,它是淋巴液的过滤器,且多集合成群,起着控制淋巴液流的作用。淋巴结内的吞噬细胞还能吞噬微生物和异物,在机体免疫力方面具有重要意义,癌细胞转移也主要通过淋巴结。

淋巴液是组织液的总汇,组织液过量时即透入淋巴管内成为淋巴液。淋巴液的成分和组织液非常相似,因此可以从淋巴液的成分来推测组织液的成分,也可根据药物向淋巴液转运的性质来推测药物向组织液转运的特点。

消化道给药、组织间隙给药、黏膜给药、血管给药、腹腔给药都可以转运药物进入淋巴系统。淋巴管转运药物的方式可随给药途径不同而有差异。进入血液的药物

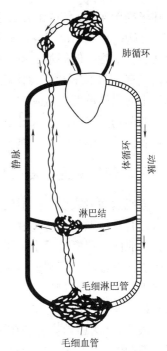

图 4-7　哺乳动物的血液循环与
淋巴循环的关系

通过末梢组织中的淋巴液转运;肌内注射、皮下注射以及其他组织间隙注射给药时,药物从组织间液向淋巴管转运;口服或直肠给药时,其吸收途径经过消化道淋巴管转运。

二、药物从血液向淋巴液的转运

药物从毛细血管向淋巴管转运时,需要通过血管壁和淋巴管壁两个屏障,由于毛细血管壁的孔径明显小于淋巴管,因此毛细血管壁的通透性是转运的限速因素。毛细血管壁的透过性因其构造特点及其功能状态而不同,肝的毛细血管壁上有缺口,肠道毛细血管壁上分布有较大膜孔,因此肝、肠等处的淋巴液中蛋白质含量较高。由于皮肤、肌肉等处毛细血管壁上的膜孔较小,故这些部位淋巴液中的蛋白质含量较低。根据各个组织淋巴管孔径等生理特征,药物从毛细血管向末梢组织淋巴液的转运速度依次为:肝>肠>颈部>皮肤>肌肉。淋巴液药物浓度与血浆药物浓度的比值 R 可反映高分子化合物从血液向淋巴液的转运情况。

$$R = \frac{C_L}{C_P} = \frac{PS}{L + PS} \tag{4-7}$$

式 (4-7) 中,C_L 为淋巴液中药物浓度;C_P 为血浆中药物浓度;L 为淋巴流量;PS 为血浆药物清除率(即透过性×表面积)。

由上式可知,淋巴液中药物浓度通常小于血浆浓度,淋巴液中的药物主要是通过被动转运的方式从血管向淋巴管转运,因此 R 不会超过 1。任何组织中药物分子量从 20 000Da(半径为 3.2nm)向 40 000Da(半径为 4.9nm)过渡时,其 R 值急剧减少,从而可以推测血管壁上以半径 4nm 左右的细孔最多,尚有少数能容许大分子透过的比

上述半径大 4~19 倍的细孔存在。

药物从血液向淋巴液的转运是被动扩散过程，故淋巴液中药物浓度一般不会高于血浆药物浓度。但偶尔也有淋巴液浓度高于血浆浓度的情况，例如，氨苄西林与血浆蛋白仅有 5% 的结合率，而淋巴液中的最高浓度比血浆最高浓度高 1 倍；呋喃妥因在淋巴液中的最高浓度比血浆约高 2 倍。这些药物在体内均受肾小管主动分泌方式的作用，分泌的药物重吸收后流入淋巴管，使淋巴液获得较高浓度。另外，毛细血管压、血浆和组织液的胶体渗透压、血浆蛋白结合率等因素均会影响药物从血液向淋巴液的转运。

三、药物从组织液向淋巴液的转运

当肌内注射或皮下注射给药时，存在于组织间液的药物可转运进入毛细血管或毛细淋巴管。所循途径主要由药物分子量大小和管壁的通透性所决定。例如，葡萄糖、尿素、肌酸、肌酐酸等小分子物质因能迅速扩散与血液达平衡，故既能进入血管，也容易进入毛细淋巴管和组织细胞内。而组织液内的蛋白、脂蛋白等大分子物质则难以通过毛细血管壁的屏障，但容易进入毛细淋巴管。当然，由淋巴转运的大分子物质，最后也汇集于血液循环中。

表 4-15 为肌内注射、皮下注射时药物吸收途径与分子量的关系。一般认为，分子量在 5000Da 以上的大分子物质，经淋巴管转运的倾向性很强。分子量在 5000Da 以下的大分子物质，都能进入血管和淋巴管，但由于血流量大大超过淋巴流量，故几乎全部由血管转运。

表 4-15 肌内注射、皮下注射的吸收途径与分子量

药物	分子量	给药途径	吸收途径
$Na^{24}Cl$	58	肌内注射	血管
$Fe^{59}Cl$	270	皮下	血管
士的宁	>334	皮下	血管
蛇毒	2500~4000	皮下	血管
山梨醇-枸橼酸铁复合物	<5000	肌内	淋巴管 16% 血管 50%~60%
Black tiger 蛇毒	>20 000	皮下	淋巴管
Russel Viper 蛇毒	~30 000	皮下	淋巴管
白喉类毒素	~70 000	皮下	淋巴管
铁-多糖类复合物	10 000~20 000	肌内注射	淋巴管
新霉素-聚甲基丙烯酸复合物	高分子	肌内注射	淋巴管

有时由于治疗的需要，期望药物在淋巴液中有足够的浓度时，可以利用从组织液向淋巴液的转运特点，通过改造药物的分子大小达到这一目的。例如，将药物修饰成仍具有原来活性的高分子化合物，如氢氧化铁与右旋糖酐形成右旋糖酐铁。另外还可利用脂质体、微乳、微粒、纳米粒、复合乳剂等各种载药系统，这些载药系统向淋巴分布的倾向性高，能将其包含的药物带入淋巴液中发挥作用。这种方法在抗肿瘤药物中研究较多。例如，氟尿嘧啶的复合乳剂与单纯乳剂分别注入组织间隙给药后，测定淋巴结内的药物浓度，结果乳剂要比水溶液高。不同类型乳剂给药，药物进入淋巴的倾向性符合下列顺序：W/O/W 型>W/O 型>O/W 型。

四、药物从消化管向淋巴液的转运

药物通过口服或直肠给药经消化道上皮细胞吸收，可通过毛细血管和淋巴管两条途径转运。由于血液和淋巴两种循环流速的显著差异，一般98%以上的药物直接进入血液循环转运，只有2%以下的药物进入淋巴管转运。口服给药时，大分子脂溶性药物、微粒以选择淋巴管转运为主，可透过小肠上皮细胞到达小肠上的淋巴集结，如派伊尔淋巴集结，口服时大分子脂溶性药物可能形成混合胶束，通过小肠上皮细胞中的甘油硬脂酸通路，以乳糜微粒的形式进入肠系膜淋巴管中。

处方中亲脂性成分比例大的微乳与淋巴具有较强的亲和性，加之粒径小、比表面积大，在淋巴转运时几乎没有障碍，已被用于口服药物淋巴靶向。环孢霉素的自微乳给药制剂新山地明是通过口服达到淋巴转运发挥疗效的新制剂，明显增加药物的口服生物利用度。另外，由脂质构成的脂质体、固体脂质纳米粒，口服时其大分子脂溶性物质可在胆酸的作用下形成混合胶束，与大分子脂溶性药物类似，以乳糜微粒的形式靶向于肠系膜淋巴。

第五节　脂肪组织转运

一般情况下，成人的脂肪组织占体重的10%~30%，女性通常比男性高，脂肪组织中血管分布较少，血液循环缓慢，所以药物向脂肪组织的转运较慢。脂肪组织内药物的分布，影响着体内其他组织内药物的分布和作用，例如农药、杀虫剂等通过向脂肪组织的分布和蓄积，可以降低这些药物在血液中的浓度，起着保护机体、减轻毒性的作用。

影响药物在脂肪组织中分布的因素主要有药物的解离度、脂溶性以及蛋白结合率等。药物的脂溶性越高，在脂肪组织中的分布和蓄积越多。一定程度上，体内脂肪起着药物贮库作用。如9-羟基喜树碱具有较高的脂溶性，给药后在脂肪组织中分布较高，脂肪组织对9-羟基喜树碱起到贮库并调节药效的作用。又如硫喷妥脂溶性很高，易透过血脑屏障显现催眠作用，由于其与脂肪组织亲和力较强，静脉注射小剂量硫喷妥后，进入脑内的硫喷妥很快转移到脂肪组织中，麻醉作用仅仅维持5~19分钟。若用较大剂量给药，作用可持续4~5小时。若用小剂量多次给药，也可以产生持续的蓄积效果。药物缓慢从脂肪组织中释放出来，使血和脑中维持一定的有效药物浓度，结果催眠时间延长。说明硫喷妥虽然是一个短效的麻醉药，由于其在脂肪组织中的蓄积作用，在一定剂量下，仍可表现其蓄积的持续作用。

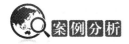 案例分析

低白蛋白血症导致华法林作用增强出血

患者，男性，78岁，脑梗死病史10年，房颤病史3年，长期口服华法林5mg，每日1次。近日进食不佳，体重明显减轻，血清白蛋白25g/L，INR3.5，凝血酶原时间为34秒，有牙龈出血现象，暂时停用华法林。

分析：

该患者常年规律服用华法林，而突然出现凝血时间延长与出血现象，这与患者近

期进食不佳、白蛋白水平降低有关。华法林通过结合血浆蛋白（主要是白蛋白）在体内循环，其蛋白结合率为99%，当营养不良时，血清蛋白量降低，从而改变蛋白结合率，导致华法林血浆结合蛋白水平降低，血浆中游离型药物浓度增加，可使华法林的抗凝作用相对增强，增加出血风险。

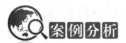 案例分析

利用脂质体特殊分布特性减少肾损害

患者，男性，56岁，骨髓移植术后出现发热伴咳嗽，体温38.5℃，血象高，血肌酐167μmol/L，肺CT提示存在肺部感染，使用美罗培南联合万古霉素10天，不见明显好转，痰培养与血培养结果并无异常，遂依据骨髓移植抗感染原则使用两性霉素B预防真菌感染。由于两性霉素B肾脏毒性大，该患者肾功异常，故选用其脂质体制剂，降低肾损害风险。

分析：

两性霉素B抗菌谱较广，作用机制为与真菌细胞膜上的麦角固醇结合，在膜上形成微孔，使细胞内物质外渗而致真菌死亡。但两性霉素B与真菌麦角固醇结合的特异性不高，亦能与哺乳动物肾小管上皮细胞、肾上腺细胞、红细胞等细胞膜上的胆固醇结合，引起同样的损伤，故其毒性较大，因此限制了它在临床上的使用。

而脂质体作为药物载体，具有靶向性、缓释性、降低药物毒性、提高药物稳定性等特点。两性霉素B被脂质体包封后，主要被网状内皮系统的吞噬细胞所摄取，在肝、脾等网状内皮细胞较丰富的器官中聚集，而在心脏和肾脏分布量减小，从而减少了药物的肾毒性。两性霉素B含有双层脂质体，在脂质体保护下，使两性霉素B尽可能在疏水层中保留最大的含量，降低与人体细胞膜中胆固醇的结合而增强对真菌细胞麦角固醇的结合，从而发挥两性霉素B的最大杀菌能力。

 习题

1. 基本概念：分布、蓄积、表观分布容积。
2. 影响药物体内分布的因素有哪些？
3. 如何通过制剂学方法来增加药物的淋巴转运？
4. 血脑屏障包括哪三种屏障？
5. 影响药物与蛋白结合的因素有哪些？
6. 药物蛋白结合率的轻微改变是否会显著影响药理作用强度？
7. 提高药物脑内分布的方法有哪些？
8. 举例说明为什么弱碱性药物比弱酸性药物易透过血脑屏障？

（郝秀华　樊蓉）

第五章 | 药物代谢

学习目标

1. **掌握** 药物代谢的基本概念及其临床意义；影响药物代谢的因素。
2. **熟悉** 药物代谢的主要部位、药物代谢酶及药物代谢反应类型；药物代谢酶基因多态性及其对临床用药的影响。

第一节 概　述

一、药物代谢基本概念

药物进入机体后，在体内各种酶及体液环境作用下，可发生一系列化学反应，导致药物化学结构改变，这个过程即为药物代谢（metabolism），又称为生物转化（biotransformation），它反映了机体对外来化学异物（xenobiotics）的解毒能力。通常药物代谢产物的极性都比母体药物大，因此代谢作用有利于药物从机体的排出；但是也有少数药物代谢产物如某些乙酰化或甲基化代谢物的极性会较母体药物低，不利于药物的排泄。

二、药物代谢的临床意义

药物代谢作用直接影响药物及代谢物的血药浓度高低和持续时间长短，与其药理作用及毒副作用密切相关，药物代谢的临床意义主要表现在以下几方面：

（1）代谢使药物失去活性或活性降低：大多数药物经代谢后药理活性降低或丧失，称为失活过程、去活化过程或灭活过程（pharmacological deactivation）。如局麻药普鲁卡因，在体内被水解后，失去活性；磺胺类药物在体内通常是经乙酰化反应生成无活性的代谢物；氯丙嗪的代谢产物去甲氯丙嗪，其药理活性较氯丙嗪弱。

（2）代谢使药理作用激活或使药物活性增强：一些药物经代谢可转化为有药理活性的物质。还有一些药物，为掩盖气味、减少不良反应、改善吸收等制成前体药物，在体内经代谢转化为活性形式起效，即活化过程（pharmacological activation）。如左旋多巴在脑内经脱羧后转化为多巴胺，与多巴胺受体结合而发挥治疗作用。百浪多息本身并无抗菌作用，其在体内还原为磺胺后才具有抗菌作用。如解热镇痛药非那西丁在体内转化为极性较大的代谢物对乙酰氨基酚，该代谢物的解热镇痛作用比非那西丁明显增强；对乙酰氨基酚可继续发生与谷胱甘肽、葡萄糖醛酸等的结合反应，结合型代谢物失去解热镇痛作用。

（3）代谢使药理作用改变：有些情况下，药物的代谢物可能与其他受体系统结合，因此可能产生与母体药物药理作用不同的生物活性。镇静剂安定在体内转化为N-去甲基及杂环羟基化代谢产物，代谢物具有抗惊厥作用。可待因在体内发生去甲基代谢后成为吗啡，前者主要为镇咳作用，后者主要为止痛作用。

（4）代谢可能使毒性增加：一些药物经代谢后可能生成毒性代谢产物。如异烟肼在体内的代谢物乙酰肼可引起肝脏的损害；环磷酰胺的主要代谢物丙烯醛有较大的肝毒性，引起肝细胞坏死。

（5）药物代谢对药物的吸收、分布及排泄也有一定影响。多数情况下，药物在吸收部位的代谢会影响药物的吸收。在小肠中异丙肾上腺素和异烟肼可分别发生硫酸结合和乙酰化，致使口服吸收降低。药物的分布和排泄主要受药物极性的影响，代谢物一般较母体药物极性高，药物代谢往往使药物由高脂肪组织向含水量高的组织（如血液、肾脏等）转运，也更有利于药物的排泄。如吗啡的脂溶性较高，可迅速分布至脑及脂肪丰富的组织，但生成葡萄糖醛酸结合物后，水溶性增强，不易进入脑组织，更易排出体外。

药物代谢直接影响药物的有效性和安全性，因此掌握药物的代谢规律，对临床合理用药、剂型与给药途径设计等都有重要的指导意义。

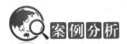 案例分析

前体药物代谢后活性增强

患者，男性，87岁，因腹痛、排便不畅、便血入院，经肠镜检查发现结肠占位，取结肠局部组织，经病理检查诊断为结肠鳞状细胞癌。因患者高龄、体弱，不能承受结肠切除术，亦拒绝接受住院治疗。针对其个体特点及要求，给予卡培他滨片口服治疗。患者对该口服化疗方案耐受良好，未发生严重不良反应。

分析：

卡培他滨是一种对肿瘤细胞有选择性活性的口服抗肿瘤药物，单药一线治疗转移性结直肠癌。卡培他滨本身无抗肿瘤活性，需转化为氟尿嘧啶（5-FU）发挥抗肿瘤作用。该药物经口服吸收后，首先在肝脏和肿瘤组织内通过羧酸酯酶转化为5′-脱氧-5-氟胞苷，然后通过胞苷脱氨酶转化为5′-脱氧-5-氟尿苷，再经肿瘤细胞内高表达的胸苷磷酸化酶转化为氟尿嘧啶，从而降低了氟尿嘧啶对正常组织的损害，并使肿瘤部位活性药物浓度较高，实现靶向治疗作用。

类似设计理念的药物尚有替吉奥，替吉奥主要联合顺铂用于治疗不能手术切除的局部晚期或转移性胃癌。替吉奥由替加氟（FT）、吉美嘧啶（CDHP）和奥替拉西钾（OXO）三种成分组成。口服吸收后，替加氟在体内经肝脏CYP2A6催化转化为5-FU；吉美嘧啶选择性抑制肝脏中的5-FU代谢酶二氢嘧啶脱氢酶，从而提高血液和肿瘤组织中5-FU的有效浓度，增强抗肿瘤疗效；奥替拉西钾口服后分布于胃肠道，可选择性抑制乳清酸磷酸核糖转移酶，从而抑制5-FU的磷酸化代谢，在不影响5-FU抗肿瘤活性的同时减轻胃肠道毒副反应。

第二节　药物代谢部位及代谢酶

一、药物代谢部位

(一) 肝脏

药物代谢主要发生在肝脏。肝脏中存在大量药物代谢酶，且血流丰富，因此成为最重要的药物代谢器官。肝脏位于人体右上腹部，肝脏下部右纵沟前是胆囊。肝脏由肝门静脉和肝动脉双向供血，有丰富的血管网。肝脏由肝细胞组成，人类肝脏有约 25 亿个肝细胞，肝细胞由许多复杂的细微结构如肝细胞核、细胞质、线粒体、内质网、溶酶体、高尔基氏体等组成。

内质网 (endoplasmic reticulum) 是肝细胞中与药物代谢密切相关的细胞器，分为粗面内质网和滑面内质网两种。粗面内质网是蛋白质合成的主要场所；滑面内质网广泛分布于肝细胞质内，约是粗面内质网的 3 倍，它的质膜上表达有大量参与药物代谢、肝糖原合成与分解、脂肪代谢、激素代谢、解毒过程及胆汁合成等的酶系，因此滑面内质网是肝细胞内药物代谢的主要场所。其他细胞器如线粒体、细胞质中也存在一些可介导药物代谢的酶系。肝组织匀浆经高速离心后除去细胞核、线粒体，再经超速离心，沉淀下来的细胞内质网囊泡碎片，即为肝微粒体 (microsome)，属亚细胞成分，其中含有大量的药物代谢酶，常用于药物代谢研究。

药物在肝脏的代谢一般发生在随体循环分布到肝脏的过程，此为系统代谢；但是，口服药物还存在系统前肝代谢。药物经胃肠道吸收后，在进入体循环之前，先经肝门静脉进入肝脏，部分药物在肝脏被代谢，出肝的药物再进入体循环，此为肝首过效应 (hepatic first pass effect)。肝脏中的药物及其代谢物也可能随胆汁排泄至十二指肠，发生肠肝循环。

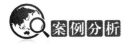 案例分析

根据肝代谢程度合理选择治疗药物

患者，女性，39 岁，因"发现肝功异常 2 个月"入院。既往 3 个月前，因发现脑部垂体瘤，行手术切除，术后长期口服醋酸泼尼松 (每日早晨口服 1 片、每日 16 时半片)。化验肝功能：谷丙转氨酶 (ALT) 209 U/L、谷草转氨酶 (AST) 378 U/L、γ-谷氨酰转移酶 (γ-GT) 163 U/L。诊断：肝功异常，鞍区占位术后。入院后给予保肝药物后肝酶指标有所下降，但于入院第 7 天复查肝功，肝酶指标反跳性上升，临床药师回顾患者用药及发病过程，认为影响患者肝功能损伤的主要原因可能是较长时间服用泼尼松；建议将泼尼松换为甲泼尼龙，患者换药后肝酶呈下降趋势，最后逐渐恢复正常。

分析：

甲泼尼龙与泼尼松皆为糖皮质激素类药物，从药物代谢方面看，泼尼松需经肝代谢

转化成泼尼松龙发挥作用，体内分布以肝脏含量最高；肝功能异常时可影响泼尼松向泼尼松龙转化，易产生药物蓄积。肝功有损害的患者，应首选无需肝脏代谢活化的药物，以保证药效并减少肝脏负担。而甲泼尼龙无需肝脏代谢，可以直接发挥药效，减少肝脏负担。甲泼尼龙的C-6位引入甲基，亲脂性增加，吸收及药效增加，因此甲泼尼龙更适用于肝功能不全的患者。

（二）其他代谢部位

1. 小肠　除肝脏外，小肠也是较广泛发生药物代谢的部位。胃肠道存在消化道和消化道菌丛产生的酶，主要是氧化酶类、结合酶类和水解酶类，如CYP3A4在人类小肠壁中也有较高水平的表达。如水杨酰胺口服给药时的血药浓度及血药浓度-时间曲线下面积，比同样剂量静脉给药时要小得多；这是由于口服水杨酰胺时，有60%以上在消化道黏膜中发生了结合反应，影响了吸收。

2. 其他　另外，少数代谢反应亦可在血浆、肺、肾、鼻黏膜、脑和其他组织中进行。

二、药物代谢酶系统

绝大多数药物代谢均是在细胞内药物代谢酶的催化作用下发生的，少数药物代谢反应可以自发进行，如在体液环境下发生水解等化学反应。按药物代谢酶所催化的代谢反应类型可分为以下几类。

（一）氧化酶类

1. 细胞色素P450　细胞色素P450（cytochrome P450，CYP450）主要存在于肝细胞或其他细胞（如小肠黏膜、肾、肾上腺皮质等细胞）的内质网膜上，是一类分子量为45 000~55 000 Da的血红蛋白类端基氧化酶，与NADPH-CYP450还原酶、NADPH（还原型辅酶Ⅱ，nicotinamide adenine dinucleotide phosphate，reduced form）、分子氧及磷脂等共同组成混合功能氧化酶系统（mixed-function oxidases，MFO），广泛参与药物的氧化代谢。CYP450催化药物氧化的机制见图5-1：①药物（RH）首先与CYP450中的Fe^{3+}结合；②然后NADPH-CYP450还原酶与NADPH共同在氧化反应中起传递电子的作用，将一个

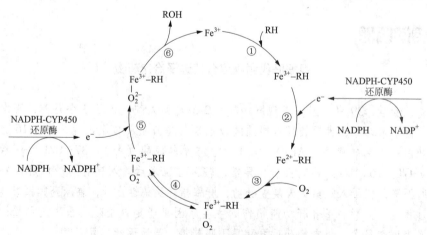

图5-1　CYP450对药物氧化代谢的催化过程

RH代表药物，ROH代表氧化型代谢产物；NADPH和$NADP^+$分别为辅酶Ⅱ的还原型和氧化型

电子转移到 Fe^{3+} 上，CYP450 中的 Fe^{3+} 由此转变为 Fe^{2+}，同时使 NADPH 氧化为 $NADP^+$；③再与一分子氧结合；④经电子重排；⑤接受第二个电子转移链传递的另一个电子；⑥生成氧化型的代谢产物（ROH）和水，细胞色素 P450 重新再生为氧化型 CYP450（Fe^{3+}）。

CYP450 催化氧化反应式可简写如下：

$$NADPH+H^++O_2+RH \xrightarrow{CYP450} NADP^++H_2O+ROH$$

CYP450 为一类亚铁血红素-硫醇盐蛋白的超家族，因其还原状态（Fe^{2+}）能与 CO 结合，在 450nm 有最大吸收而得名。CYP450 是一个大家族，根据其主要氨基酸序列的一致性分类，凡氨基酸同源性大于 40% 的酶视为同一家族，以 CYP 后标一阿拉伯数字表示，如 CYP3；有 55% 一致性的为同一亚族，在家族序号后加一大写字母，如 CYP3A；每一亚族中的单个 P450 酶，则再加上一个阿拉伯数字，如 CYP3A4。目前已知 CYP 大家族至少有 12 个亚族，目前约 90% 的临床药物主要由 CYP1、CYP2 和 CYP3 三个家族中的 CYP3A4、CYP1A2、CYP2C9、CYP2C19、CYP2D6 和 CYP2E1 等 6 种药物代谢酶代谢。其中，CYP3A4 是最重要的药物代谢酶之一，CYP3A4 约占人体肝细胞 CYP450 的 30%，参与约 50% 的药物代谢反应；其次是 CYP2D6，约占人肝 CYP450 的 2%，参与约 25% 的临床药物代谢反应。

2. 黄素单氧化酶　黄素单氧化酶（flavin-containing monooxygenase，FMO）也存在于细胞的内质网膜上，与黄素腺嘌呤二核苷酸（flavin adenine dinucleotide，FAD）、NADPH 和分子氧共同组成氧化酶系统，主要催化含氮、硫、磷、硒和其他亲核杂原子药物的氧化。其催化氧化反应式可简写如下，其中 X 代表杂原子，RX 代表药物，RXO 代表氧化型代谢产物。

$$NADPH+H^++O_2+RX \xrightarrow{FMO} NADP^++H_2O+RXO$$

3. 单胺氧化酶　单胺氧化酶（monoamine oxidase，MAO）是机体内参与单胺类物质代谢的主要酶类，主要分布于细胞的线粒体外膜。由于单胺类物质（如多巴胺、儿茶酚胺、5-羟色胺、去甲肾上腺素、肾上腺素等）在机体内多具有重要的生理功能，因此 MAO 的作用显得十分重要。

4. 其他　细胞质中的醇/醛脱氢酶可把醇/醛氧化为醛/羧酸，黄嘌呤氧化酶主要氧化嘌呤类药物。

（二）水解酶类

1. 酯酶和酰胺酶　酯酶和酰胺酶主要存在于血浆和肝中，在体内可水解羧酸酯、硫酸酯、磷酸酯、酰胺等。有些药物通过制成酯类前药的方式来改善药物的溶解度、稳定性、生物利用度或延长作用时间等，酯酶在这些前药的活化中起重要作用。

2. 环氧化物水解酶　环氧水解酶（epoxide hydrolases，EH）主要分布于肝细胞内质网及细胞质中，可将环氧化物水解为二羟基化合物，在环氧化物的代谢、解毒中发挥重要的作用。

（三）还原酶类

还原反应在药物代谢反应中较少见，含有羰基、羟基、硝基和偶氮基等官能团的药物可能发生还原反应。体内能催化还原反应的酶系主要包括乙醇脱氢酶、NADPH-CYP450 还原酶、醇醛酮还原酶、醌还原酶、偶氮还原酶等。

（四）转移酶类

结构中含有羟基、氨基、硝基和羧基等官能团的药物及 I 相反应代谢物可以与体内一些内源性物质发生结合生成结合型代谢物，参与结合反应的代谢酶统称为转移酶。

1. **葡萄糖醛酸转移酶**　葡萄糖醛酸转移酶（uridine diphosphoglucuronosyl transferases，UGT）可催化含羧基、羟基、胺基、硫醇基等基团的化合物与体内尿苷二磷酸葡萄糖醛酸（uridine diphosphoglucuronic acid，UDPGA）发生结合反应。葡萄糖醛酸结合反应是各种外源性或内源性物质灭活的重要途径，经反应后其水溶性增加，易于排出体外，对药物的消除有重要的作用。UGT 是一个超家族，依据其核苷酸序列的相似性分为 UGT1、UGT2、UGT3 和 UGT8 四个基因家族，其中 UGT1 主要参与酚和胆红素的代谢；UGT2 则主要参与类固醇的代谢。UGT 广泛分布于肝脏、肠道、肾脏等组织器官。

2. **磺基转移酶**　磺基转移酶（sulfotransferase，SULT）是机体催化多种内源性和外源性含羟基、氨基化合物硫酸化代谢的关键酶，由 SULT1 和 SULT2 两个亚族组成。SULT1 主要参与酚类物质的代谢，在肝脏中表达量较高；SULT2 主要参与类固醇的代谢，主要分布于肾上腺皮质、肝脏及肾脏。

3. **谷胱甘肽 S-转移酶**　谷胱甘肽 S-转移酶（glutathione S-transferases，GST）可催化机体内某些内源性及外源性亲电性化合物与还原型谷胱甘肽（GSH）的结合反应，有利于亲电性疏水药物的排泄。

4. **甲基化转移酶和 N-乙酰化转移酶**　机体内甲基化转移酶主要有儿茶酚-O-甲基化转移酶（catechol-O-methyltransferase，COMT）和巯嘌呤甲基化转移酶（thiopurine methyltransferase，TPMT）等，分别催化儿茶酚胺类化合物和嘌呤类化合物等发生甲基化代谢。

N-乙酰化转移酶（N-Acetyltransferase，NAT）可催化体内含氨基化合物发生乙酰化代谢，对含氮外源性物质在体内的生物转化、活化及降解都有重要的作用。NAT 在人群中的表达存在基因多态性，并呈现一定的种族差异。

第三节　药物代谢反应的类型

药物的代谢途径通常分为 I 相反应（phase I reaction）和 II 相反应（phase II reaction）。I 相反应又称为引入官能团反应，一般是通过氧化、还原、水解、异构化等反应，生成含有-OH、-NH$_2$、-SH、-COOH 等基团的代谢物，为进一步发生 II 相反应做准备。II 相反应即结合反应，主要是药物及其 I 相代谢物的极性官能团（如羟基、氨基、硝基和羧基等）与内源性物质生成结合物，一般使药物的水溶性增大，有利于排泄，是药物的去毒化过程。

一、I 相反应

（一）氧化反应

1. CYP450 参与的氧化反应　CYP450 可催化多种氧化反应，包括芳香环和脂肪链的羟基化、N-去烷基、O-去烷基、S-去烷基、硫氧化、氮氧化等；硫氧化、氮氧化也可受黄素单加氧酶的催化。这些反应一般都是先引入羟基，有的继而再发生去烷基、环氧化、脱氨基等反应，所以从机制上都属于氧化反应。CYP450 参与的主要氧化代谢反应见表 5-1。

表 5-1　CYP450 参与的氧化反应

反　应	举　例	反　应　式
芳香环羟基化	利多卡因	
脂肪链羟基化	戊巴比妥	
N-去烷基化	地西泮	
S-去烷基化	S-methylthionpurine	
O-去烷基化	非那西丁	
氧化脱氨基化	安非他明	
N-氧化	苯海拉明	

续表

反 应	举 例	反应式
S-氧化	吩噻嗪类	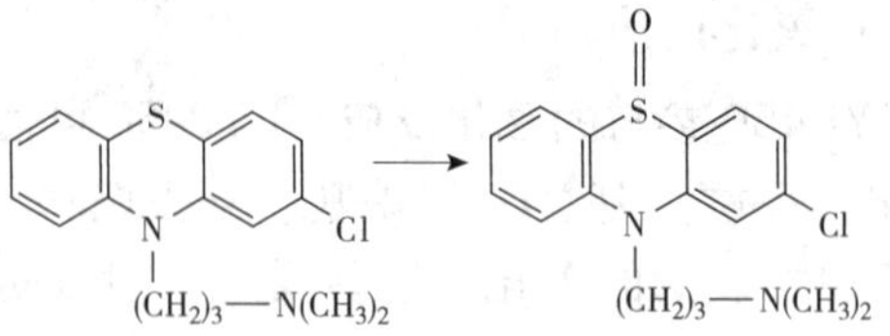

2. 其他酶系参与的氧化反应

（1）醇和醛的氧化：一些结构中带有醇羟基、醛基的化合物，可通过醇脱氢酶和醛脱氢酶来氧化，醇脱氢酶存在于肝、肾及肺细胞的可溶性部分，可将醇氧化为醛，再由醛脱氢酶进一步氧化成酸。如肌肉松弛药麦酚生在醇/醛脱氢酶作用下被代谢成羧酸，反应式如图5-2。

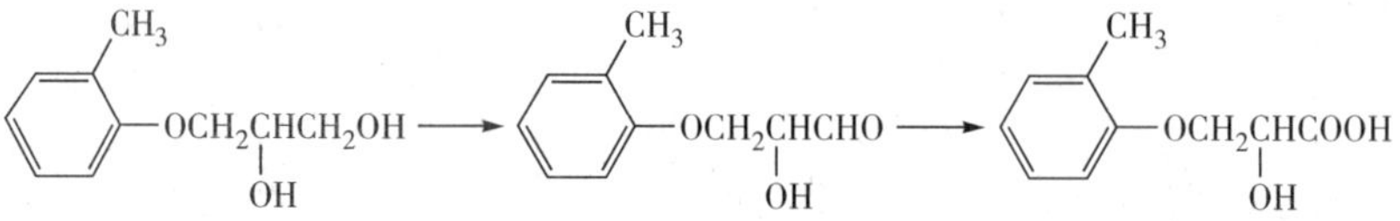

图 5-2　麦酚生的氧化代谢反应

（2）胺的氧化：单胺氧化酶（MAO）和二胺氧化酶（diamine oxidases，DAO）可使胺基化合物氧化为醛，再通过其他酶介导继续氧化为酸。MAO 是线粒体酶，特别多见于肝、肾、肠和神经组织中。它的底物包括苯乙胺、酪胺、儿茶酚胺（多巴胺、肾上腺素等）和色氨酸衍生物（色胺、5-羟色胺等）。一般其反应过程如下式：

$$R—CH_2—NH_2+O_2+H_2O→RCHO+H_2O_2+NH_3$$

（3）嘌呤类的氧化：黄嘌呤氧化酶可氧化含嘌呤基的物质如 6-巯基嘌呤、茶碱、咖啡因、可可碱等，生成相应的尿酸衍生物。氨茶碱可氧化为二甲基尿酸和甲基尿酸，反应式如图5-3。

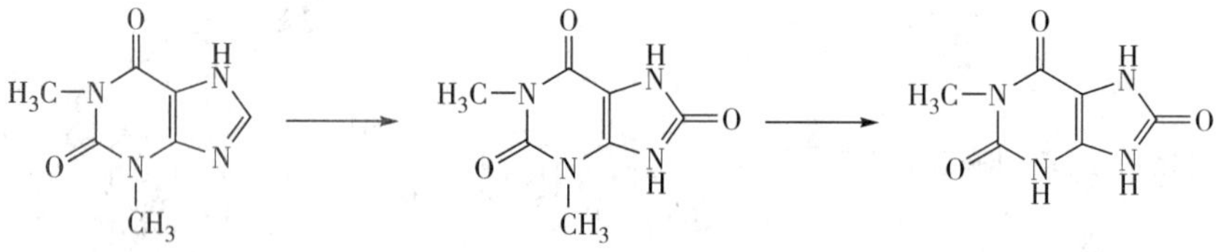

茶碱　　　　　　　　　1,3-二甲基尿酸　　　　　　1-甲基尿酸

图 5-3　茶碱的氧化代谢反应

（二）还原反应

还原反应主要针对药物结构中的羰基、羟基、硝基和偶氮基等官能团进行反应，与氧化反应相比，还原反应在外源性化合物的生物转化中仅起次要作用，主要受脱氢酶、还原酶等的催化。

羰基化合物可通过醛酮脱氢酶还原为醇；偶氮化合物、硝基化合物还原为相应的伯胺；但脂肪族硝基化合物不能被还原，只能脱硝基生成亚硝酸类。如百浪多息还原为磺胺，氯霉素还原为胺基代谢物（图 5-4）。

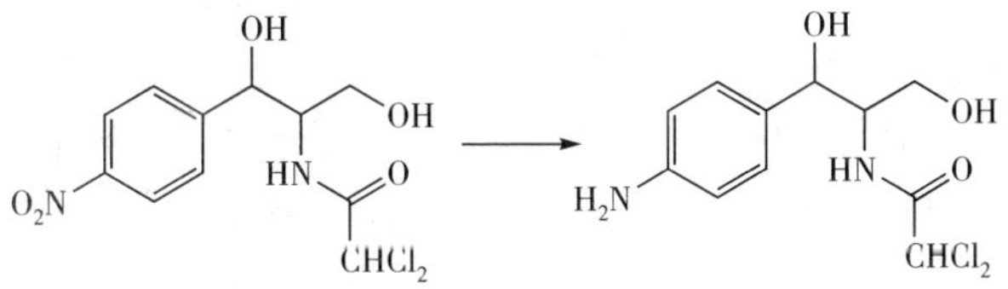

图 5-4　氯霉素的还原代谢反应

（三）水解反应

酯类、酰胺类、酰肼类药物可被水解酶水解，杂环类药物也可发生水解开环。酯类的水解既可发生在血浆中，由胆碱酯酶、拟胆碱酯酶和其他酯酶催化，也可发生在肝微粒体中，由特异性的酯水解酶催化，分解为羧酸和醇。如普鲁卡因主要由血浆中的酯酶水解（图 5-5）而失去局麻活性。

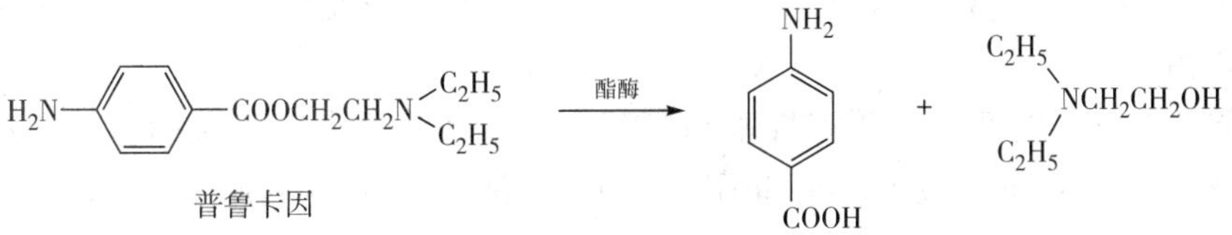

图 5-5　普鲁卡因的水解代谢反应

酰胺类的水解较相应的酯水解慢，也可被血浆中酯酶所水解，但主要受肝微粒体中的酰胺酶催化。如普鲁卡因胺经肝微粒体酶水解酰胺键而被代谢。通过环氧化物水解酶（又称环氧化物水合酶）可使环氧化物水解为邻位二醇。

（四）其他 I 相反应

其他一些 I 相代谢反应不在以上分类中，如脱羧（左旋多巴）、异构化（α-甲基芴 2-醋酸）等也属于 I 相反应，它们在药物代谢中较为少见。

二、II 相反应

II 相反应生成的结合物常常失去活性，极性较大，易于从机体排出，一般被认为是药物在体内的灭活过程，故又称之为"解毒反应"。但甲基化反应和乙酰化反应与其他结合反应不同，它们形成的代谢产物往往极性较弱，不利于药物的排泄。近年来发现有些结合反应也可能产生有毒性的代谢物，如异烟肼的乙酰化结合反应，可产生对肝脏有毒性的乙酰肼。

结合反应需要有特异性转移酶和结合剂活性供体的参与，体内常见的结合剂主要有葡萄糖醛酸、乙酰辅酶 A、醋酸、硫酸、甘氨酸、谷胱甘肽、蛋氨酸等。

（一）葡萄糖醛酸结合

葡萄糖醛酸（glucuronic acid，GA）结合是广泛存在于人和动物界的一种代谢反应，主要在肝脏和肠道中进行，可能的反应机制是尿核苷三磷酸与葡萄糖反应生成尿核苷二磷酸葡萄糖（UDPG），UDPG 进一步被氧化生成活性供体尿核苷二磷酸葡萄糖醛酸（uridine diphosphate glucuronic acid，UDPGA），然后在葡萄糖醛酸转移酶（UGT）的催化下，UDPGA 再和药物结构中的功能基团结合生成 GA 结合物（图 5-6）。

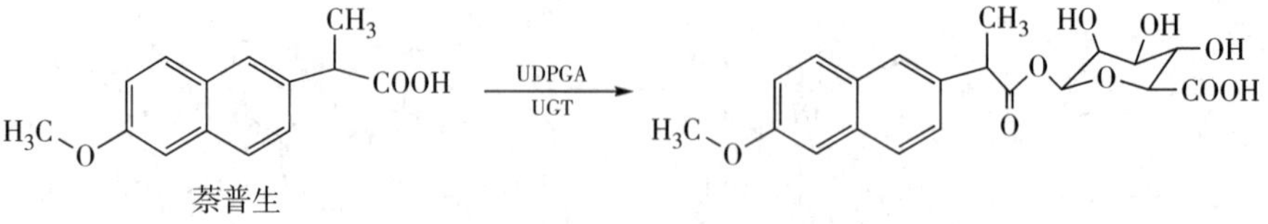

图 5-6　萘普生的葡萄糖醛酸结合反应

GA 结合反应的基团主要有—OH、—COOH、—NH$_2$ 和—SH 等。结合反应的产物种类有醚型、酯型、N-型和 S-型葡萄糖醛酸苷。

（二）硫酸结合

硫酸结合反应的机制类似于 GA 结合，先由 ATP 和硫酸根离子在 Mg^{2+} 和酶的参与下，反应生成硫酸的活性供体腺苷-5-磷酸硫酸酯（APS）或磷酸腺苷-5-磷酸硫酸酯（PAPS），然后在磺基转移酶（SULT）的作用下，与药物结构中的功能基团结合生成硫酸结合物。

硫酸结合反应的部位主要有羟基和氨基。与羟基结合生成硫酸酯，与氨基结合生成氨基磺酸酯（sulfamate）。苯胺和磺胺类药物也都能与硫酸结合（图 5-7）。

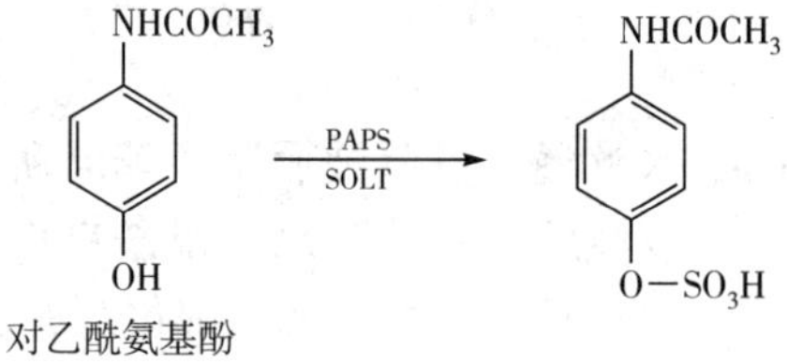

图 5-7　对乙酰氨基酚的硫酸结合反应

（三）甘氨酸结合

甘氨酸结合的基团主要是羧基，但有些含有羧基的药物也可不与甘氨酸结合而直接以原形药物排泄。甘氨酸结合反应通常需辅酶 A 和 ATP 的参与（图 5-8）。

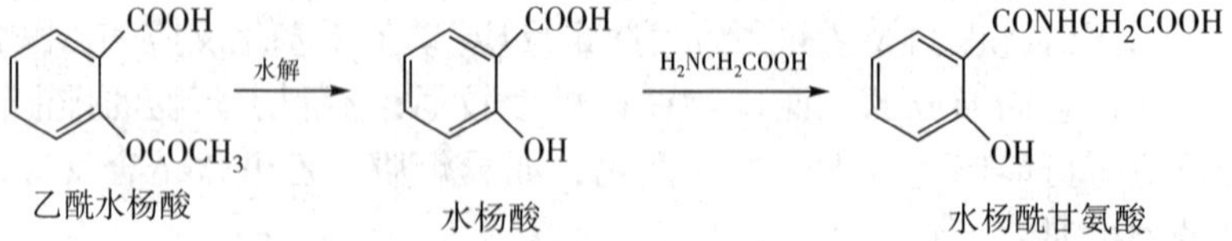

图 5-8　乙酰水杨酸的水解与结合反应

（四）谷胱甘肽结合

谷胱甘肽是体内清除亲核性毒性化合物的保护性物质，它是由甘氨酸-半胱氨酸-谷氨酸（Gly-Cys-Glu）组成的三肽。药物经 I 相反应后的代谢物一般具有强亲核性，在谷胱甘肽 S-转移酶（GST）的作用下，可与谷胱甘肽结合形成非毒性结合物，经尿和胆汁排泄，也可在肽转移酶和肽酶的作用下脱去谷氨酸和甘氨酸，然后发生 *N*-乙酰化后再排泄（图 5-9）。

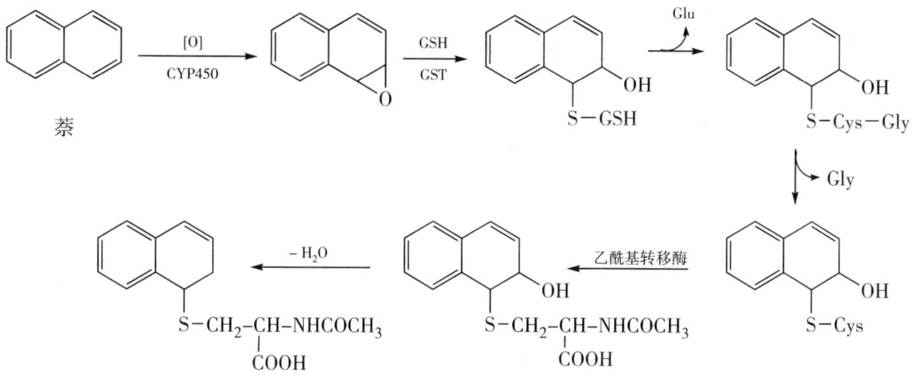

图 5-9 萘的谷胱甘肽结合反应

（五）乙酰化和甲基化

含氨基的药物易发生乙酰化代谢，其中芳胺类更易发生乙酰化代谢，脂肪族氨基、肼基、磺酰氨基次之。乙酰基的活性供体是乙酰辅酶 A（acetyl-CoA），在 *N*-乙酰基转移酶（NAT）的催化下，把乙酰基转移到药物分子上。一般来说，药物乙酰化后水溶性降低，如磺胺类药物乙酰化代谢物溶解度降低，易发生尿路结晶，引起肾结石，其中尤以磺胺噻唑更为显著（图 5-10）。

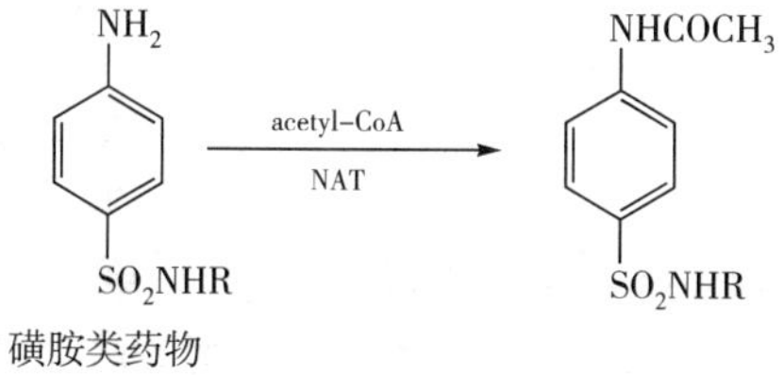

图 5-10 磺胺类药物的乙酰化代谢反应

一些内源性物质如去甲肾上腺素、组胺等可发生甲基化代谢，少数药物在非特异性甲基转移酶的作用下也可发生甲基化。甲基的活性供体是 *S*-腺苷甲硫氨酸（SAM），在甲基转移酶作用下发生结合反应，甲基化结合部位通常发生在药物结构中的 N、O、S 等杂原子上。

与其他结合反应不同的是，甲基化与乙酰化的代谢产物极性减弱，往往使排泄减慢。

综上，药物在体内的代谢过程是一个复杂的过程，有些药物可能发生多种代谢反应，既可能仅发生Ⅰ相反应或Ⅱ相反应，也可能两相反应都包含。镇静催眠药地西泮（又名安定）在体内主要发生 *N*-去甲基和杂环羟基化的氧化反应，分别生成去甲西泮（M1）和替马西泮（M2）。M1 和 M2 均可被继续代谢为奥沙西泮（M3）。羟基化代谢物 M2、M3 又可继续发生葡萄糖醛酸结合反应生成 M4 和 M5。代谢物 M1、M2、M3 均有与地西泮相似的药理活性，而 M4 和 M5 则无药理活性（图 5-11）。

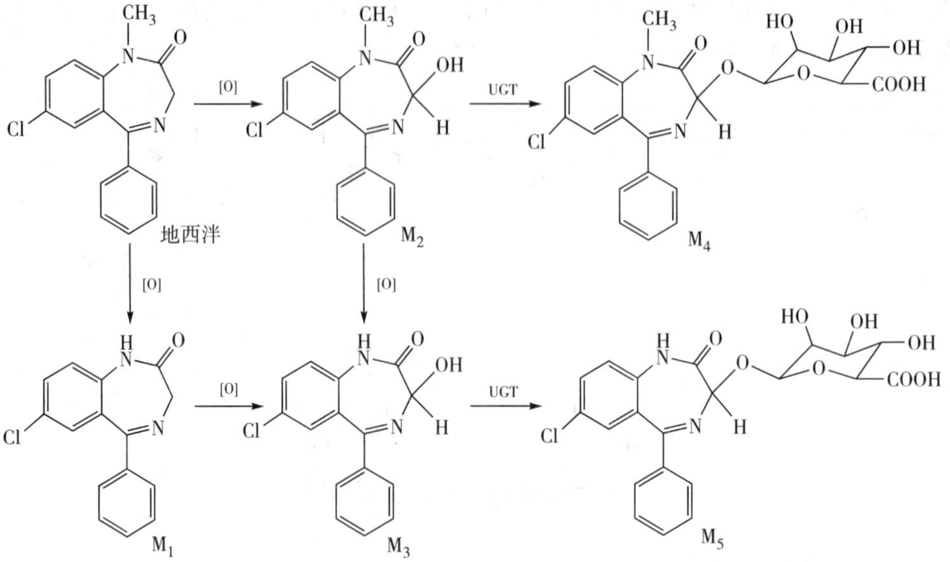

图5-11 地西泮的体内代谢途径

第四节 影响药物代谢的因素

影响药物代谢的因素主要是来自机体的生物因素、药物相关的药物因素及环境因素。

一、生物因素

1. **种属差异** 已经报道很多药物代谢在人体和实验动物间存在种属差异（species differences），又称为物种差异，药物代谢途径和程度的种属差异在Ⅰ相和Ⅱ相代谢中均有发生。如环己巴比妥在人体内的代谢比犬、大鼠及小鼠要慢得多。咖啡因在人体内主要形成1,7-二甲基黄嘌呤，而在猴体内主要形成茶碱（1,3-二甲基黄嘌呤），在大鼠体内则较多地形成可可碱（3,7-二甲基黄嘌呤）。罗红霉素在人体内主要发生肟醚侧链的O-去甲基代谢，而在大鼠、犬等动物体内则主要发生N-去甲基代谢。代谢中存在的种属差异，主要是由于药物代谢酶系在不同种属间分布不同，有些酶如CYP4501A1和2E1是广泛分布的，而有的则是仅分布于某些物种，如人体内的2B7。在进行新药研究选择实验动物模型时应考虑药物代谢的种属差异。

2. **种族差异和个体差异** 药物代谢在同物种内的差异即为种族差异（ethnical differences），在同一种族的人群中存在的差异即为个体差异（individual differences）。造成种族差异和个体差异的原因主要是在种族间、个体间由遗传学因素和非遗传学因素不同所导致的药物代谢酶表达和活性的差异。遗传学因素主要由种族或家族遗传特性所决定，某些个体可能缺乏某些药物代谢酶或其酶活性低，存在药物代谢酶基因多态性。非遗传学因素主要与年龄、性别、病理生理状况、营养状态以及环境因素等有关。

流行病学研究发现，CYP2C19 酶缺乏者在高加索人中仅占 2%～5%，而在亚裔人中约占 20%。异烟肼在人体内的乙酰化存在快、慢代谢型，肝中 N-乙酰转移酶的活性是引起乙酰化代谢差异的主要原因，亚裔人对异烟肼大都为快代谢型，故神经系统副反应的发生率较低，而白种人多属慢代谢型，所以神经炎等副作用发生率较高。

3. 性别　性别对药物代谢的影响主要受激素控制，在哺乳动物中，一般雄性动物代谢较雌性动物快。最早发现药物代谢的性别差异是在 1932 年，Nicholas 和 Barron 发现雌性大鼠对巴比妥所需的剂量仅为雄性大鼠的一半。机体内肝微粒体酶的活性有性别差异，一些结合、乙酰化、水解反应等也发现存在性别差异，在少数临床研究中也发现了与性别有关的代谢差异。

4. 年龄　年龄对代谢的影响在新生儿和老年人身上表现尤为突出，儿童和老年人对药物的代谢能力常常低于成年人。

新生儿肝内质网的形成还不完全，药物代谢酶活性低，CYP450 和 NADPH-CYP450 还原酶活性约为成年人的 50%，药物的 I 相代谢速度较慢，并且缺乏某些同工酶，用药时往往药效较高，甚至产生毒性。II 相代谢的葡萄糖醛酸转移酶直至出生后才开始生成，约 3 岁时达到正常水平，所以新生儿的葡萄糖醛酸结合反应能力非常有限。新生儿黄疸就是由于血浆中胆红素和葡萄糖醛酸的结合不充分而影响其排泄所致。

在老年人中，依赖细胞色素 P450 的氧化代谢反应变慢，而还原反应和 II 相反应速度基本不变。此外，老年人的肝血流量仅为青年人的 40%～50%，其肝血流量降低、肝功能细胞减少也是造成药物代谢减慢的原因。由于药物在老年人体内代谢比青年人慢，半衰期延长，相同剂量下血药浓度较高，容易引起不良反应和毒性，因此一般建议老年人用药应服用成人剂量的 3/4。

5. 疾病　肝脏是药物的主要代谢器官，肝脏发生病变时，可能会使肝药酶活性降低、肝血流量下降、血浆蛋白结合率降低（低蛋白血症）、肝组织对药物的结合能力改变等，最终导致生物转化能力降低。首过效应大的药物受肝功能状态影响也较大。

肾脏是药物及其代谢物的主要排泄器官。尽管多数药物的代谢物是无药理活性的，但若在体内过量蓄积，可能干扰母体药物与血浆蛋白的结合，改变药物的分布特性，结合型代谢物不能及时排泄，也可能导致结合物的分解以及形成肠肝循环等，这些都受到肾功能的影响。

二、药物因素

（一）给药途径对药物代谢的影响

1. 对首过效应的影响　给药途径对药物代谢的影响主要与首过效应有关，首过效应包括胃肠道的首过效应和肝首过效应两个方面。经胃肠道给药的药物，由于肝脏和胃肠道存在有众多的药物代谢酶，药物在消化道和肝脏中发生生物转化，部分药物被代谢，最终使进入体循环的原形药物量减少的现象，即"首过效应"。通常在肝脏中代谢较多和受消化道酶影响较大的药物都有很明显的首过效应。如硝酸甘油片必须舌下含服，吞服无效。

自消化道吸收的药物经过门静脉系统进入肝，由于肝脏的首过作用，最终导致出肝药物浓度低于入肝药物浓度，入肝浓度和出肝浓度的差值（$C_A - C_V$）与入肝浓度

（C_A）之比即为肝提取率（extraction ratio，ER）。ER 也就是药物通过肝脏时从门静脉血清除的分数，其数值介于 0~1 之间，ER 值越大，说明肝首过效应越大。

为了避免首过效应，可以采用舌下、直肠下部给药的方式，使药物不经过上消化道吸收和肝脏首过，直接进入体循环，从而减少首过效应的损失。其他非胃肠道给药途径如经皮给药的贴剂、经呼吸道吸入或鼻腔黏膜吸收的气雾剂和粉雾剂、经口腔黏膜吸收的口腔黏附片等，均可达到避免首过效应、提高生物利用度的目的。

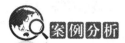案例分析

舌下给药避免首过效应

患者，男性，68 岁，诊断患"冠心病、不稳定型心绞痛"。患者自述因心绞痛时有发作，间断服用硝酸异山梨酯、复方丹参滴丸等药物。近期发作较以前频繁，就诊寻求安全有效、方便易用的急救药物；患者 2 年前患脑梗死，右上肢运动不利，难以自行快速开启普通硝酸甘油药瓶并准确将药片置于舌下。推荐患者使用硝酸甘油喷雾剂，并指导患者正确用药方法，疗效理想。

分析：
硝酸甘油经口服给药后首过效应明显，生物利用度低，不利于发挥其强效快速扩张血管、心绞痛急性发作的抢救作用，常用的给药途径是舌下含服或静脉注射以避免首过效应。而该患者因肢体运动不利，难以双手协调动作，采用传统片剂舌下含服有一定障碍，采用硝酸甘油喷雾剂有其独特优势：①快速。采用喷雾给药法可缩短药物起效时间，防止急性心绞痛发作。②便捷。喷雾剂操作方便，经练习后患者可单手完成给药操作，药液吸收迅速、及时，有利于心绞痛抢救。

2. 对代谢途径的影响 药物经不同途径或方法给药，所经历的代谢反应类型可能不同，代谢物的组成比例也会有差异，这主要与药物代谢酶在体内的分布以及局部器官和组织的血流量有关。如静脉注射特布他林后，原形药物占尿中总排泄量的 70% ~ 90%，硫酸结合物占 10% ~ 30%；而口服给药后，硫酸结合物的比例明显增加，约占尿中总排泄量的 70%，这是因为药物在肠道也发生了硫酸结合反应。普萘洛尔在体内可代谢为 4-羟基普萘洛尔和萘氧乳酸，前者与普萘洛尔药理作用相同，后者却没有活性，静脉注射时主要生成萘氧乳酸代谢物；而口服时 4-羟基普萘洛尔与母体药物浓度相当，使得该药物口服给药的药理作用比静脉注射强。

（二）给药剂量和剂型对药物代谢的影响

1. 剂量的影响 由于体内药物代谢酶的量是有限的，所以药物代谢存在饱和现象，如参与硫酸和甘氨酸结合的转移酶表达量较少，在较低剂量时就可能达到饱和。代谢的这种饱和现象对药物的疗效及安全性有重要影响。代谢具有饱和现象的药物其体内药物动力学往往呈现非线性动力学特征，若给药剂量达到一定水平使代谢反应达到饱和，代谢速度达到最大值后不再增加，血药浓度将急剧增加，生物半衰期明显延长，

临床上可能出现中毒情况。这种饱和现象受多种因素如肝功能、合并用药等的影响。所以该类药物在合并用药、调整给药方案时应特别注意。

代谢的饱和现象还可能影响到药物的代谢物比例。阿司匹林在体内主要发生甘氨酸结合反应，多剂量给药后，结合反应达到饱和，阿司匹林血药浓度累积增大，但甘氨酸结合物浓度并不随之增大（表5-2）。

表5-2 多次口服不同剂量阿司匹林后原形药物和甘氨酸结合物的血浆浓度

服药天数	剂量（g/d）	平均血药浓度（µg/ml）	
		阿司匹林	水杨酰甘氨酸
1	2.4	6.0	0.163
4	2.4	12.1	0.189
7	2.4	11.2	0.228
8	2.4	—	—
9	7.2	—	—
12	7.2	38.8	0.160
15	7.2	41.8	0.188

2. 剂型的影响 口服不同剂型（溶液剂、混悬剂、颗粒剂）、相同剂量（1g）的水杨酰胺后，尿中硫酸结合物的排泄量有差异。服用颗粒剂后，尿中硫酸结合物排泄量最多（约占剂量的73%），混悬剂次之（约占剂量的32%），溶液剂最少（约占剂量的30%）。这是由于混悬剂和溶液剂口服后，药物迅速溶解分散到胃肠道黏膜表面而被吸收，易使吸收部位代谢酶饱和；而颗粒剂服用后，药物逐渐溶出后才能扩散到达黏膜表面吸收，不易出现硫酸结合反应的饱和状态，体内形成硫酸结合物的比例较多，其尿中排泄比例也较高。

（三）药物的光学异构特性对药物代谢的影响

许多药物存在光学异构现象，临床用药仅有少数为单纯左旋或右旋光学活性异构体，多数以消旋体或对映体混合物形式应用。体内的代谢酶与药物的结合有立体选择性，因此不同的异构体显示明显的代谢差异。如布洛芬的药理作用主要来自S-异构体，在体内R-对映体可部分转变为S-对映体，临床上使用消旋体不易准确控制剂量；若使用布洛芬的S-对映体则能够准确定义剂量，且可避免非活性对映体的潜在毒副作用。奥美拉唑为R-和S-对映体的消旋体，R-对映体代谢中约98%是CYP2C19介导的羟基化、去甲基化代谢，仅有约2%由CYP3A4介导代谢为砜类代谢物，总体代谢速度较快；S-对映体则约有73%由CYP2C19介导代谢，27%由CYP3A4催化代谢，总体代谢速度较慢。若使用S-对映体给药，则体内代谢速率减慢，持效时间延长，且可降低因CYP2C19的基因多态性带来的用药风险，减少不良反应的发生。

（四）合并用药引起的药物代谢相互作用

药物用于人体后，可能对药物代谢酶产生诱导或抑制作用，必然会影响合并使用的其他药物的代谢，药物对代谢酶的诱导和抑制是引起临床药物相互作用的主要原因之一。

1. **酶诱导作用**　很多化学异物（包括药物）重复应用后，能够促进某些药物代谢酶过量生成或抑制酶的降解，从而促进自身或其他药物的代谢，结果导致药物作用减弱甚至失效，这种作用称为酶诱导作用（induction），又称为促进代谢作用，这些化合物称为酶诱导剂（inducer）。

不同类别的药物可能诱导不同的酶系，临床常见的酶诱导剂有巴比妥类（其中苯巴比妥诱导作用最强）、卡马西平、乙醇（嗜酒慢性中毒者）、氨鲁米特、灰黄霉素、氨甲丙酯、苯妥英、格鲁米特、利福平、保泰松等。另外，环境污染、吸烟、炭火烤肉或其他有机物的高温分解产物，均可能对细胞色素 P450 产生诱导作用。

酶诱导的结果是促进代谢，不仅可促进其他药物的代谢，同时也可加速其本身的代谢，因此连续应用这类酶诱导剂时，可导致临床疗效降低，这也是人体产生耐受性的原因之一。如苯巴比妥连续使用后疗效下降甚至无效；苯妥英钠能促进甾体类抗炎药地塞米松的代谢，使其半衰期缩短约 50%。临床药物动力学和代谢研究表明，抗疟药青蒿素能诱导其自身代谢酶，连续给药 5 天，其血药浓度-时间曲线下面积可下降至第一天的约 20%。

2. **酶抑制作用**　有些药物能抑制酶的活性，使合用的其他药物代谢减慢，作用时间延长，药理作用提高或毒副作用增强，这种现象称为酶抑制作用（inhibition），又称为抑制代谢作用，能抑制酶活性的物质叫作酶抑制剂（inhibitor）。酶抑制作用主要有两种机制：一种是酶抑制剂能使内质网酶分解加速、合成减少或使之破坏；另一种是酶抑制剂与其他药物竞争酶的活性位点，导致药物代谢的竞争性抑制。

临床常见的酶抑制剂有别嘌呤醇、胺碘酮、氯霉素、氯丙嗪、西咪替丁、环丙沙星、右丙氧芬、美托洛尔、红霉素、丙米嗪、异烟肼、咪唑类抗真菌药、去甲替林、口服避孕药、奋乃静、保泰松、伯氨喹、普萘洛尔、奎尼丁、丙戊酸钠、磺胺药、维拉帕米等。

与酶诱导作用相比，酶抑制作用引起的相互作用更多，约占代谢相互作用的 70%，后果也更严重。第二代非镇静性抗组胺药特非那定，主要由 CYP3A4 代谢为活性代谢产物特非那定酸，此代谢产物发挥抗组胺作用，且心脏毒性比原形药物显著降低；当合用 CYP3A4 抑制药物（如红霉素、咪唑类抗真菌药物、H_2 受体阻滞剂、皮质激素及口服避孕药等）时，可使特非那定代谢受阻，血药浓度明显升高而影响心肌细胞的钾通道电流和静息电位的稳定性，最终发生尖端扭转型室性心动过速而致死。单胺氧化酶抑制剂（monoamine oxidase inhibitor，MAOI）则是合理利用酶抑制作用的典型例子。MAOI 主要分布于中枢神经细胞、外周肾上腺素能和多巴胺能神经末梢、肝脏和肠壁，可抑制体内许多重要的生物胺如 5-羟色胺、肾上腺素、去甲肾上腺素、多巴胺等的代谢，使生物胺的生理和药理活性增强，用于治疗抑郁症、帕金森病，常用的 MAIO 有反苯环丙胺、苯乙肼和异卡波肼等。

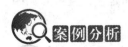

案例分析

药物代谢相互作用

患者，男，68 岁，因"反复胸痛半年，加重 7 天"入院。诊断为"冠状动脉粥样硬化性心脏病、不稳定性心绞痛、心功能Ⅱ级"。既往病史：糖尿病 4 年，胃溃疡 6年。患者入院第二天行冠脉造影和支架植入术；术后给予扩冠、抗凝、预防心绞痛、降心率、降脂、保护胃黏膜及抗血小板治疗。抗血小板聚集给予阿司匹林肠溶片 150mg（1 次/日），氢氯吡格雷片 75mg（1 次/日）。术后 7 天，患者胃部不适，反酸、烧心，给予奥美拉唑 40mg，2 次/日，抑制胃酸；10 天后，患者自觉心脏不适，突发烧灼样胸痛；再次冠脉造影示支架处显影不清，考虑支架内血栓形成。临床药师建议将氢氯吡格雷调整为替格瑞洛 90mg，2 次/日，阿司匹林肠溶片 100mg，1 次/日。

分析：

氯吡格雷为药物前体，通过 2C19、CYP2B6 等介导形成活性代谢物。奥美拉唑也主要由 CYP2C19 催化代谢，两种底物共存对药物代谢酶产生竞争性抑制现象，可使氯吡格雷活性代谢物的血药浓度下降 45%（负荷剂量）和 40%（维持剂量）。这种血药浓度下降可导致血小板聚集抑制率分别降低 39%（负荷剂量）和 21%（维持剂量）。由于氢氯吡格雷代谢物血药浓度降低，其抗血小板聚集作用减弱，使支架内形成血栓。而替格瑞洛主要经 CYP3A4 代谢，奥美拉唑仅有极少部分代谢由 CYP3A4 催化，两者间相互作用较少，对血药浓度影响较小。

三、其他因素

（一）饮食

饮食对药物代谢的影响主要取决于饮食中的蛋白质、脂肪、微量元素和维生素等营养成分。

1. **蛋白质、脂肪的影响**　食物蛋白对药物的代谢较为重要。若蛋白质缺乏时，可使肝细胞分化减慢，同时细胞色素 P450 及 NADPH-CYP450 还原酶活性下降，故能影响药物的代谢。磷脂是细胞内质网的主要成分，又是维持混合功能氧化酶作用的重要组成部分，食物中缺少亚油酸或胆碱类化合物等，都可能影响微粒体中磷脂的含量，会影响混合功能氧化酶的功能，从而影响药物的代谢。

2. **微量元素的影响**　食物中钙、磷、锌等长期缺乏时，可使细胞色素 P450 活性降低而影响药物的代谢。一般认为铁过多会破坏内质网上脂质而使混合功能氧化酶的作用受影响，缺铁反而可使内质网膜较为稳定，故能增加一些药物的代谢。如研究发现，缺铁时 CYP450 等含量无明显变化，但可增加环己巴比妥或氨基比林的代谢。

3. **维生素的影响**　维生素 B_2 是各种黄素酶辅基的重要组成成分。现已发现，缺乏维生素 B_2 时，肝及肠道细菌中偶氮还原酶活性下降，口服维生素 B_2 即可恢复。膜磷脂与 CYP450 共同发挥作用时需要有维生素 C 参加；维生素 C 缺乏时，苯胺、香豆素等的羟化作用下降。缺乏维生素 A 时也会影响内质网的结构，使混合功能氧化酶作用受到影响。

4. **其他**　葡萄柚汁（grapefruit juice）作为矫味剂或日常饮料在国外广泛应用，葡萄柚汁中含有黄酮类柚苷和二羟佛手柑亭，能选择性抑制小肠壁中的 CYP3A4 酶等，可抑制药物的肠首过代谢，提高其口服生物利用度，特别对由 CYP3A4 代谢的药物影响显著，如非洛地平、硝苯地平、奎尼丁、氨氯地平、茶碱、泼尼松、醋硝香豆素。

（二）生活习惯

酒精能诱导肝微粒体酶系，使其增生、活性增强，从而使药物代谢增强，药效降低。如嗜酒的人服用正常剂量的苯妥英钠可导致癫痫发作；但长期大量酗酒可能影响肝功能，使肝代谢能力降低。

吸烟对药物代谢酶也有影响，烟草中的尼古丁等成分对药物代谢酶有一定的诱导作用。

（三）环境

环境中存在多种能影响药物代谢的物质，如放射性物质、重金属、工业污染物、杀虫剂和除草剂等。

有实验证明大鼠长期饮用铀污染水后，CYP3A1/A2 和 CYP2B1 的 mRNA 水平在某些代谢器官中的表达显著增高。动物长期接触铅可诱导 CYP450，而短期与铅接触则会降低药物代谢能力。长期摄入无机汞可能诱导药物代谢，而有机汞则抑制药物代谢。镉作为蔬菜中的污染物及铝制品的杂质，大量摄入会抑制药物代谢酶。2,3,7,8-四氯二苯二噁英（TCDD）是一种多环类工业污染物，对 UDP-葡萄糖醛酸转移酶、δ-氨基乙酰丙酸合成酶和谷胱甘肽-S-转移酶等均有诱导作用。

目前，不同化学类型的除草剂、杀虫剂等仍在大量使用，已知全氯五环癸烷对 CYP450 有一定诱导作用，可增加联二苯及华法林的代谢；而马拉硫磷则对药物代谢有抑制作用。

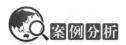 案例分析

药物代谢相互作用

患者，男性，55 岁，因"腰痛、活动受限 4 年，加重 1 周"入院。既往诊断为"多发性骨髓瘤 IgG 型"曾使用过多种化疗方案治疗，因患者长期粒细胞缺乏，使用伏立康唑片预防曲霉菌感染。此次胸部 X 线示双肺肺炎，右侧气胸。此次入院给予雷利度胺 10mg，口服，1 次/日；地塞米松片 10mg，口服，1 次/日抑制血管新生；口服奥美拉唑肠溶片 20mg，2 次/日保护胃黏膜；伏立康唑片预防曲霉菌感染。入院后第 5 天，患者出现双眼干涩、异物感、畏光、视物模糊。

分析：

伏立康唑是 CYP2C19/CYP2C9/CYP3A4 的底物，此三种酶的底物、诱导剂和抑制剂均可以对伏立康唑的血药浓度产生影响。其中，酶诱导剂可提高 CYP450 酶活性，增加药物转运体如 P 糖蛋白等表达，降低伏立康唑血药浓度。酶抑制剂则相反，可降低 CYP450 酶活性，抑制药物转运体表达等，升高伏立康唑血药浓度。

该患者在使用伏立康唑片的同时服用奥美拉唑，这两种药物间存在代谢方面的相互作用。奥美拉唑在体内通过 CYP2C19 代谢，而伏立康唑对 CYP2C19 有很强的亲和

力，不仅是 CYP2C19 的底物，也是其抑制剂。当奥美拉唑与伏立康唑合用时，奥美拉唑的 C_{max} 和 AUC 分别增加 116% 和 280%，伏立康唑的 C_{max} 和 AUC 分别增加 15% 和 41%。推测此为该患者视觉不良反应的原因。将奥美拉唑用量减半，调整为 10mg，2 次/日，10 日后患者视觉不适症状好转。

第五节 药物代谢酶的基因多态性

一、药物代谢酶基因多态性

通常把在遗传上缺乏维持生命非必需的代谢酶或酶活性低以及具有异常蛋白质组分的现象称为药物代谢酶基因多态性或遗传多态性（pharmcogenetic polymorphism）。主要原因是编码药物代谢酶的基因遗传序列的变异，若其基因突变频率在人群中超过 1%，则认为该酶具有基因多态性。

药物代谢酶基因多态性一般可产生 4 种不同的代谢表型，即快代谢型（extensive metabolizer，EM）、弱代谢型（poor metabolizer，PM）、中等代谢型（intermediate metabolizer，IM）和超强代谢型（ultra-extensive metabolizer，UM）。快代谢型是正常人群的代谢表型，是纯合子正常等位基因（野生型）产生的正常酶表达；弱代谢型是指因携带有两个功能缺失或活性明显降低的等位基因（突变型）而使酶活性缺乏的情况；中等代谢型是指携带两个活性减弱的等位基因或携带一个正常等位基因和一个功能缺失基因，使相应酶活性减弱的情况；超强代谢型则是指少数个体因携带有功能增强的等位基因或多拷贝正常等位基因，使酶活性明显增强的情况。快代谢型会造成药物在体内迅速代谢，药效降低而达不到治疗效果；慢代谢型则造成药物在体内代谢缓慢而蓄积，可能引发毒性反应。药物代谢酶的基因多态性是造成药物代谢种族差异和个体差异的主要因素。

在主要的药物代谢酶 CYP1A2、CYP2C9、CYP2C19、CYP2D6、CYP2E1 和 CYP3A4 等 6 种亚型中，CYP3A4 相对保守；CYP1A2 和 CYP2E1 基因多态性对代谢的影响及其临床意义尚不够明确；而 CYP2C9、CYP2C19 和 CYP2D6 的基因多态性对酶活性有显著影响，是某些药物代谢存在显著种族差异和个体差异的主要原因。常见的药物代谢酶基因多态性在中国人和白种人中的分布情况见表 5-3。

表 5-3 CYP2C9、2C19 及 2D6 在中国人和白种人中代谢表型的差异

药物代谢酶	代谢表型	中国人	白种人（高加索人）
CYP2C9	EM	~95%	65%~70%
	IM	3.5%~4%	23%~30%
	PM	~0.04%	1%~6%
CYP2C19	UM	<1%	~3%
	EM	~50%	64%~74%
	IM	~25%	24%~32%

续表

药物代谢酶	代谢表型	中国人	白种人（高加索人）
CYP2D6	PM	10%～23%	2%～5%
	UM	～1%	～1.3%
	EM	～30%	～70%
	IM	50%～67%	～20%
	PM	0.13%～0.8%	～6%

1. CYP2C9 的基因多态性 CYP2C9 具有高度基因多态性，CYP2C9 基因的等位基因有野生型的 CYP2C9 * 1 和约 30 种突变型：CYP2C9 * 2 ～ CYP2C9 * 30，其中 CYP2C9 * 2 和 CYP2C9 * 3 是最常见的突变型。

CYP2C9 参与临床多种药物的代谢，包括香豆素类抗凝药、血管紧张素 Ⅱ 受体拮抗剂、口服降血糖药及抗癫痫药等。如口服降糖药甲苯磺丁脲主要由 CYP2C9 代谢，CYP2C9 的基因多态性也会导致某些患者在服用常规剂量情况下出现血糖过低的情况。

2. CYP2C19 的基因多态性 1984 年发现美芬妥因经 CYP2C19 催化的氧化代谢在人群中存在遗传多态性，可将人群分为 EM 和 PM。CYP2C19 慢代谢表型发生率存在明显的种族差异，在亚裔人中 PM 发生率较高（14%～25%），而在白种人中的 PM 发生率仅为 3%。

CYP2C19 参与 S-美芬妥英、抗抑郁药阿米替林、抗癫痫药丙戊酸、第一代质子泵抑制剂（奥美拉唑、兰索拉唑、泮托拉唑、雷贝拉唑等）、降血糖药甲苯磺丁脲等的代谢。如 PM 代谢表型的患者口服奥美拉唑的血药浓度曲线下面积（AUC）值是 EM 型的 6～10 倍。

3. CYP2D6 的基因多态性 1977 年发现人群中 CYP2D6 介导的异喹胍羟基化代谢存在快代谢型和慢代谢型。快代谢者拥有野生型 CYP2D6 基因，而慢代谢者的 CYP2D6 基因为突变型，CYP2D6 具有 90 多种等位基因突变。CYP2D6 在亚裔人中慢代谢型发生率约为 1%，而在白种人中慢代谢性发生率较高（约为 6%）。

尽管 CYP2D6 仅占肝脏 CYP450 的 2%，但可参与 25% 以上临床药物的代谢过程，这些药物包括抗抑郁药、β-受体阻滞剂、抗心律失常药、精神安定药、镇痛药、止吐药、抗癌药物等。CYP2D6 基因的变异可导致在正常药物剂量下产生药物不良反应或失效，从而影响治疗效果。如大多数抗精神病药的代谢由 CYP2D6 酶介导，弱代谢者和中等代谢者使用抗精神病药后血药浓度增高，发生锥体外系副反应和迟发性运动障碍等不良反应的风险相对较高，且易产生剂量依赖；而对于快代谢者，常规剂量的药物产生的血药浓度很低，难以达到治疗效果。

4. 其他 除 CYP450 外，N-乙酰转移酶、醇/醛脱氢酶、胆红素葡萄糖醛酸转移酶（UGT1A1）、巯嘌呤甲基转移酶、谷胱甘肽 S-转移酶等都存在基因多态性。抗结核药异烟肼的药动学存在较大的种族差异和个体差异，白种人和黑种人中快、慢代谢者比例相当，而亚裔人和爱斯基摩人中以快代谢者居多，如表 5-4 所示。

表 5-4 不同人种异烟肼快慢乙酰化代谢型分布情况

人群	受试数量	快乙酰化者（%）	慢乙酰化者（%）
白种人	1958	41	59
黑种人	531	45	55
中国人	682	78	22
日本人	2141	88	12
爱斯基摩人	485	89	11

二、对临床药动学的影响

临床药动学方面的遗传多态性主要由药物代谢引起，药物在吸收、分布及肾排泄方面的遗传多态性较少发生。药物代谢酶基因多态性主要影响药物或活性代谢物的药动学过程，影响其血药浓度和药动学参数，产生较大个体差异，影响药物的有效性和安全性。

1. **影响血药浓度和药动学参数**　在弱代谢者体内，药物代谢酶基因发生突变，会显著降低或失去催化活性，受该代谢酶催化的药物代谢速率会显著减慢，血药浓度异常升高，半衰期延长。一些抗抑郁药如帕罗西汀，给予相同的剂量后，CYP2D6 PM 人群血浆药物浓度可达 UM 人群的 5~20 倍，PM 人群的不良反应发生率明显增加；而 UM 人群的自杀率比正常代谢者高 9 倍。口服酒石酸美托洛尔 100mg 后，CYP2D6 强代谢者 0~8 小时尿中代谢物的浓度显著高于弱代谢者，而原形药物浓度则显著低于弱代谢者，呈双态分布（图 5-12）。

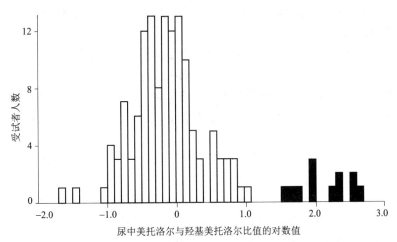

图 5-12　143 位高血压患者口服 100mg 酒石酸美托洛尔后 0~8 小时尿中
美托洛尔与羟基美托洛尔比值的对数值分布情况
涂黑的条形图为弱代谢者

2. **影响前药的活化**　对于一些需要通过代谢进行活化的药物，如氯吡格雷，在超快代谢型人群中，严重不良反应发生率明显增加，而在弱代谢者中药效明显下降。

3. **影响个体差异**　总体而言，约有 25% 的药物效应的个体差异来自于药物代谢酶的基因多态性导致的药动学改变。由于药物代谢酶多态性分布存在种族差异，对不同人群药物代谢个体差异的影响程度也不同。如 CYP2C9 在白种人中，IM 和 PM 的比例较高，但在中国人群中却很低（小于 5%）；因此相对白种人而言，在中国人群中 CYP2C9 基因多态性对其底物药物代谢的个体差异影响较小。而中国人的 CYP2C19 基因弱代谢型发生率明显高于白种人，是中国人群中导致 CYP2C19 底物药物代谢个体差异的主要因素。

三、对新药研发和药品说明书的影响

近年来，许多上市药物由于其严重的不良反应而被撤市，后续研究发现这些不良反应多与药物代谢酶、转运体、受体等的基因多态性有关。随着药物代谢酶基因多态性研究的进展，人们认识到了在新药研发及评价中开展药物代谢基因多态性研究的重要作用。

1. **临床前研究阶段**　在新药临床前研究中应及早开展药动学 ADME 过程中基因多态性的考察，为药物设计和临床应用奠定基础。主要应进行以下几方面的药物代谢基因多态性研究：①明确药物在体内的代谢和药效过程中所涉及的药物代谢酶基因多态性；②考察药物代谢酶多态性对活性或毒性代谢物生成的影响；③评价相关药物代谢酶的遗传变异对药动学和药效学的影响，缩短药物研发的周期，降低药物研发成本，并为临床研究提供证据。

2. **临床研究阶段**　临床研究中，应当分析受试者药物代谢酶的基因分型，选择适当基因分型的受试者，预测药物的个体化使用剂量。利用基因分型数据辅助设计临床药动学研究并合理解释剂量-药动学曲线的差异，临床研究中根据药物代谢酶基因多态性的研究结果进行剂量的选择、调整。评价遗传因素对药动学参数的影响，用于指导临床给药方案的设计。

3. **上市药物再评价**　对于已上市药物，特别是那些疗效差异显著、不良反应发生率高、针对特定疾病尚无更安全有效替代品的药物，进行药物代谢基因多态性的再评价可以发现潜在的风险，预测个体化用药剂量，同时排除具有潜在风险的患者，增强药物安全性，避免一些疗效确切的药物因潜在风险而被淘汰，节省新药开发的费用。

4. **药品说明书**　药物代谢酶基因多态性对药动学、药效学的影响应写入药物标签内容。美国 FDA 目前公布了 CYP2D6、2C19、2C9 多态性涉及的一些临床常用药物的标签内容，主要有用法用量、预防、注意事项、药物相互作用、临床药理学等标签项目。2007 年 FDA 更新华法林的说明书，明确指出携带 CYP2C9 * 2 或 CYP2C9 * 3 等位基因的患者服用相同剂量的华法林时出血风险增加，日剂量应比正常代谢型（EM）患者分别降低 17% 或 37 %。

四、对临床药物治疗方案的影响

遗传因素是造成药物反应个体差异的最主要原因，明确引起个体对药物用法及疗效差异的遗传特征，可为个体化用药提供强有力的理论依据；对明确药物间的相互作用、指导临床合理用药、保证临床用药的有效性和安全性具有重大意义。

1. 对给药剂量的影响　不同代谢表型的个体间由于药物清除率的不同而产生血药浓度的差异，在确定临床治疗方案时，对已确定的与药物反应具相关性的基因多态性检测可作为患者初始用药剂量设计的依据，以缩短获得稳定剂量的时间，从而确保药物疗效或减少药物过量所致的不良反应，实现基因导向的个体化给药。

香豆素类口服抗凝药华法林，其治疗窗窄，在肝中主要由 CYP2C9 代谢。临床使用的华法林为 S-华法林和 R-华法林的消旋体，S-华法林的抗凝活性比 R 华法林强 3~5 倍，而 S-华法林 85% 以上经由 CYP2C9 代谢转化为无活性代谢物。携带 CYP2C9 * 2 和 CYP2C9 * 3 两种突变型基因的患者对华法林的代谢能力比野生型低约 30%，其体内华法林的口服清除率显著降低，抗凝作用增强。因此，携带 CYP2C9 * 2 和 CYP2C9 * 3 等突变型基因的患者，需要较低剂量的华法林，否则易因抗凝过度引起出血。华法林通过抑制维生素 K 环氧化物还原酶亚基 1（VKORC1），抑制还原型维生素 K 生成，从而发挥抗凝作用。CYP2C9 和 VKORC1 基因多态性是影响华法林剂量的主要因素。基于 CYP2C9 和 VKORC1 两个基因多态性的研究，预测华法林的个体化用药剂量，可提升华法林的安全性。

2. 对药物效应与毒性的影响　一般来说，药物代谢酶多态性和受体多态性是影响药物效应差异的主要因素，药物代谢酶的基因多态性决定药物代谢的程度，而药物受体的基因多态性决定药物的敏感性。就药物代谢酶多态性而言，对于治疗窗小、由药物代谢酶灭活的药物，PM 者可能产生明显的毒性作用；而对于需药物代谢酶激活而产生药理作用的前体药物来说，PM 者则可能降低药物效应。

临床用药时，应根据患者的药物代谢酶基因分型结果来预测可能出现的药物不良反应，并制定给药方案。如可待因是由 CYP2D6 代谢为吗啡而起镇痛作用，给予 UM 者和 PM 者相同剂量的可待因后，PM 者体内吗啡的血浆浓度很低，可待因被代谢为吗啡的速度较慢，即使加大给药剂量，药效的提高也非常有限，却能增加不良反应发生的风险，故而此类人群应慎用可待因；而 UM 者体内吗啡的血药浓度比 PM 者高 50%，极易引起阿片中毒症状，甚至导致死亡。此外，在产科剖宫产手术时使用可待因镇痛，其代谢物吗啡可通过乳汁进入婴儿体内，对于 UM 表型的产妇，乳汁中吗啡的浓度就会显著升高，可能抑制婴儿的呼吸中枢，继而危及生命。

减肥药西布曲明在体内由 CYP2B6 和 CYP2C19 介导生成活性代谢产物 N-去甲基西布曲明和 N, N-二去甲基西布曲明而发挥药理作用。该药的体内代谢、药效及不良反应的发生在人群中的差异与 CYP2B6 和 CYP2C19 基因多态性显著相关，CYP2B6 * 6、CYP2C19 * 2 和 CYP2C19 * 3 突变型等位基因携带者（PM），其体内 N-去甲基西布曲明因代谢速度较慢而易发生蓄积，造成临床疗效不佳、心血管毒副作用大，我国已于 2010 年撤市。

总之，明确药物代谢酶基因多态性和药物疗效与毒性的相关性，并以此为依据来指导个体化用药方案的制定，将成为临床合理用药的重要组成部分。由于药物的临床疗效是多种因素综合作用的结果，除药物代谢酶基因多态性外，还涉及药物的吸收、分布、排泄及药物与受体的作用等诸多过程。因此，要实现基因导向的个体化给药，还需开展大量的研究工作。

习题

一、多项选择题

1. 主要催化药物氧化代谢反应的酶系包括
   A. CYP450 B. 酯酶 C. 单胺氧化酶
   D. 醇脱氢酶 E. 甲基化转移酶

2. 药物代谢 Ⅰ 相反应不包括
   A. 氧化反应 B. 还原反应 C. 乙酰化反应
   D. 甲基化反应 E. 水解反应

3. 已证明存在基因多态性并且明显影响药物疗效的 CYP450 同工酶包括
   A. CYP2D6 B. CYP1A2 C. 乙酰化转移酶
   D. CYP2C9 E. CYP2C19

4. 某药物口服后肝脏首过代谢作用大，改为肌内注射给药后（　　　）
   A. 生物半衰期延长 B. 生物利用度不变
   C. 生物利用度减少 D. 生物半衰期基本不变
   E. 生物利用度增加

5. 下列论述错误的是（　　　）
   A. 光学异构体对药物代谢无影响
   B. 人体内 CYP450 中含量最多、参与反应最多的是 CYP2D6 酶
   C. 药物 Ⅱ 相代谢产物均会使极性增大，有利于排泄
   D. 硝酸甘油具有很强的肝首过效应，因此口服给药疗效差
   E. 随着年龄的增长，药物代谢速度也会加快

二、思考题

1. 何谓药物代谢，药物代谢的临床意义有哪些？
2. 药物代谢酶系主要有哪些？简述它们的作用？
3. 何谓药物的 Ⅰ 相代谢和 Ⅱ 相代谢？各包括哪些反应？
4. 影响药物代谢的生物因素有哪些？
5. 药物方面有哪些因素会影响代谢？
6. 何为药物代谢酶基因多态性？其对临床药动学、药物研发及合理用药有哪些影响？

（张淑秋　党大胜）

第六章　药物排泄

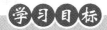

1. **掌握**　药物肾排泄机制；药物胆汁排泄的过程与特性。
2. **熟悉**　肝肠循环对血药浓度的影响。
3. **了解**　药物从母血向乳汁分泌的转运过程的影响因素。

药物排泄是指体内药物或其代谢物排出体外的过程，肾排泄（renal excretion）与胆汁排泄（biliary excretion）是最重要的药物排泄途径。某些药物还可从肺、乳腺、唾液腺、汗腺或其他体液排出，如表6-1所示。头孢菌素、普鲁卡因等药物主要通过肾脏排泄。胆固醇类、四环素等药物主要通过胆汁排泄。气体麻醉药、乙醇、香豆素等通过肺呼气排出体外。对氨基马尿酸、磺胺类药物等可以随汗液排出体外。地西泮、茶碱可以从乳汁排出体外。

药物在体内的排泄通常包括很多复杂的过程，药物合用时，在排泄过程中多会发生药物间的动态相互作用，而病理状态和年龄也容易使排泄发生变化。因此，要进行正确的药物治疗，对药物排泄过程及其机制的理解都是必要的。

表6-1　药物的排泄途径

排泄器官/途径	机制	化合物实例
肾脏/尿	肾小球滤过	非结合型药物、菊粉、肌酸酐等
	主动分泌	有机阴离子（对氨基马尿酸、头孢菌素、乙酰唑胺、吲哚美辛、髓袢利尿药、喹诺酮类、甲氨喋林、噻嗪类等），有机阳离子（四乙基铵、西咪替丁、普鲁卡因、麻黄碱、吗啡等）
肝脏/胆汁	主动转运	内源性化合物（胆汁酸、胆红素、胆固醇）等
	促进扩散	四环素、四溴酚酞磺酸钠、靛青绿等
	单纯扩散	普伐他汀、奎宁等
口腔/唾液	单纯扩散	卡马西平、苯妥英钠、扑米酮、乙琥胺、丙戊酸等
	主动转运	苯巴比妥等
肺/呼气	单纯扩散	内源性物质（尿素）、对氨基马尿酸、乙醇、安替比林等
乳房/乳汁	单纯扩散	内源性物质（胆碱、肉毒碱、单糖、氨基酸）等
	主动转运	氨苄西林、呋喃妥因、四环素、链霉素等
消化道/粪	单纯扩散	多西环素、β-受体阻滞剂、喹诺酮类、奎尼丁、地高辛、多西环素等

第一节　肾脏排泄

肾脏的结构如图 6-1 所示。肾单位是组成肾脏结构和功能的基本单位，包括肾小囊、肾小球和肾小管，每个肾脏约有 100 多万个肾单位。肾小球是由毛细血管网组成的，其血管壁的内皮细胞与基底膜、肾小囊上皮细胞一起构成肾小球滤过膜，对流经肾小球的血浆起滤过作用。肾小球外有称为肾小囊的包囊，囊腔与肾小管相通。肾小管分三段：近球（端）小管、髓袢细段、远球（端）小管。肾单位各部存在于肾皮质、髓质中的一定部位。机体尿的生成依赖于肾小体、肾小管和集合管的协同活动。

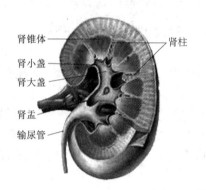
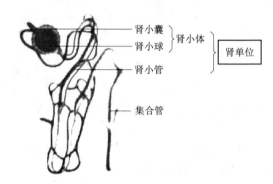

图 6-1　肾脏的结构

药物肾排泄（图 6-2）是许多药物的主要消除途径。水溶性药物、低分子量的药物（<300）以及肝生物转化慢的药物均由肾排泄消除。肾排泄药物主要取决于肾小球滤过、肾小管分泌、肾小管重吸收三个过程，前两个过程是将药物排入肾小管腔内，后一过程是将肾小管内药物转运至血液中。肾是机体排泄药物及其代谢产物的最重要器官。

药物可以经由一个或几个过程排出体外，是肾小球滤过、肾小管分泌及重吸收的综合结果，即肾排泄率＝滤过率＋分泌率－重吸收率。

一、肾小球滤过

肾小球毛细血管面积大、血压高，内皮极薄，其上分布着很多直径为 6~10nm 的小孔，通透性较高，药物以膜孔扩散方式进行非选择性的滤过。如果药物与血浆蛋白结合，则不能滤过，因此药物的滤过率会受到血浆蛋白结合率的影响。经肾小球滤过后，尿中主要含游离的原形药物和代谢物。

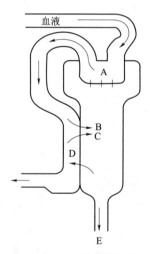

图 6-2　肾排泄的示意图
A. 游离药物与血浆水肾水球过滤；
B. 有机酸肾小管主动排泌；
C. 有机碱肾小管主动排泌；
D. 脂溶性药物重吸收

生理情况下，正常成年男子的肾小球滤过率（glomerular filtration rate，GFR）约为125ml/min，妇女大约低10%。如果药物只经肾小球滤过，并全部由尿排出，则药物排泄率就与滤过率相等。内源性物质肌酐（creatinine）及外源性物质菊粉（inulin）在肝内不代谢，既不被肾小管分泌又不被重吸收，只通过肾小球滤过排出体外，其消除率与肾小球滤过率相近。某些疾病状态造成肾功能不全时，肾小球滤过率常常降低，因此菊粉能用于肾功能的诊断。

二、肾小管重吸收

按照正常人的GFR约为125ml/min计算，肾每天滤过的液体约180L，尽管体积如此之大，但每日平均尿量只有1~1.5L，可见滤过的绝大部分液体（约99%）被重吸收。同样，溶解于血浆中的机体必需成分和药物等，也反复进行滤过和重吸收。例如，肾小球每天滤过的葡萄糖约250g，在近曲小管几乎全部被重吸收回血。实际上，Na^+、K^+、Cl^-、HCO_3^-等无机离子以及糖、氨基酸、葡萄糖、维生素及微量蛋白质等人体必需的营养物质也被重吸收。代谢产生的废物和尿酸、尿素，几乎不被重吸收，而肌酐则完全不被重吸收。

如果药物的肾清除率小于预期的滤过清除率，则一定存在重吸收过程。药物的肾小管重吸收有两种方式：主动重吸收（active reabsorption）和被动重吸收（passive reabsorption）。主动重吸收的物质主要是身体必需的维生素、电解质、糖及氨基酸等。主动重吸收需要借助载体才能进行，如参与葡萄糖重吸收的载体为Na^+/葡萄糖协同转运器（SGLT）；参与氨基酸转运的载体有15种以上，包括中性氨基酸转运器、碱性氨基酸转运器和酸性氨基酸转运器；主要负责转运二肽和三肽的小肽转运体（Pep-T）属于依赖质子的寡肽转运器（POT）的家族成员。被动重吸收主要在远曲肾小管以被动扩散的方式进行，即药物顺浓度梯度从肾小管腔转运至小管外组织间隙液里。药物对机体来说，一般都是异物，主要靠肾小管的被动重吸收返回体内。水、大部分氯离子和大多数外源性物质如药物等都属于被动重吸收。

药物的被动重吸收过程取决于药物的脂溶性、pK_a、尿量和尿液的pH值。

1. **药物的脂溶性**　亲脂性、非解离型药物易被重吸收。通过肾小球滤过的水分80%~90%在近曲小管被重吸收，其余水分可在远曲小管和集合管重吸收。随着水分的重吸收，药物在原尿中浓缩，在管腔内液和肾小管体液间产生浓度梯度，有利于被动转运药物的重吸收。

与体内其他生物膜一样，肾小管管腔壁细胞的类脂膜构成是水溶性电解质物质的屏障。因此，脂溶性大的非解离型药物重吸收程度高，如脂溶性大的硫喷妥，经肾小球滤过后，几乎全部通过肾小管的重吸收返回血循环，自尿中排泄量很小。相反，一些季铵类药物脂溶性很小，几乎不被重吸收，迅速自尿中排泄。又如脂溶性不同的磺胺类药物在肾小管的重吸收率也不同，脂溶性大的磺胺类药物在肾小管的重吸收率大，如图6-3所示。磺胺甲氧嗪脂溶性大，重吸收好，在体内存在时间长，故称为长效磺胺。多数药物经过体内代谢后，变成极性大的水溶性代谢物，使肾小管的重吸收减少，有利于机体清除异物。

2. **尿液pH**　对弱酸和弱碱型药物而言，尿液pH是影响重吸收的另一因素，尿液

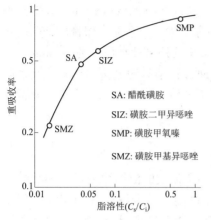

图 6-3　磺胺的脂溶性和肾小管重吸收

C_s/C_i：相当于分配系数；C_i：水溶液初浓度；
C_s：分配平衡时 $CHCl_3$ 层浓度

pH 影响药物的解离度，从而影响药物的重吸收。重吸收受尿液 pH 变化影响的酸性药物包括乙酰唑胺、苯巴比妥、萘啶酸、保泰松、丙磺舒、水杨酸、磺胺等，受影响的碱性药物包括妥拉苏林、对乙酰氨基酚、丙米嗪、吗啡、尼古丁、普鲁卡因、奎宁等（图 6-3）。

对于弱酸性药物，pH 升高将增加解离程度，分子型减少，因此重吸收减少，肾清除率增加。即碱化尿液有利于弱酸性药物排泄。弱酸性药物通过肾小管膜时，分子型与离子型药物的比例可以根据 Henderson-Hassselbalch 方程来计算：

$$pH = pK_a + \lg[A^-]/[HA] \quad (6-1)$$

式中，pH 为尿液 pH 值，$[A^-]$ 为弱酸离子的浓度，$[HA]$ 为弱酸分子的浓度。下式可以计算弱酸在任一尿液 pH 下的离子型浓度。

$$[A^-] = [HA]10^{(pH-pK_a)} \quad (6-2)$$

pK_a 等于或小于 2 的弱酸，在生理 pH 环境下完全解离而不被重吸收，其肾清除率一般较高且对尿液 pH 变化不敏感。而 pK_a 大于 8.0 的弱酸，如苯妥英，在生理 pH 范围内基本不解离，其肾清除率始终较低，对尿液 pH 变化也不敏感。只有那些 pK_a 在 3~7.5 的非极性酸，其清除率与尿液 pH 的变化密切相关。

图 6-4 为尿液 pH 对弱酸性药物水杨酸（$pK_a=3$）肾清除率的影响。在尿 pH 为 7.4 时，解离度大于 99.9%，在 pH 5.0 时，仍有 99% 解离。假设将肾小管中的尿液酸化至 pH 5.0，尽管离子化程度依然很高，但重吸收速度大大增加，排泄量明显减少。由图可见，当尿液 pH 低于 6.5 时，水杨酸的肾清除率大大降低。

一般说来，pK_a 接近或大于 12 的强碱性药物，如胍乙啶，在任何尿 pH 范围内均呈解离状态，几乎不被重吸收，

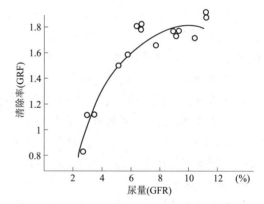

图 6-4　尿液 pH 对弱酸性药物水
杨酸肾清除率的影响

其肾清除率也不受尿 pH 值的影响。pK_a 等于或小于 6 的弱碱非极性药物，如丙氧酚，由于其非解离部分具有足够的通透能力，在任何尿 pH 值时均可被重吸收，这类药物的肾清除率可能会随尿 pH 有所变动，但清除率仍很低，特别是在血浆蛋白结合率较高时。pK_a 介于 6 与 12 之间的非极性碱性药物的重吸收变化较大，可以从无到完全重吸收，其肾清除率可随尿 pH 值的变化而波动。

尿液 pH 对弱碱性药物去氧麻黄碱（$pK_a=10$）累积尿排泄量的影响如图 6-5 所示。

在尿液 pH 未改变时，给药后 16 小时尿中原形药物为剂量的 16%。在合用碳酸氢钠碱化尿液后，尿中原形药物只有 1% ~ 2%，若合用氯化铵酸化尿液，尿中原形药物可达 70% ~ 80%。显然，尿 pH 值是决定该药物肾排泄的主要因素。

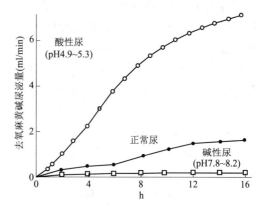

图 6-5　尿 pH 对弱碱性药物去氧麻黄碱累积尿排泄量的影响

通常尿液的 pH 接近 6.3，但受饮食、病理学因素以及所应用的药物影响，可在一定范围内变化。如肉类能使尿酸化，植物性食物使尿碱化，机体处于酸中毒、发热等病态时尿液也呈酸性，大量给予抗坏血酸或抗酸剂（如碳酸钠）会分别酸化尿液和碱化尿液。在强行酸化或碱化尿液时，尿 pH 值可分别达到 4.5 和 8.0 的极限。尿液 pH 值的变化能够改变药物的重吸收和药物排泄，因此临床上将调节尿液 pH 作为解救药物中毒的有效措施之一。例如巴比妥类、水杨酸类等弱酸性药物中毒可服用碳酸氢钠碱化尿液，加速药物排出；相反，氨茶碱、哌替啶及阿托品等弱碱性药物中毒时，酸化尿液可加速药物排泄。

3. 尿量　尿量增加时，药物在尿液中的浓度下降，重吸收减少；尿量减少时，药物浓度增大，重吸收量也增多。

临床上有时通过增加液体摄入或合并应用甘露醇等利尿剂，以增加尿量而促进某些药物的排泄。这种方法对于某些因药物过量而中毒的患者解毒是有益的。但在强迫利尿时，肾排泄必须是药物的主要排泄途径。如果药物的重吸收对 pH 敏感，那么在强迫利尿的同时控制尿液 pH 值将会更有效。如在尿液酸性和碱性时发现苯巴比妥的肾清除率与尿量呈线性关系，当采用渗透性利尿药尿素或甘露醇时可增加利尿作用，使 24 小时内尿量达 12L，并用碳酸氢钠或乳酸钠碱化尿液。这种情况下，苯巴比妥离子化程度提高，肾小管重吸收量减少，尿排泄量增加，可使苯巴比妥中毒昏迷的时间缩短 2/3 左右。图 6-6 为苯巴比妥（pK_a 7.2）肾清除率随尿量的变化，可见其肾

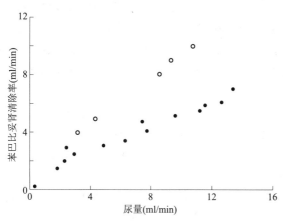

图 6-6　苯巴比妥肾清除率随尿量和尿 pH 值的变化
○ 碱化尿液；● 未碱化尿液

清除率既对尿 pH 值敏感，又呈尿量依赖性。

三、肾小管分泌

肾小管分泌作用是将药物主动转运至尿中排出体外，主要发生在近曲小管，其上

皮细胞的血管侧细胞膜和管腔侧细胞膜都分布着跨膜转运的特异载体。这种分泌作用具有主动转运特点，如可以逆浓度梯度转运，由载体转运，需要能量，有饱和现象等。如果药物的清除率超过肾小球滤过率，则提示该药存在肾小管分泌现象。

许多有机弱酸性和弱碱性药物都可以通过这种机制转运到尿中，如对氨基马尿酸等有机弱酸、胍和胆碱类有机弱碱等都在近曲小管处通过主动分泌排泄到尿中。青霉素、呋塞米（速尿）和依他尼酸等药物由于血浆蛋白结合率高，很少被肾小球滤过，主要由近曲小管排入肾小管液，因而不经过肝代谢也能很快被消除。

肾小管主动分泌具有如下特征：①需载体参与；②需要能量，可被 ATP 酶抑制剂二硝基酚（DNP）抑制；③由低浓度向高浓度逆浓度梯度转运，某些药物如青霉素只需通过一次肾血液循环就可以从血浆中几乎完全被清除；④存在竞争抑制作用；⑤有饱和现象，当血药浓度逐渐增高时，肾小管分泌量将达到特定值，该值被称为肾小管的饱和分泌量；⑥血浆蛋白结合率一般不影响肾小管分泌速度，这是由于在主动分泌部位，未结合型药物转运后，结合型药物能很快解离。

从肾小管分泌的药物主要为有机酸和有机碱，它们是通过两种不同机制进行分泌的。属于同一分泌机制的物质间可出现竞争性抑制，但两种分泌机制之间互不干扰，也互不影响。

1. 有机酸　有机酸的分泌主要通过阴离子分泌机制进行，故阴离子分泌机制亦称为有机酸分泌机制。这些有机酸以对氨基马尿酸（PAH）为代表，所以也被称为 PAH 机制。通过该机制分泌的物质有磺胺类、马尿酸类、酰胺类、噻嗪类、杂环羧酸类、烯醇类、抗病毒核苷类似物如碘苷、阿糖胞苷等。

由于转运阴离子的载体特异性较差，许多阴离子都可与之结合而转运，根据其与载体的亲和力大小出现竞争性抑制作用。有机酸转运蛋白 OAT 族转运体有 OAT1~5，其中，OAT1、OAT3 和 OAT4 表达较高；OAT2、OAT5 主要分布于肝脏，OAT1 和 OAT3 主要分布于肾小管基底侧膜，OAT4 主要分布于刷状缘膜侧。丙磺舒与转运载体的亲和力较大，所以对大部分有机酸的肾小管分泌具有竞争性抑制作用。青霉素属有机酸，它在肾小管有分泌作用，但丙磺舒与其有竞争作用，能阻断青霉素在肾小管的分泌，因而有效浓度维持较久，延长了青霉素的抗菌作用时间。

2. 有机碱　有机碱的分泌通过阳离子分泌机制进行，故阳离子分泌机制亦称为有机碱分泌机制。许多有机胺类化合物在生理条件下呈阳离子状态，可通过近曲小管主动分泌，增加其在尿液中的排泄速度。如烟酰胺的代谢产物 N-甲基烟酰胺、吗啡的代谢产物二羟基吗啡，其排泄量都大于肾小球滤过量。

还有 P-糖蛋白（P-gp）、1 型（MRP1）及 2 型多药耐药相关蛋白（MRP2）等外排性转运体丰富地表达于近曲小管刷状缘膜侧，可增加药物的排泄。

四、肾清除率

各种不同的药物通过肾排泄而被清除的情况差别很大。为了解肾对各种药物消除的贡献，常用肾清除率（renal clearance，CL_r）定量描述药物通过肾的排泄效率。严格地说，肾清除率应称为"肾脏排泄血浆清除率"，指肾脏在单位时间内能将多少容量（通常以 ml 为单位）血浆中所含的某物质完全清除出去，这个被完全清除了某物质的血浆容积（ml）就称为该物质的血浆清除率（常以 ml/min 表示）。在实际工作中血浆和代谢这些词常被省略，简称为肾清除率。肾清除率能够反映肾脏对不同物质的清除能力，肾对某药物清除能力强时，就有较多血浆中的药物被清除掉。

通过肾清除率能够推测药物排泄的机制。若某种药物只有肾小球滤过而没有肾小管分泌或重吸收，肾清除率的正常值为 125ml/min，即肾清除率等于肾小球滤过率。实际工作中可以采用肾小球滤过率 GFR 为指标，来推测其他各种物质通过肾的变化。若某一物质在血浆中未结合药物的比例分数为 f_u，且只有肾小球滤过，所有滤过的物质均随尿排泄，则肾清除率等于 $f_u \cdot$ GFR（125ml/min）。若某一物质的肾清除率低于 $f_u \cdot$ GFR，则表示该物质从肾小球滤过后一定有肾小管重吸收，可能同时伴有分泌，但一定小于重吸收。反之，若肾清除率高于 $f_u \cdot$ GFR，则表示除由肾小球滤过外，肯定存在肾小管分泌排泄，可能同时存在重吸收，但必定小于分泌。例如尿素的肾清除率为 78ml/min，由此可判断，尿素可被肾小管重吸收。

当药物的尿排泄率与血浆药物浓度成正比例时，其排泄率为：

$$肾排泄率（每分钟肾排泄量）= 血浆浓度（C）\times 肾清除率（CL_r）$$

假定 U 为尿中某药物的浓度（mg/ml），V 为每分钟的尿量（ml/min），则每分钟从尿中排出该药物的量为 $U \cdot V$，除以该药物在每毫升血浆中的浓度 C（mg/ml），就可以得到肾每分钟清除了 CL_r 毫升的药物，故肾清除率应为：

$$CL_r = U \cdot V / C$$

影响肾清除率的因素包括血浆药物浓度、药物血浆蛋白结合率、尿的酸碱度和尿量等。药物通过肾小球滤过和分泌进入肾小管，而滤过的药物仅为未与蛋白结合的药物。

肾清除率是一个抽象的概念，所谓每分钟被完全清除了某物质的毫升数，仅是一个推算的数值。实际上，肾并不一定把某 1ml 血浆中的某药物完全清除掉，可能仅仅清除其中的一部分。但是，肾清除该药物的量可用相当于多少 ml 血浆中所含的该物质的量表示，可见肾清除率所表示的血浆毫升数是一个相当量。以尿素为例，假如尿素在血浆中的浓度为 0.25mg/ml，尿中尿素浓度为 19.5mg/ml，每分钟排出尿液为 1ml，则尿素的清除率 $CL_{r尿素}$ = 19.5/0.25 = 78（ml/min），即肾每分钟能将 78ml 血浆中的尿素排出体外。当肾功能减退时，清除率可能下降。

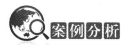
案例分析

碱化尿液提高抗菌疗效

患者，男性，65 岁，因急性心肌梗死来院治疗，急诊行经皮冠脉内支架成形术（PTCA），病变血管再通良好。患者术后出现急性尿潴留，予留置导尿管。第二日，患者出现下腹痛、体温升高，达 38.2℃，伴畏寒。查体双肺呼吸音粗，未闻及干湿啰音。腹平软无压痛。膀胱区压痛明显，尿液混浊；急查尿常规示尿液 pH 5.0，RBC++++（800/高倍视野），WBC ++++（320/高倍视野）。考虑为急性泌尿系统感染。使用复方磺胺甲噁唑片治疗，并加用碳酸氢钠片 1g 每日 3 次口服以碱化尿液。三天后症状明显好转。

分析：

尿路感染通常是指泌尿系统包括尿道、膀胱、输尿管、肾盂肾盏以及肾间质等部位的细菌感染，是临床常见病之一。应用抗菌药物是治疗尿路感染的主要措施。青霉素类、头孢菌素类（除头孢哌酮）、头霉素类、氨基糖苷类、多黏菌素、喹诺酮类、呋喃类、四环素类、磺胺类、氨曲南、亚胺硫霉素、万古霉素在尿中均有很高浓度，可用于尿路感染治疗。在应用抗菌药物治疗尿路感染时，不仅要注意抗菌药物在血液、尿液中的浓度，也要注意调整尿液酸碱度。

正确调整尿液的酸碱度常可增强药物疗效。有报告称调整尿液酸碱度可提高疗效 60%～90%；反之，不适当的尿液酸碱度有利于细菌增殖或影响抗菌药效能发挥。根据对尿液酸化、碱化的不同可将抗菌药分为以下三类：

（1）酸化尿液的药物：酸性药物可抑制细菌的繁殖，从而增强疗效。青霉素类、头孢菌素类、呋喃妥因、喹诺酮类、氯霉素（抗革兰阳性菌）、四环素类、多黏菌素（抗铜绿假单胞菌）、抗菌增效剂等在酸性尿中作用强。常用的酸化尿液药可用维生素 C、氯化铵、甲硫氨基酸、磷酸氢二钠等。

（2）碱化尿液的药物：某些抗生素只有在碱性尿液中才能发挥比较强的抗菌作用。如：氨基糖苷类、红霉素、多黏菌素（抗大肠杆菌）、林可霉素、磺胺类、利福平、氯霉素（抗革兰阴性菌）等。常用的碱化尿液的药有碳酸氢钠、枸橼酸钠、磷酸二氢钠、乙酰唑胺等。

（3）其他：呋喃妥因在碱性尿中易分解，排出增多，尿中浓度高，故适用于慢性下尿路感染，但它在酸性尿中不易分解，却能更多地透过细胞膜，故适用于肾实质的急性感染。

因此，抗菌药物疗效与合适的酸碱度是密切相关的，临床治疗中应根据各类抗菌药物的特性、病变部位（上尿路或下尿路）、抗菌谱（在酸性尿液中敏感还是在碱性尿液中敏感）来决定是否需要碱化尿液治疗，增加临床疗效，减少复发。本例患者碱化尿液尚可增加尿中磺胺类药物及其代谢物溶解度，减少结晶析出，且可缓解膀胱刺激症状。

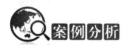 **案例分析**

哌拉西林导致高尿酸血症患者痛风急性发作

患者，男性，82岁，因"心悸、气短一个月，加重一周，发热3天"来院。患者既往阵发性心房纤颤，近一个月来发作频繁，拟行射频消融术治疗。但3天前着凉后出现发热，入院后相关检查提示肺炎、心功能3级，考虑患者为老年男性，既往单侧肾萎缩、中度肾功能损害，给予哌拉西林他唑巴坦治疗。考虑该患者高龄、中度肾功能损害、仅存单侧肾脏，给予哌拉西林他唑巴坦 4.5g+0.9% 氯化钠 100ml，每 12 小时 1 次静脉滴注抗感染治疗。患者治疗后体温下降，但第三日出现双手远端跖趾关节、双侧腕关节、后颈部疼痛，伴有皮温升高，触痛明显。追问病史，了解到患者有高尿酸血症、痛风病史20年，平素注意控制饮食，未予特殊药物治疗，偶有颈痛、双侧腕关节疼痛发作。根据细菌学培养结果及患者状况，未调整抗菌药物品种，加用碳酸氢钠片 1g，3 次/日碱化尿液，监测尿 pH 值。因患者疼痛剧烈，结合肾功能情况，给予马来酸氟吡汀胶囊 10mg，1 次/日止痛。患者用药 2 日后疼痛改善，血象及体温逐渐恢复正常，继续原治疗方案。

分析：

尿酸是人体嘌呤代谢的最终产物。血中尿酸全部从肾小球滤过，其中 98% 在近端肾小管重吸收，然后 50% 重吸收的尿酸在近曲小管中段又被分泌到肾小管腔内，在近曲小管直段又有 40%~44% 被重吸收，最终只有 6%~10% 尿酸由尿液排出。尿酸产生过多或排泄机制退化，则体内尿酸滞留过多，产生高尿酸血症，长期不控制将会引发痛风。

本例患者使用的哌拉西林他唑巴坦为青霉素类抗菌药物，该药通过肾小球滤过和主动分泌由肾脏排至体外，69% 哌拉西林以药物原形快速排泄，他唑巴坦及其代产物亦主要由肾脏排泄清除。该药在肾小管与尿酸竞争受体，从而影响了尿酸的重吸收，使血尿酸浓度下降过快，关节和血液中尿酸浓度相差悬殊，会促进沉积在滑膜、软骨及关节等软组织中的尿酸盐由关节移出，析出结晶，从而诱发急性关节炎，反而促进了痛风急性发作。因此临床上使用痛风治疗药如别嘌醇片、丙磺舒、苯溴马隆等时，都应该在痛风急性期过后 2 周开始服用，且服药应从小剂量开始。用药同服大量水，并加服碳酸氢钠碱化尿液，可防止尿酸盐在泌尿道沉积形成尿酸结石。

患者既往有一侧肾脏萎缩失功，且健侧肾脏肾功不全，使用非甾体抗炎药肾损害风险较大，因而选用了仅有止痛作用的马来酸氟吡汀。

第二节　胆汁排泄

肝脏除了是药物代谢的最重要脏器外，对药物体内过程的另一种影响是将药物从胆汁排泄。胆汁由肝细胞分泌，正常人每日分泌量为 0.5~1.0L。肝脏的胆汁系统是分泌胆汁和排泄药物的重要系统，许多药物或其代谢物都能从胆汁排泄，这是一个主动分泌过程。

解剖学上，肝内胆管于肝外汇集成胆总管。胆汁由肝细胞分泌产生，经毛细胆管、小叶间胆管、左右胆管汇总入肝总管，再经胆囊管流入胆囊中贮存和浓缩，进入胆囊的胆汁是高度浓缩的。肝管携肝胆汁汇入胆囊导管，再进入胆囊和肝总管。经肝总管再排入十二指肠。胆汁主要由水、胆酸盐、胆色素、电解质以及少量的胆固醇和脂肪酸组成。肝细胞沿胆小管排列，负责产生胆汁。胆汁的生成似乎是一个主动分泌过程。据报道，有机阳离子、有机阴离子、极性分子和非极性分子有不同的主动胆汁分泌过程。

一、药物胆汁排泄的过程与特性

药物胆汁排泄速率和程度受药物的理化性质（分子量、化学结构、极性等）和某些生物学因素（动物种属、性别、年龄、胆汁流量、药物生物转化过程等）的影响。

药物及其代谢物的胆汁排泄对分子量要求非常严格。相对分子量超过 500 的药物主要由胆汁排泄，相对分子量在 300~500 的药物由尿和胆汁两种途径排泄。对于这些药物，当其中一种排泄途径减弱时，会导致另一排泄途径的代偿性增加。相对分子量小于300的化合物几乎全部由肾从尿中排出。药物分子量亦有上限阈值，分子量超过5000的大分子化合物难以向肝细胞内转运，故胆汁排泄量极少。

胆汁排泄的药物，除了分子量大之外，还要求具有强的极性基团。许多排入胆汁的药物是代谢物，常常是葡萄糖醛酸苷结合物，大多数代谢物的极性比母体药物大。葡萄糖醛酸苷的生成不仅使复合物的相对分子量增加了近200，也增加了极性。磺胺噻唑及其N_4-乙酰化物排泄率极少，在N_4上引入羧酰基时排泄量增大。利福霉素是经胆汁排泄显著的药物，给药后不能充分向体内组织转运，口服时这种倾向更加显著。但只要把利福霉素的结构适当改造，使其极性减小，胆汁排泄就会发生明显变化。

胆汁排泄的药物主要包括洋地黄苷、胆汁盐、胆固醇、甾体和吲哚美辛。促进胆汁生成的药物能刺激药物的胆汁排泄。相反，减少胆汁流动的化合物和引起胆汁阻塞的病理生理因素会减少药物的胆汁排泄。给药途径也可能影响药物排入胆汁，例如，口服给药的药物被肝提取进入胆汁的程度要大于静脉给药。

胆汁中未被重吸收的药物通过粪便排出体外，其排泄率可用胆汁消除率$CL_{胆汁}$来表示，假设胆汁流速为$v_{胆汁}$，胆汁中药物浓度为$C_{胆汁}$，血浆药物浓度为$C_{血浆}$，则：

$$CL_{胆汁} = \frac{v_{胆汁} \times C_{胆汁}}{C_{血浆}}$$

药物胆汁排泄是一种通过细胞膜的转运过程，其转运机制可分为主动转运和被动转运：

1. 胆汁排泄的被动转运　血液中的药物向胆汁被动转运有两种途径：一种是通过细胞膜上的小孔扩散，即膜孔滤过，小分子药物通过此种方式转运；另一种是通过细胞膜类脂质部分扩散，油/水分配系数大和脂溶性高的药物通过此种方式转运。被动转运在药物胆汁排泄中所占比重很小。甘露醇、蔗糖、菊粉的胆汁排泄均属于被动转运过程，这类物质从胆汁中的排泄量较少。

2. 胆汁排泄的主动分泌　许多药物或其代谢物在胆汁中的浓度显著高于血液浓度，它们从胆汁中的排泄属于主动转运过程。目前已知肝细胞至少存在5个转运系统，分别转运有机酸（如对氨基马尿酸、磺溴酞、青霉素、丙磺舒、酚红、噻嗪类药物等）、有机碱（如普鲁卡因胺、红霉素等）、中性化合物（如强心苷、甾体激素等）、胆酸及胆汁酸盐和重金属（如铅、镁、汞、铜、锌等）。主动分泌的特点有：①存在饱和现象；②能逆浓度梯度转运；③属于同一转运系统的药物，相互间存在竞争性抑制，如丙磺舒能抑制甲氨蝶呤在大鼠胆汁中的分泌；④受代谢抑制剂的抑制。

二、肠肝循环

经分泌进入胆汁的药物或其代谢物，先贮存在胆囊中，在胆囊的收缩下然后由胆总管排入十二指肠。结果，药物或其代谢物可能随粪便排出，有些药物也可由肠道重吸收被全身所利用，我们把这种药物的吸收、胆汁的排泄和重吸收过程称为肝肠循环（enterohepatic circulation）。某些以葡萄糖醛酸结合物排除的药物代谢产物，也可以在肠道内被肠菌中的酶类水解成原形药物而被重吸收，从而进行肝肠循环。

肝肠循环的意义决定于药物在胆汁的排出率，药物在胆汁排出量多时，肝肠循环能延长药物体内滞留时间，如果能阻断该药物的肝肠循环，则能加速该药物的排泄。

如洋地黄毒苷中毒时，服用考来烯胺可在肠中与洋地黄毒苷结合，阻断其重吸收，增加排泄。己烯雌酚、洋地黄毒苷、氨苄西林、卡马西平、氯霉素、吲哚美辛、螺内酯等药物都存在肠肝循环。

酚酞、吗啡等药物以葡萄糖醛酸苷形式从胆汁排泄，在消化道中被消化酶、肠壁酶或肠内菌丛分解转变为原来的化合物，脂溶性增大，被肠道重吸收入肝静脉。如果这些酶或肠道内菌丛被抑制，则肠肝循环减少，药物体内半衰期缩短。如己烯雌酚在胆汁中以单或双葡萄糖醛酸苷形式出现，其循环途径如图6-7，若用糖1,4-内酯抑制肠内的β-葡萄糖醛酸苷转移酶，则肠肝循环受抑制；又如用新霉素或卡那霉素处理抑制肠内细菌，则肠肝循环也减少。

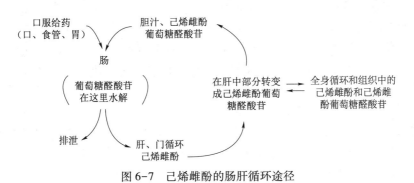

图6-7 己烯雌酚的肠肝循环途径

肠肝循环与药物不良反应关系密切。如给大鼠口服或肌内注射非甾体抗炎药氟芬那酸后，药物自血中消除的半衰期分别为7.5小时和7.9小时，且溃疡发生率均很高。但在胆管结扎大鼠，口服或肌内注射氟芬那酸后半衰期分别缩短为5.1小时和3.4小时，且均未发生溃疡。

某些药物因肠肝循环可出现第二个血药浓度高峰，被称为双峰现象（图6-8），在药效学上则表现为药物的作用时间明显延长。这可能是受到酶解过程的影响，也可能是受胆汁间歇性排泄的影响，在肠道重吸收后出现第二个浓度高峰。

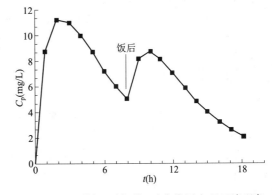

图6-8 肠肝循环引起药-时曲线图出现双峰现象

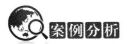案例分析

胆道感染者双通道排泄抗菌药物选择

患者，女性，38岁，因"胆结石5年，身目黄染2周，腹痛伴发热3天"入院。患者既往胆结石多年，未规律治疗。对青霉素、头孢菌素过敏（过敏性休克）。本次发

病后自用左氧氟沙星注射液治疗 4 天无明显好转来诊。查体生命体征平稳，体温 38.5℃。右上腹压痛、反跳痛，无肌紧张。余无异常体征。辅助检查：实验室检查见总胆红素、直接胆红素升高；转氨酶轻度升高、转肽酶升高，血常规白细胞明显升高（以中性粒细胞升高为主），肾功能未见明显异常。B 超见胆囊结石、胆管扩张。诊断：胆结石、急性胆囊炎、胆管炎。抗菌药改为莫西沙星注射液，3 天后明显好转。

分析：

患者原用药物左氧氟沙星疗效不佳，换用莫西沙星后明显好转，考虑原因为：①抗菌谱不同。左氧氟沙星具有广谱抗菌作用，抗菌作用强，对多数肠杆菌科细菌如大肠埃希菌、克雷伯菌属、变形杆菌属、沙门菌属、志贺菌属和流感嗜血杆菌、嗜肺军团菌、淋病奈瑟菌等革兰阴性菌有较强的抗菌活性。对金黄色葡萄球菌、肺炎链球菌、化脓性链球菌等革兰阳性菌和肺炎支原体、肺炎衣原体也有抗菌作用，但对厌氧菌和肠球菌的作用较差。莫西沙星则增强了抗厌氧菌活性，抗 G^+ 球菌作用也有明显提高，对革兰阳性菌、革兰阴性菌、厌氧菌、抗酸菌和非典型微生物如支原体、衣原体和军团菌有广谱抗菌活性。胆道感染病原体为 G^- 杆菌、消化道球菌、厌氧菌、真菌等肠道寄植菌。莫西沙星更适于针对肠道菌群所致感染进行治疗。②局部浓度不同。左氧氟沙星主要以原形自肾排泄，在体内代谢甚少。口服 48 小时内尿中排出量约为给药量的 80% ~ 90%。少量以原形自粪便中排出，给药后 72 小时内累积排出量少于给药量的 4%。而莫西沙星给药后约 50% 在肝脏代谢，另外的 50% 保持原形从肝肾双通道排泄（近乎各占一半），肾衰竭患者无需调整剂量。因此对于此胆系感染患者，莫西沙星给药后经胆汁排泄，富集于胆囊内，在病灶局部具有较高的药物浓度，有利于杀灭肠道源性病原体导致的胆道感染。患者胆道存在梗阻，而肾功能正常，此时药物经肾排泄将增大，不至于造成严重蓄积中毒，可选择常规剂量 400mg/d。

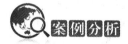案例分析

肝肠循环增强药效

患者，男性，46 岁，诊断为"冠心病，急性心肌梗死"，给予抗血小板、调脂、稳定斑块等治疗。同时行经皮冠状动脉内血管成形术，术后恢复良好。继续服用阿司匹林肠溶片 100mg（1 次/日）和硫酸氯吡格雷片 75mg（1 次/日）双联抗血小板，阿托伐他汀 10mg，1 次/日降脂。1 个月之后，患者因双下肢乏力下楼梯时摔倒再次入院治疗。实验室检查示肝功受损，转氨酶升高，血清磷酸肌酸激酶（CK）由 80 U/L 左右上升至 1728U/L，血清磷酸肌酸激酶同工酶（CKMB）由 17U/L 上升为 78U/L，肌钙蛋白 TNT 0.2ng/ml（正常值 0~0.1ng/ml）。急诊行血管造影，排除了再发梗死。考虑为他汀类降脂药物导致的横纹肌损害及肝损害，停用阿托伐他汀。但患者冠心病心血管事件风险高，仍然需要降脂治疗。经过治疗团队分析讨论，决定为患者使用依折麦布 10mg，1 次/日。此后患者肝功、心肌酶谱恢复正常，6 个月随访病变无进展。

分析：

依折麦布为一种新型的口服降血脂药，作用机制独特。其不像他汀类那样通过竞争

性抑制 HMG-CoA 还原酶来减少肝脏中胆固醇的合成，也不像树脂类那样促进肠道中胆汁酸的排泄来加速胆固醇的转化。它通过抑制食物和胆汁中的胆固醇、植物甾醇在小肠刷状缘的吸收，进而减少胆固醇由肠道向肝脏的转运，减少肝脏中胆固醇的储存量，增加血液中胆固醇的清除，从而降低血浆胆固醇水平。依折麦布主要在小肠和肝脏与葡萄糖苷酸结合（Ⅱ相反应），并随后由胆汁及肾脏排出。血浆中依折麦布和依折麦布-葡萄糖苷酸结合物的清除较为缓慢，提示有明显肠肝循环。由于分子量小，依折麦布在肠道发生葡萄糖醛酸化后，通过肠黏膜绒毛很快进入门静脉，经肝入胆汁，再到小肠，如此反复。使得肠黏膜绒毛上总保持有依折麦布的葡萄糖醛酸化物，发挥抑制肠道吸收胆固醇的作用，也因此使依折麦布的作用时间长。特殊的代谢途径使得它与许多药物之间较少发生有临床意义的相互作用，为临床治疗高脂血症和动脉粥样硬化提供了新的选择。

第三节 其他排泄

一、唾液排泄

唾液易于收集，药物从唾液中排泄也受到一定重视。唾液中药物浓度一般低于血药浓度。唾液由腮腺、舌下腺、颌下腺及口腔黏膜分泌液混合所组成。其分泌量及成分有明显个体差异，同一人日内和日间也有很大差异。一般日分泌量为 1~1.5L，平均 pH 约为 6.5，比血浆 pH 低。药物主要通过被动扩散方式由血浆向唾液转运，转运速率与药物的脂溶性、pK_a 和蛋白结合率等因素有关。游离的脂溶性药物以原形在唾液与血浆之间形成扩散平衡，与蛋白结合的药物和非脂溶性药物不能进入唾液，因此药物在唾液中的浓度近似于血浆中游离药物的浓度，对于蛋白结合率高的药物，则唾液浓度较血浆中低得多。

对于脂溶性的弱酸性或弱碱性药物，其唾液排出还受药物在唾液和血浆中解离的影响。利用 Henderson-Hasselbalch 方程式可以推导出这些药物的唾液浓度与血浆浓度（包括结合型与游离型）的理论关系式：

弱酸性药物

$$\frac{C_s}{C_p}=\frac{1+10^{(pH_s-pK_a)}}{1+10^{(pH_p-pK_a)}}\times\frac{f_p}{f_s} \tag{6-6}$$

弱碱性药物

$$\frac{C_s}{C_p}=\frac{1+10^{(pK_a-pH_s)}}{1+10^{(pK_a-pH_p)}}\times\frac{f_p}{f_s} \tag{6-7}$$

式中，C_s 和 C_p 分别为唾液中和血浆中的药物浓度，pH_s 和 pH_p 是唾液与血浆的 pH，f_s 和 f_p 分别是唾液和血浆中游离药物浓度对总浓度的比值。

由于 pH_p、f_p、和 f_s 比较恒定，而 pK_a 为常数，因此唾液 pH 是影响解离型药物唾液浓度的主要因素。

也有一些药物是以主动转运方式，由血浆向唾液转运，锂就是其中一种。患者服用碳酸锂后，唾液中的锂离子浓度是血浆中浓度的 2~3 倍，即使唾液增加 10 倍，此比值也不变。

与其他排泄途径相比，唾液排泄量比较少，对药物消除没有临床意义的影响，但其排泄收机体动态因素影响较少，采样容易，特别适于幼儿和长期采样者。可以利用唾液中药物浓度与血浆药物浓度比值相对稳定的规律，以唾液代替血浆样品，研究药物动力学。已有研究表明，水杨酸盐、苯妥英钠、奎尼丁、对乙酰氨基酚、甲苯磺丁脲、茶碱、地西泮、苯巴比妥等药物唾液浓度与血浓度具有很好的相关性。

二、乳汁分泌

药物在母体用药后，可经乳汁进入哺乳儿体内。药物向的乳汁分泌是分泌上皮细胞利用 pH 差、离子梯度或膜电位差的单纯性扩散和载体媒介转运进行的。分泌上皮细胞存在介导碘、胆碱、肉毒碱、葡萄糖及各类氨基酸转运的载体，使得这些物质都可以高度分泌到乳汁中。红霉素、地西泮、卡马西平、磺胺异噁唑和巴比妥盐等药物从乳汁中排泄量较大。药物向乳汁的排泄可使婴儿的安全受到一定的影响，在新药开发过程中往往要求进行乳汁排泄试验。

药物从母血向乳汁分泌的转运过程主要受下列因素影响：

（1）药物的浓度梯度：乳汁中药物的浓度与母体的血药浓度有关，未与蛋白结合的游离药物浓度越高，从血浆到乳汁的转运就越快。

（2）药物的脂溶性：乳汁中脂肪含量比血浆高，脂溶性大的药物容易穿过生物膜进入乳汁中。

（3）血浆与乳汁的 pH：人乳汁 pH 为 6.8~7.3，转运到乳汁中的药物量由药物的解离常数决定。正常 pH 情况下，弱酸性药物在乳汁中的浓度比其血浆浓度低，而某些弱碱性药物可等于或高于血浆中浓度。

（4）药物分子量大小：分子越小，越容易转运。

虽然大多数药物进入乳汁的量不多，但由于婴儿的肝、肾功能未发育完全，对药物的代谢与排泄能力低，有可能造成一些药物在婴儿体内累积，导致毒副作用。如磺胺可引起新生儿黄疸，抗生素可引起婴儿重复感染，四环素可引起婴儿牙斑。这些药物应禁用或慎用于哺乳期妇女。如果哺乳期需要服用一些比较安全的药物，最好在婴儿哺乳后或下次哺乳前 3~4 小时用药。

三、汗液排泄

汗液含有钠、钾、钙、氯等离子，还有尿素。汗液 pH 为 6.5，呈弱酸性。药物由汗液排泄的机制主要是分子型的被动扩散。某些药物及机体正常代谢产物如磺胺类、盐类（主要是氯化物）、水杨酸、苯甲酸、乳酸、安替比林及氮的代谢物、尿素等可以随汗液向外界排泄。

四、肺排泄

吸入麻醉剂、挥发性乙醇、香豆素、二甲亚砜以及某些代谢废气可随肺呼气排出，该类物质的共同特点是分子量较小、沸点较低。其排泄量因肺活量及吸入气的湿度而异。红霉素在肝脏经 CYP3A4 代谢为 N-去甲基红霉素，由胆汁清除，不经过肝脏的二次去甲基化，去除的甲基经氧化代谢，最终生成 CO_2，随呼气排出。代谢酶 CYP3A4

的活性因人而异，也会受酶诱导剂或合并用药的影响而改变，红霉素呼气试验可用来定量评价此代谢酶的活性。

五、粪便排泄

小肠不仅可以吸收药物，也是药物自血液中排泄的路径。以前将消化道内的排泄解释为胆汁排泄，并且认为其作用是微乎其微的。但是，现在不仅发现了对消化道内排泄起作用的载体，还发现对口服药物的生物活性是有影响的，因此，消化道内排泄也很重要。消化道内排泄也受药物的血浆蛋白结合率、分子量及脂溶性等因素的影响。另外，存在于小肠上皮细胞刷状缘的P-糖蛋白和MRP2以主动转运的方式将药物从上皮细胞内排向管腔。氯丙嗪、奎尼丁、喹诺酮类抗菌药、地高辛、苯妥英钠和一些β-受体阻滞剂等都可以进行消化道分泌。

第四节　非常规排泄途径——透析患者的药物排泄

肾病终末期以及由于药物剂量过大而引起中毒的患者往往需要辅助治疗手段将蓄积的药物及其代谢产物移出体外。采用这些辅助手段可以迅速从机体移除无法承受的药物和代谢产物而不扰乱患者的体液和电解质平衡。透析就是使用比较广泛的手段之一。

透析（dialysis）是一种将蓄积的药物和代谢废物从体内扩散到透析液中而移除的人工过程。常用的透析方法有两种：血液透析（hemodialysis）和腹膜透析（peritoneal dialysis）。这两种方法都基于同样的原理，在尿毒症患者的血液或体液通过透析膜时与透析液达到平衡的过程中，患者血液或体液中的代谢废物扩散到透析液中，从而移出体外。透析液的成分包括水、葡萄糖、电解质以及其他与正常体液相同的去除毒素的成分。

肾脏替代治疗患者的药物清除率等于机体的清除率与替代治疗清除率之和。如果替代治疗清除率较大，除了需要根据患者肾实际功能状况外，还要根据透析的清除率对药物剂量进行调整或补充。

一、血液透析患者排泄特点及常用药物剂量调整

血液透析是急慢性肾功能衰竭患者肾脏替代治疗方式之一，它使用透析机并通过人工膜滤过血液，机体的代谢废物在血液流回到机体前被除去。血液透析是一种更加有效的移除药物的方法，通常在急需从机体迅速清除药物或代谢物时使用，它通过将体内血液引流至体外，注入一个由无数根空心纤维组成的透析器中，血液与和机体浓度相似的电解质溶液（透析液）在一根根空心纤维内外，通过弥散/对流进行物质交换，清除体内的代谢废物，维持电解质和酸碱平衡，同时清除体内过多的水分然后再返回体内。

血液透析是一种间断治疗（每周2~3次，每次治疗时间持续2~4小时），透析需要的时间由患者的残存肾功能、并发症、体重和体型以及透析过程的效率来决定。接受透析的患者的药物剂量受透析的频率和透析机的类型，以及药物的物理化学性质和药物动力学性质等因素的影响很大。同时在透析过程中一些药物也会被透析清除。因此在应用透析前必须谨慎考虑。影响透析中药物清除的因素见表6-2。

表 6-2　影响透析中药物清除的因素

药物的物理化学和药代动力学性质	
水溶性	不溶或脂溶性药物不能被透析
蛋白结合	由于透析是被动扩散的过程，结合牢固的药物不能被透析
分子量	相对分子量小于 500 的分子才容易被透析
分布容积大的药物	分布广泛的药物透析较慢，因为进入机器的血液体积是限速因素
透析机的特性	
血流速度	血流速度越高，清除率越高
透析液	透析液的组成和流速
透析膜	渗透特性和表面积
跨膜压强	超滤作用随跨膜压强的增大而增加
透析持续的时间和频率	

　　在接受药物治疗的尿毒症患者的透析中，所给予的药物被清除的速度取决于血液流入透析机的速度和透析机的性能。药物从透析机被清除的程度可以用透析率来描述，透析率同肾清除率一样，主要描述完全清除药物所需要的血液的量（单位 ml/min）。透析率由下面的方程计算：

$$CL_D = \frac{Q(C_a - C_v)}{C_a}$$

式中，C_a 为动脉血（流入透析机的血液）中的药物浓度；C_v 为静脉血（流出透析机的血液）中的药物浓度；Q 为流入透析机的血流速度；CL_D 为透析率。有时透析率也被称为透析清除率。

二、腹膜透析患者排泄特点及常用药物剂量调整

　　腹膜透析（peritoneal dialysis，PD）是利用人体自身的腹膜作为透析膜的一种透析方式。腹膜由内脏和体腔两部分组成，它为扩散提供了一个巨大的天然表面积，成人的腹膜面积约 $1\sim2m^2$，腹膜允许分子质量小于 3000Da 的蛋白质滤过。内脏的总流量至少为 1200ml/min，但是其中只有一小部分的流量与腹膜相关。

　　放置腹膜导管在外科手术方面比血液透析简单，并且不需要血管手术和肝素化。通过灌入腹腔的透析液与腹膜另一侧的毛细血管内的血浆成分进行溶质和水分交换，清除体内潴留的代谢产物和过多的水分，同时通过透析液补充机体所必需的物质。通过不断地更新腹透液，达到肾脏替代或支持治疗的目的。腹膜透析对机体的自我治疗有更积极的作用，但是与血液透析相比，腹膜透析的药物清除率较低，因此需要更长的透析时间。

三、持续肾替代治疗患者排泄特点及常用药物剂量调整

　　持续肾脏替代治疗（continuous renal replacement therapy，CRRT），是采用每天 24 小时或接近 24 小时的一种长时间、连续的体外血液净化疗法以替代受损的肾脏功能。

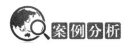案例分析

间断血液透析患者头孢哌酮舒巴坦用药方案

患者，男性，57 岁，体重 67kg。因"发热、气短、咳嗽、咳痰 3 天"就诊。肺 CT 示右肺中叶大片肺炎，痰病原学检查提示为肺炎克雷伯杆菌感染。该病例患者疾病为肾功衰竭、尿毒症，长期接受定时、间断血液透析，近 5 年来每周透析 2～3 次。透析间期基本无尿，血肌酐 1300μmol/L 左右（估算肌酐清除率为 5.3ml/min）。给予头孢哌酮舒巴坦（2:1）治疗，按患者实际肾功能及透析期药物消除特征制定给药方案：①透析间期给予头孢哌酮舒巴坦 1.5g，每 12 小时 1 次静脉滴注+头孢哌酮 1g，每 12 小时 1 次静脉滴注；②透析后补充头孢哌酮舒巴坦 1.5g。

分析：

头孢哌酮舒巴坦为头孢哌酮钠和舒巴坦钠按照 2:1 比例混合的复方制剂，后者为前者的 β-内酰胺酶保护剂。因两种药物具有不同的排泄特点，故血液透析患者用药方案也不同于一般患者。

头孢哌酮平均半衰期约为 1.7 小时，舒巴坦为 1 小时。注射头孢哌酮/舒巴坦后，约 75% 头孢哌酮经胆汁排泄，而其余 25% 的头孢哌酮和 84% 的舒巴坦经肾脏排泄。因主要经肾脏排泄，舒巴坦的药物总清除率与肌酐清除率密切相关，在肾衰竭接受血液透析患者中，舒巴坦的半衰期、药物总清除率和表观分布容积均发生了明显改变，其半衰期明显延长（在两项研究中分别平均为 6.9 小时和 9.7 小时）；而头孢哌酮为双通道排泄，其药物动力学参数在肾功能衰竭患者中未观察到有显著差异。故肾功衰竭接受透析治疗的患者需通过额外补充头孢哌酮来保证抗感染疗效。

肾功能明显降低的患者（肌酐清除率<30ml/min）舒巴坦清除减少，应调整头孢哌酮/舒巴坦的用药方案。肌酐清除率为 15～30ml/min 的患者每日舒巴坦的最高剂量为 2g，分等量，每 12 小时注射一次。肌酐清除率<15ml/min 的患者每日舒巴坦的最高剂量为 1g，分等量，每 12 小时注射一次。严重感染者，必要时可单独增加头孢哌酮的用量。头孢哌酮在血液透析患者中的血清半衰期轻微缩短。因此在血液透析后，应给予一剂头孢哌酮/舒巴坦。

习题

一、选择题

1. 药物的脂溶性大小显著影响哪个过程（　　　）
   A. 尿液 pH　　　　　　　　　　　B. 肾小管分泌
   C. 肾小管重吸收　　　　　　　　　D. 肾小球滤过

2. 分子量增加可能会促进哪个过程（　　　）

A. 肾小球滤过   B. 肾小管重吸收

C. 肾小管主动分泌   D. 胆汁排泄

3. 药物消除包括哪两种形式（　　）

A. 排泄与生物转化   B. 肾排泄与胆汁排泄

C. 排泄与分布   D. 吸收与分布

4. 碱化尿液可能会减少哪个药物的肾排泄（　　）

A. 水杨酸   B. 巴比妥钠   C. 麻黄碱   D. 青霉素

5. 可以用来测定肾小球滤过速率的药物是（　　）

A. 葡萄糖   B. 乙醇   C. 菊粉   D. 链霉素

二、思考题

1. 药物的肾排泄机制有哪些？哪些途径有载体参与？

2. 肾小球滤过有哪些特点？

3. 肾小管分泌的特征是什么？

4. 影响药物肾小管重吸收的主要因素有哪些？

5. 研究表明同时给予丙磺舒可提高青霉素的抗菌时间，试述丙磺舒与青霉素相互作用的可能机制是什么？

（储晓琴　党大胜）

第七章 | 药物动力学

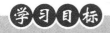

1. **掌握** 药物动力学概念、研究内容；隔室模型药物动力学分析方法。
2. **熟悉** 多次给药药物动力学规律。
3. **了解** 非线性药物动力学特征。

第一节 概 述

一、定义

药物动力学（pharmacokinetics）研究药物体内动态行为与量变规律性，即研究体内药物存在的位置、数量与时间的关系。具体说，药物动力学是借助动力学（kinetics）原理与数学处理方法，定量地描述药物通过各种途径（如静脉注射、静脉滴注、口服给药等）进入体内的吸收、分布、代谢、排泄过程的"量时"变化或"血药浓度经时"变化动态规律的一门科学。

药物动力学作为一门用数学分析手段来处理药物在体内的动态过程的科学，具有重大的理论价值，药物动力学已经广泛地应用到药学领域的各个方面。

二、发展概况

1913 年，Michaelis 和 Menten 就提出了有关动力学方程；1919 年，瑞士的 Widmark 利用数学公式对药物的动态规律进行了科学分析；1924 年 Widmarkand 和 Tandbery 提出了开放式单室模型动力学；1937 年 Teorell 又提出了双室模型假设，并用数学公式详细描述了双室模型动力学规律。到了 20 世纪 60 年代，随着计算机技术的发展和分析检测手段的重大突破（已使人们能从极少量的生物样品中定量测出痕量的药物和化学物质的浓度）以及许多科学家的远见卓识，使药物动力学获得了很大发展。在药物动力学的发展史上 FH Dost、JG Wagner、G Levy、E Nelson、M Gibaldi、褂见喜一郎、花野学等著名科学家做出重大贡献。近年来，计算机技术的广泛应用和微量检测技术的发展，推动了药物动力学的发展，使其在理论上、实验方法上和应用上都有了突飞猛进的发展。

三、药物动力学研究内容

药物动力学的基本研究内容：

（1）建立药物动力学模型并求出模型的解，所谓模型的解主要是各室中的药物量（或药物浓度）的时间函数表达式。随着非线性模型的发展，要求用数值积分等替代方法给出近似的数值解。

（2）对于药物动力学实验中获得的实测数据，寻找能够客观地反映药物体内动态特征的数学处理方法。

（3）依据上述方法探讨药物动力学参数与药物效应间的关系。

（4）探讨药物结构与药物动力学规律的关系，通过结构定向改造寻找高效、低毒的新药。

（5）探讨药物剂型因素与药物动力学规律的关系，开发新型给药系统。

（6）以药物动力学观点和方法进行药物质量的认识与评价。

（7）应用药物动力学方法与药物动力学参数设计临床药物治疗方案，使用药个体化合理化，并达到有效的药物治疗作用，为开展临床药学提供基础理论和科学依据。

四、药物动力学在相关学科中的作用

药物动力学作为一门多学科交叉而形成的边缘学科，已经渗透到生物药剂学、分析化学、药剂学、药物化学、药理及毒理学、临床药理学和药物治疗学等多种科学领域，它们相互促进推动着药学学科的蓬勃发展。

临床药理学（clinical pharmacology）是研究药物在人体内的作用规律和人体与药物间相互作用过程的新兴学科。药物效应的产生，依赖于作用部位药物的量，而作用部位药物量大都与血药浓度间有相关关系。在药物的临床应用中，关注血药浓度是保证临床用药安全、有效的重要措施。为了阐明药物效应产生的可能机制并保证临床用药的有效性与安全性，药物在体内的动态变化规律就成为必须掌握的内容。随着药物动力学（pharmacokinetics，PK）和药效动力学（pharmacodynamics，PD）的发展，人们发现，药物的效应与血药浓度存在一定的滞后。将药物动力学与药效学所描述的时间、药物浓度、药物效应三者间关系有机地结合在一起进行研究，形成了药动学药效学结合模型（PK-PD 模型）。该模型已经成为临床药师必备的专业知识，因为药动学与药效学关系的揭示，对新药 I 期、II 期临床试验时剂量的确定、临床药物治疗过程中给药方法的确定以及个体化给药方案的制定等都具有重要的意义。

临床药物动力学（clinical pharmacokinetics）是研究药物在人体内的动力学规律并应用于合理设计个体给药方案的综合性应用技术学科，它应用血药浓度数据、药物动力学原则和药效学指标使临床药物治疗方案合理化。

五、隔室模型概念

（一）隔室模型

隔室模型（compartment model）又称房室模型，是将身体视为一个系统，系统内部按动力学特点分为若干室。隔室的划分与器官组织的血流量、膜的通透性、药物与组

织的亲和力等因素密切相关。所以，隔室模型所指的隔室不是解剖学上分隔体液的隔室，而是按药物分布速度以数学方法划分的药动学概念。

1. 一室模型（single compartment model）　药物进入体内后能迅速向各个组织器官分布，以致药物能很快在血液与各组织脏器之间达到动态平衡的都属于这种模型。单室模型并不意味着所有身体各组织在任何时刻的药物浓度都一样，但要求机体各组织药物水平能随血浆药物浓度的变化平行地发生变化（图7-1）。

2. 二室模型（two compartment model）　药物进入体内后，能很快进入机体的某些部位，但很难较快地进入另一些部位，药物要完成向这些部位的分布，需要不容忽略的一段时间。从速度论的观点将机体划分为药物分布均匀程度不同的两个独立系统，即"二室模型"。在二室模型中，一般将血流丰富以及药物分布能瞬时达到与血液平衡的部分（如心、肝、脾、肺、肾脏等）划分为一个"隔室"，称为"中央室"。与中央室比较，将血液供应较少，药物分布达到与血液平衡时间较长的部分（如骨骼、脂肪、肌肉等）划分为"周边室"或称"外室"（图7-2）。

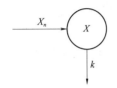

图7-1　单室模型示意图

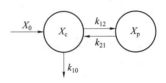

图7-2　二室模型示意图

k_{12}：二室模型中，药物从中央室向周边室转运的一级速率常数；

k_{21}：二室模型中，药物从周边室向中央室转运的一级速率常数；

k_{10}：二室模型中，药物从中央室消除的一级消除速率常数

隔室划分具有相对性、客观性和抽象性。对于同一种药物、同一机体，由于实验条件或数据处理能力不同，有的文献报道在体内为一室模型，有的为二室模型，这即为分室的相对性。虽然具有相对性，但药物在体内的动态过程必须以科学的实验数据为依据来反映和阐明究竟划分为几个隔室最为恰当，即要具有客观性。隔室是个抽象化的概念，但具有客观物质基础，是根据药物在体内的 ADME 过程科学划分的。

（二）动力学原理

药物通过各种给药途径进入体内后，体内药物量或血药浓度处于动态变化过程。在药物动力学研究中，通常将药物体内转运的速度过程分为如下三种类型。

1. 一级速度过程　一级速度过程（first order processes）是指药物在体内某部位的转运速率与该部位的药物量或血药浓度的一次方成正比，也称一级速度过程或一级动力学过程，表示为：

$$-\frac{\mathrm{d}X}{\mathrm{d}t}=kX^n \tag{7-1}$$

式中，$n=1$。这种线性速度可以较好地反映通常剂量下药物在体内的吸收、分布、代谢、排泄过程的速度规律，经典药物动力学主要涉及线性速度，也称线性药动学。

一级动力学过程具有以下特点：①半衰期与剂量无关；②一次给药的血药浓度-时间曲线下面积与剂量成正比；③一次给药情况下，尿排泄量与剂量成正比。

2. 零级速度过程 零级速度过程（zero order processes）是指药物的转运速度在任何时间都是恒定的，与药物量或浓度无关，公式表示为：

$$-\frac{\mathrm{d}X}{\mathrm{d}t} = kX^0 = k \tag{7-2}$$

式中，$n=0$。零级速度过程主要研究零级输入，超大剂量用药使酶系统完全处于饱和状态的情况以及一些控释制剂中药物的释放速度都属于零级速度。

零级动力学过程中药物的生物半衰期随剂量的增加而延长，药物从体内消除速率取决于剂量的大小，而在一定范围内分布容积与剂量无关。

六、药物动力学参数

（一）速率常数

速率常数（rate constant）是描述速度过程重要的动力学参数。测定速率常数的大小可以定量地比较药物转运速度的快慢，速率常数越大，该过程进行得也越快。一级速率常数用"时间"的倒数为单位，如 min^{-1} 或 h^{-1}。零级速率常数单位是"浓度·时间$^{-1}$"。

一定量的药物，从一个部位转运到另一个部位，转运速率与转运的药物量的关系可用以下数学式（7-3）表示：

$$-\frac{\mathrm{d}X}{\mathrm{d}t} = kX \tag{7-3}$$

式中，$\mathrm{d}X/\mathrm{d}t$ 表示药物转运的速率；X 表示药物量；k 表示转运速率常数。

总消除速率常数反映体内的总消除情况，包括经肾排泄、胆汁排泄、生物转化以及从体内消除的一切其他可能的途径。因此，k 为各个过程的消除速率常数之和：

$$k = k_\mathrm{e} + k_\mathrm{b} + k_\mathrm{bi} + k_\mathrm{lu} + \cdots\cdots \tag{7-4}$$

式中，k_e 为肾排泄速率常数，k_b 为生物转化速率常数，k_bi 为胆汁排泄速率常数，k_lu 为肺消除速率常数。速率常数的加和性是一个很重要的特性。

（二）生物半衰期

生物半衰期（biological half life）是指药物在体内的药物量或血药浓度通过各种途径消除一半所需要的时间，以 $t_{1/2}$ 表示。生物半衰期是衡量一种药物从体内消除快慢的指标。由于这一过程发生在生物体内（人或动物），并且为了与放射性同位素的半衰期相区别，所以称之为生物半衰期。

一般来说，代谢快、排泄快的药物，其 $t_{1/2}$ 短；代谢慢、排泄慢的药物，其 $t_{1/2}$ 长。对线性动力学特征的药物而言，$t_{1/2}$ 是药物的特征参数，不因药物剂型或给药方法（剂量、途径）而改变。在药物剂型选择与设计、临床用药方法确定等过程中，$t_{1/2}$ 具有非常重要的意义。同一药物用于不同个体时，由于生理与病理情况的不同，$t_{1/2}$ 可能发生变化，为此，根据患者生理与病理情况下不同的 $t_{1/2}$ 制定个体化给药方案，对治疗浓度范围小的药物是非常必要的。联合用药情况下可产生酶促或酶抑作用使药物 $t_{1/2}$ 改变，为保证临床用药的安全与有效，此时也要求调整给药方案。

（三）表观分布容积

表观分布容积（apparent volume of distribution）是体内药量与血药浓度间相互关系

的一个比例常数，用"V"表示。它可以设想为体内的药物按血浆浓度分布时，所需要体液的理论容积。

$$X = VC \tag{7-5}$$

式中，X 为体内药物量，V 是表观分布容积，C 是血药浓度。表观分布容积的单位通常以"L"或"L/kg"表示。

V 是药物的特征参数，对于某一具体药物来说，V 是个确定的值，其值的大小能够表示出该药物的分布特性。V 不具有直接的生理意义，在多数情况下不涉及真正的容积，因而是"表观"的。一般水溶性或极性大的药物，不易进入细胞内或脂肪组织中，血药浓度较高，表观分布容积较小；亲脂性药物在血液中浓度较低，表观分布容积通常较大，往往超过体液总体积。

（四）清除率

清除率（clearance）是单位时间从体内消除的含药血浆体积或单位时间从体内消除的药物表观分布容积。清除率常用"CL"表示，又称为体内总清除率（total body clearance，TBCL）。CL 是表示从血液或血浆中清除药物的速率或效率的药动学参数，单位用"体积/时间"表示。

CL 也具有加和性，多数药物以肝的生物转化和肾的排泄两种途径从体内消除，因而药物的 CL 等于肝清除率 CL_h 与肾清除率 CL_r 之和：

$$CL = CL_h + CL_r \tag{7-6}$$

某些药物进入体内后迅速向全身组织器官分布，并迅速达到分布动态平衡，即动力学上的"均一状态"。此时，整个机体可视为一个隔室。依此建立的药动学模型称为单室模型，这类药物称为单室模型药物。

在单室模型中，假定整个机体为一个隔室，并不意味机体中各组织器官内的药物浓度完全相等，而是把血液中药物浓度的变化量作为器官组织内药物浓度定量变化的依据。也就是说，如果在一定时间内血药浓度下降20%，那么在肾、肝、脑脊液以及其他体液和组织中药物浓度也下降20%。单室模型是所有隔室模型中最基本、最简单的一种模型。

本章按给药途径，分别讨论静脉注射给药、静脉滴注给药和血管外途径给药的单室模型，分析药物在体内变化的动态规律，并介绍药物动力学参数的求算方法。

第二节 单隔室模型

一、静脉注射

（一）血药浓度

1. 模型的建立 单室模型药物静脉注射给药后，在体内没有吸收过程，迅速完成分布，药物只有消除过程，而且药物的消除速度与体内该时刻的药物浓度（或药物量）成正比。单室模型药物体内过程的动力学模型如图 7-3 如示，公式推导与参数求算见后。

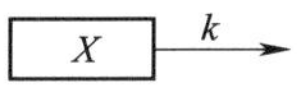

图7-3 单室模型静脉注射给药示意图

图 7-3 中，X_0 为静脉注射的给药剂量，X 为 t 时刻体内药物量。单室模型药物静脉注射给药后按下列一级速度方程消除：

$$-\frac{dX}{dt}=kX$$

式中，dX/dt 表示体内药物的消除速度；K 为一级消除速率常数；负号表示体内药量 X 随时间 t 的推移不断减少。

2. 血药浓度与时间的关系 微分方程式（7-3）经拉氏变换，得：

$$S\,\overline{X}-X_0=-k\,\overline{X} \tag{7-7}$$

$$\overline{X}=\frac{X_0}{S+k} \tag{7-8}$$

式中，S 为拉氏运算子。应用拉氏变换表，解得：

$$X=X_0\cdot e^{-kt} \tag{7-9}$$

实际工作中，体内的药物量往往无法测定，通常测定血中药物浓度，所以，式（7-9）两端除以表观分布容积 V 得：

$$C=C_0\cdot e^{-kt} \tag{7-10}$$

其中：

$$C=\frac{X}{V}$$

$$C_0=\frac{X_0}{V}$$

式（7-10）表示单室模型静脉注射给药，体内药物浓度随时间变化的指数函数表达式，血药浓度-时间曲线如图 7-4 所示。

将（7-10）式两边取对数，得：

$$\ln C=-kt+\ln C_0 \tag{7-11}$$

或

$$\lg C=-\frac{k}{2.303}t+\lg C_0 \tag{7-12}$$

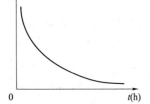

图 7-4　单室模型静脉注射给药血药浓度-时间曲线

式（7-10）、式（7-11）、式（7-12）为单室模型静脉注射给药后，血药浓度经时过程的基本公式。

3. 基本参数的求算 由式（7-12）可知，药物浓度在体内随时间的变化规律取决于表观一级消除速率常数 k 与初始浓度 C_0，因此求算参数时，首先求出 k 与 C_0。

当静脉注射给药以后，测得不同时间 t_i 的血药浓度 C_i（$i=1,2,3,4\cdots\cdots n$），根据式（7-12），以 $\lg C$ 对 t 作图，可得一条直线，如图 7-5 所示。用作图法根据直线斜率（$-k/2.303$）和截距（$\lg C_0$）求出 k 和 C_0。

作图法求算参数时人为误差大，实际工作中多采用最小二乘法进行线性回归，可求出斜率 b 和截距 a，按下式即可求出 k 和 C_0。

$$k=-2.303b$$

$$C_0=\lg^{-1}a$$

4. 其他参数的求算

（1）半衰期（$t_{1/2}$）：$t_{1/2}$ 表示药物在体内消除一半所需要的时间。将 $t=t_{1/2}$，$C=C_0/$

2代入式（7-12），得：

$$\lg \frac{C_0}{2} = -\frac{k}{2.303}t_{1/2} + \lg C_0$$

整理得：

$$t_{1/2} = \frac{0.693}{k}$$

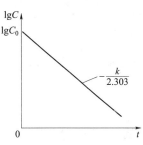

图 7-5 单室模型静脉注射给药
血药浓度对时间的半对数图

从上式可见，药物的生物半衰期与消除速率常数成反比。半衰期可以表征药物通过生物转化或排泄等方式从体内消除速度的快慢，也说明体内消除过程的效率。因此，生物半衰期除了与药物本身特性有关，还与用药者的机体条件有关。生理及病理状况能够影响药物的半衰期，肾功能不全或肝功能受损均可使药物的半衰期延长。在临床药物动力学研究中，这类患者的半衰期需作特别测定，然后才能制定出更加合理的给药方案。

体内消除部分药物所需的时间即所需半衰期的个数可用下法计算。例如消除 90% 所需时间为

$$t = \frac{2.303}{k}\lg\frac{C_0}{C} = \frac{2.303}{0.693}t_{1/2}\lg\frac{100}{10}$$

$$= 3.32t_{1/2} \tag{7-13}$$

从表 7-1 可查出药物消除某一百分数所需半衰期的个数。

表 7-1 药物消除某一百分数所需的时间（半衰期个数）

半衰期个数	剩余（%）	消除（%）	半衰期个数	剩余（%）	消除（%）
0	100	0	4	6.25	93.75
1	50	50	5	3.12	96.88
2	25	75	6	1.56	98.44
3	12.5	87.5	7	0.78	99.22

（2）表观分布容积（V）：是体内药量与血药浓度间相互关系的一个比例常数。

$$V = \frac{X_0}{C_0}$$

式中，X_0 为静脉注射剂量；C_0 为初始浓度，可由式（7-12）回归直线方程的截距求得 C_0，代入上式即可求出 V。

（3）血药浓度-时间曲线下面积（AUC）

由式（7-10），有：

$$AUC = \int_0^\infty C\mathrm{d}t \tag{7-14}$$

由于

$$C = C_0 \cdot \mathrm{e}^{-kt}$$

带入上式（7-14）得：

$$AUC = \int_0^\infty C_0 \cdot \mathrm{e}^{-kt}\mathrm{d}t = C_0\int_0^\infty \mathrm{e}^{-kt}\mathrm{d}t$$

解得：

$$AUC = \frac{C_0}{k} \qquad (7-15)$$

将 $C = \frac{X}{V}$ 代入上式，得：

$$AUC = \frac{X_0}{kV} \qquad (7-16)$$

从式（7-15）、式（7-16）可以看出，AUC 与 K 和 V 成反比，当给药剂量 X_0，表观分布容积 V 和消除速率常数 k 已知时，利用上式即可求出 AUC。

（4）体内总清除率（CL）：体内总清除率是指机体在单位时间内能清除掉多少体积的相当于流经血液的药物。用数学式表示为：

$$CL = \frac{-dX/dt}{C} \qquad (7-17)$$

将式（7-3）代入上式，得：

$$CL = \frac{kX}{C} \qquad (7-18)$$

将 $C = \frac{X}{V}$ 代入上式得：

$$CL = kV \qquad (7-19)$$

从上式可知，药物体内总清除率是消除速率常数与表观分布容积的乘积。式（7-21）是计算 CL 的重要公式。此外，根据式（7-16），整理可得：

$$kV = \frac{X_0}{AUC} \qquad (7-20)$$

将上式代入式（7-19），得：

$$CL = \frac{X_0}{AUC} \qquad (7-21)$$

因此，利用式（7-19）或式（7-21），均可求出药物体内总清除率 CL。

例 7-1 给某患者静脉注射某一单室模型药物，剂量 1050mg，测得不同时刻血药浓度数据如下：

t（h）	1.0	2.0	3.0	4.0	6.0	8.0	10.0
C（μg/ml）	109.78	80.35	58.81	43.04	23.05	12.35	6.61

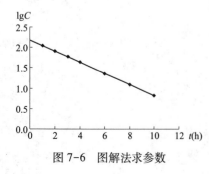

图 7-6 图解法求参数

试求该药的 k、$t_{1/2}$、V、CL、AUC 以及 12 小时的血药浓度。

（1）图解法：根据式（7-12），$\lg C = -\frac{k}{2.303} + \lg C_0$，以血药浓度的对数对时间作图，得直线（图 7-6）。

在直线上找两点求斜率，得：

$$斜率 = \frac{\lg C_2 - \lg C_1}{t_2 - t_1} = \frac{\lg 12.35 - \lg 58.81}{8 - 3} = -0.1355$$

当 $t = 0$ 时，取直线的截距，得：

$$\lg C_0 = 2.176, C_0 = 150 \ (\mu g/ml)$$

因此，

$$\lg C - 0.1355t + 2.176$$

$$k = -2.303 \times (-0.1355) = 0.312 \ (h^{-1})$$

$$t_{1/2} = \frac{0.693}{k} = 2.22 \ (h)$$

$$V = \frac{X_0}{C_0} = \frac{1050 \times 1000}{150} = 7000 \ (ml) = 7 \ (L)$$

$$CL = kV = 0.312 \times 7 = 2.184 \ (L/h)$$

$$AUC = \frac{C_0}{k} = \frac{150}{0.312} = 480.7 \ [(\mu g/ml) \cdot h]$$

求 12 小时的血药浓度，可将 $t = 12$ 小时代入上述方程式，即：

$$\lg C = -0.1355t + 2.176 = -0.1355 \times 12 + 2.176 = 0.55$$

$C = 3.548 \ (\mu g/ml)$，此即为 12 小时的血药浓度。

（2）线性回归法：采用最小二乘法将有关数据列表计算。

	t_i	t_i^2	Y_i	$t_i Y_i$
1	1	1	2.0405	2.0405
2	2	4	1.9049	3.8089
3	3	9	1.7694	5.3083
4	4	16	1.6338	6.5354
5	6	36	1.3626	8.1760
6	8	64	1.0916	8.7333
7	10	100	0.8220	8.2020
Σ	34	230	10.6223	42.8057

注：具有线性回归功能的计算器可直接求得 b 和 a，则无需列表以及套用公式求算。

计算得：

$$b = \frac{\sum\limits_{i=1}^{n} t_i Y_i - \frac{1}{n} \left(\sum\limits_{i=1}^{n} t_i \right) \left(\sum\limits_{i=1}^{n} Y_i \right)}{\sum\limits_{i=1}^{n} t_i^2 - \frac{1}{n} \left(\sum\limits_{i=1}^{n} t_i \right)^2} = \frac{42.8057 - \frac{1}{7} \times 34 \times 10.6223}{230 - \frac{1}{7} \times 34^2}$$

$$= -0.1355$$

$$a = \frac{1}{n} \left(\sum\limits_{i=1}^{n} Y_i - b \sum\limits_{i=1}^{n} t_i \right) = \frac{1}{7} [10.6223 - (-0.1355) \times 34]$$

$$= 2.176$$

计算得回归方程：$\lg C = -0.1355t + 2.176$，其他参数求算与图解法相同。目前普遍采用具有统计处理功能的计算器或电子计算机，快捷准确。在药物动力学的数据处理中，广泛采用线性回归法。此外还有非线性回归法，运用牛顿高斯迭代原理借助计算机进行运算。

（二）尿药排泄数据

血药浓度法是求算药动学参数的理想方法，但在某些情况下血药浓度的测定比较困难，例如：①缺乏高灵敏度、高精密度的药物定量检测方法；②某些毒性猛烈的药物用量甚微，或是由于药物体内表观分布容积太大，导致血药浓度过低，难以准确测定；③血液中存在干扰血药浓度检测的物质；④缺乏严密的医护条件，不便对用药者进行多次采血。此时，可以考虑采用尿药排泄数据处理的药物动力学方法。

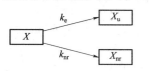

图 7-7　单室模型静脉注射给药后
药物排泄示意图

X：体内药量；k_e：表观一级肾排泄速率常数；k_{nr}：表观一级非肾排泄速率常数；X_u：尿中原形药物量；X_{nr}：通过非肾途径排泄的药物量

药物从体内排泄的途径，主要为经肾排泄，其次由肾外途径排泄。尿中药物的排泄不是以恒速进行，尿药浓度的变化与血药浓度的变化成正比。血药 X 转化为尿药 X_u 的速率是由肾排泄速率常数 k_e 控制的（图 7-7）。

消除速率常数 k 应是 k_e 与 k_{nr} 之和，即 $k = k_e + k_{nr}$。

采用尿排泄数据求算药物动力学参数须符合以下条件：①大部分药物以原形从尿中排泄；②药物经肾排泄过程符合一级速度过程，即尿中原形药物产生的速度与体内当时的药量成正比。

1. 尿排泄速度与时间的关系（速度法）　根据上述条件，静脉注射某一单室模型药物，其原形药物经肾排泄的速度过程可表示为：

$$\frac{dX_u}{dt} = k_e X \tag{7-22}$$

式中，$\dfrac{dX_u}{dt}$ 为原形药物经肾排泄速度，X_u 为 t 时间排泄于尿中原形药物累积量，X 为 t 时间体内药物量，k_e 为一级肾排泄速率常数。

将式（7-9）代入上式，得：

$$\frac{dX_u}{dt} = k_e \cdot X_0 e^{-kt}$$

上式两边取对数，得：

$$\lg \frac{dX_u}{dt} = -\frac{k}{2.303}t + \lg k_e \cdot X_0 \tag{7-23}$$

从上式可知，以 $\lg \dfrac{dX_u}{dt} \rightarrow t$ 作图，可以得到一条直线（图 7-8），该直线的斜率与血药浓度法（$\lg C\text{-}t$ 作图）所得斜率相同。通过直线斜率即可求出药物的消除速率常数，所以，药物的消除速率常数既可以从血药浓度得到，也可以从尿药排泄速度数据得到。若将直线外推与纵轴相交，即得该直线截距的对数坐标 I_0，则：

$$I_0 = k_e X_0$$

$$k_e = \frac{I_0}{X_0}$$

因此，通过该直线的截距即可求出尿排泄速率常数 k_e。

这里需要注意三个问题：

第一，静脉注射后，原形药物经肾排泄速度的对数对时间作图，所得直线的斜率，仅跟体内药物总的消除速率常数 k 有关，因此，通过该直线求出得是总的消除速率常数 k，而不是肾排泄速率常数 k_e。

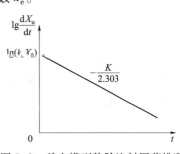

图 7-8 单室模型静脉注射尿药排泄速率-时间半对数图

第二，以"$\lg \dfrac{dX_u}{dt} \to t$"作图时，严格讲，理论上的"$dX_u / dt$"应为 t 时间的瞬时尿药排泄速度，实际工作中是不可能测出的，只能在某段间隔时间"$t_1 \to t_2$"内收集尿液，以该段时间内排泄的原形药物量"$X_{u2} - X_{u1}$"即 ΔX_u 除以该段时间"$t_2 - t_1$"即 Δt，得到一个平均尿药速度"$\Delta X_u / \Delta t$"。以该平均尿药速度对该集尿期的中点时间"t_c"作图，可以近似地看作该段集尿时间内其中点时间的瞬时尿药速度。于是，采用"$\lg \dfrac{\Delta X_u}{\Delta t} \to t_c$"作图以代替理论上的"$\lg \dfrac{dX_u}{dt} \to t$"图。

第三，以"$\lg \dfrac{\Delta X_u}{\Delta t} \to t_c$"作图时，实验数据点常会出现较大的散乱波动，说明这种图线对于测定误差很敏感。在"$\lg \dfrac{\Delta X_u}{\Delta t} \to t_c$"图中，测定误差使得各实验数据点偏离直线较明显。这种情况下，最好采用线性最小二乘法进行回归分析，而不采用目视作图法，以便使求出的参数可信程度更高。

此外，以尿药排泄速度作图时，常常不是采用相同的时间间隔收集尿样。已知收集尿样的时间间隔超过 1 倍半衰期将有 2% 误差，2 倍为 8% 误差，3 倍为 19% 误差。因此，只要采样时间间隔小于 2 倍半衰期，则产生的误差不大。如药物 $t_{1/2}$ 很短以致无法在小于 2 倍 $t_{1/2}$ 的时间间隔内收集尿样时，则会引起较大误差，那么对这种类型的药物，最好采用相等的集尿时间间隔。

2. 尿排泄量与时间关系（亏量法） 尿药排泄速度法中，数据波动性大，有时数据散乱得难以估算药物的生物半衰期。为克服这一缺点，可采用亏量法，又称总和减量法（method of sigma-minus），该法对药物消除速度的波动不敏感。现将亏量法介绍如下：

对式（7-24）作拉氏变换得：

$$S\overline{X}_u = k_e \overline{X} \tag{7-24}$$

将式（7-3），$\overline{X} = \dfrac{X_0}{S+k}$ 代入上式经整理得：

$$\overline{X}_{\mathrm{u}} = \frac{k_e X_0}{S(S+k)}$$

应用拉氏变换表解出 X_{u}：

$$X_{\mathrm{u}} = \frac{k_e X_0}{k}(1-e^{-kt}) \qquad (7-25)$$

由此得出累积尿药量与时间 t 的直接关系，即单室模型静脉注射给药，经肾（或尿）排泄的原形药物量 X_{u} 与时间 t 的函数关系式。

上式中，当 $t \to \infty$ 时，最终经肾排泄的原形药物总量 X_{u}^{∞} 为：

$$X_{\mathrm{u}}^{\infty} = \frac{k_e X_0}{k}(1-e^{-kt\infty}) = \frac{k_e X_0}{k} \qquad (7-26)$$

这种关系可用图 7-9 表示。

从上式看出，当药物完全以原形经肾排泄时，即 $k=k_e$，则：

$$X_{\mathrm{u}}^{\infty} = X_0$$

即尿中原形药物排泄总量等于静脉注射的给药剂量，将式（7-26）整理，得：

$$\frac{X_{\mathrm{u}}^{\infty}}{X_0} = \frac{k_e}{k} \qquad (7-27)$$

上式右端的 k_e/k 称为药物的肾排泄率，这个指标反映了肾排泄途径在药物的总消除中所占的比率，用符号 f_{r} 来表示，则上式可以写作：

$$f_{\mathrm{r}} = \frac{X_{\mathrm{u}}^{\infty}}{X_0}$$

这个公式说明，静脉注射给药后，药物在尿中的回收率等于该药物的肾排泄率。

用式（7-26）减去式（7-25），得：

$$X_{\mathrm{u}}^{\infty} - X_{\mathrm{u}} = \frac{k_e X_0}{k} - \frac{k_e X_0}{k}(1-e^{-kt})$$

$$X_{\mathrm{u}}^{\infty} - X_{\mathrm{u}} = \frac{k_e X_0}{k}e^{-kt} \qquad (7-28)$$

上式两边，取对数，得：

$$\lg(X_{\mathrm{u}}^{\infty} - X_{\mathrm{u}}) = -\frac{k}{2.303}t + \lg\frac{k_e X_0}{k}$$

以式（7-26）代入，得：

$$\lg(X_{\mathrm{u}}^{\infty} - X_{\mathrm{u}}) = -\frac{k}{2.303}t + \lg X_{\mathrm{u}}^{\infty} \qquad (7-29)$$

式中，$(X_{\mathrm{u}}^{\infty} - X_{\mathrm{u}})$ 称为待排泄原形药物量，或称亏量。由此可见，单室模型静脉注射给药，以待排泄的原形药物量（亏量）的对数对时间作图，亦可得到一条直线，该直线的斜率亦是 $-\dfrac{k}{2.303}$，截距为 $\lg X_{\mathrm{u}}^{\infty}$，如图 7-10 所示。

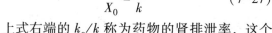

图 7-9 尿药累积曲线

根据亏量法所作直线的斜率，可求出总的一级消除速率常数 k，直线外推与纵轴相交得截距 $\lg \dfrac{k_e X_0}{k}$，k 由斜率求出，X_0 为静脉注射剂量，所以通过截距可求出尿药排泄速率常数 k_e。

综上所述，分析单室模型静脉注射给药，有关动力学参数的求法有如下三种方法：

（1）血药浓度的对数对时间作图，即 $\lg C \rightarrow t$ 图。

（2）尿药排泄速度的对数对中点时间作图，即 $\lg \dfrac{\Delta X_u}{\Delta t} \rightarrow t_c$ 图。

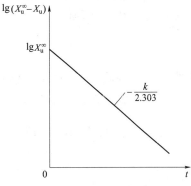

图 7-10　尿药亏量与时间关系图

（3）尿药排泄亏量的对数对时间作图，即 $\lg (X_u^\infty - X_u) \rightarrow t$ 作图。

这三种方法作图均为直线，其斜率均为 $-\dfrac{k}{2.303}$，从其斜率均可求出 k。研究工作中，可根据实际情况选择其中一种。亏量法与尿药排泄速度法相比，有如下特点：①亏量法作图时对误差因素不敏感，实验数据点比较规则，偏离直线不远，易作图，求得 k 值较尿排泄速度法准确，这是该法最大的优点。②亏量法作图，需要求出总尿药量 X_u^∞。为准确估算 X_u^∞，收集尿样时间较长，约为药物的 7 个 $t_{1/2}$，并且整个尿样收集期间不得丢失任何一份尿样数据。对于 $t_{1/2}$ 长的药物来说，采用该法比较困难，这是亏量法在应用上的局限性。相比之下，速度法集尿时间只需 3~4 个 $t_{1/2}$，且作图确定一个点只需要连续收集两次尿样，不一定收集全过程的尿样，因此该法易被受试者接受。

（三）肾清除率（CL_r）

药物的肾排泄动力学不仅可用肾排泄速率常数 k_e 表示，也可以用肾清除率表示。肾清除率的定义为：单位时间内从肾中萃取或排泄掉的所有药物相当于占据血液的体积数，用 CL_r 表示。

药物的肾清除率不能超过肾血流量，清除率以流速 ml/min 或 ml/h 为单位。简单而言，肾清除率就是尿药排泄速度对血药浓度的比值，即：

$$CL_r = \frac{-\mathrm{d}X_u / \mathrm{d}t}{C} \tag{7-30}$$

实际测定时，肾清除率可通过平均尿药排泄速度 $\Delta X_u / \Delta t$ 除以该集尿期中点时间 t_c 的血药浓度 C 求得。

将式（7-22）代入式（7-30），得：

$$CL_r = \frac{k_e X}{C} \tag{7-31}$$

X/C 为表观分布容积，则：

$$CL_r = k_e V \tag{7-32}$$

即肾清除率为尿药排泄速率常数与表观分布容积的乘积。所有的清除率都可以用速率常数与分布容积乘积的形式来表示。

将式（7-30）整理得：

$$\frac{dX_u}{dt} = CL_r \cdot C \qquad (7-33)$$

从上式可知，用尿药排泄速度对集尿间隔内中点时间 t_c 的血药浓度 C 作图，可以得到一条直线，直线的斜率即肾清除率（图7-11）。

在实际工作中，可用实验测得的 $\frac{\Delta X_u}{\Delta t}$ 代替 $\frac{dX_u}{dt}$，对集尿间隔中点时间 t_c 的血药浓度 C 作图。

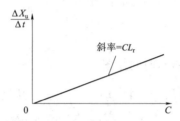

图7-11　尿药排泄速率对集尿期中点时间的血药浓度图

例7-2　某单室模型药物100mg给患者静脉注射后，定时收集尿液，测得尿药排泄累积量 X_u 如下：

t（h）	0	1	2	3	6	12	24	36	48	60	72
X_u（mg）	0	4.02	7.77	11.26	20.41	33.88	48.63	55.05	57.84	59.06	59.58

试求该药的 k、$t_{1/2}$ 和 k_e 值。

解：（1）速度法

根据不同时间间隔的尿药量计算出平均尿药排泄速度 $\Delta X_u/\Delta t$ 和中点时间 t_c 的数据列表如下：

Δt（h）	ΔX_u（mg）	$\Delta X_u/\Delta t$（mg/h）	$\lg\Delta X_u/\Delta t$	t_c（h）
1	4.02	4.02	0.604	0.5
1	3.75	3.75	0.574	1.5
1	3.49	3.49	0.543	2.5
3	9.15	3.05	0.484	4.5
6	13.47	2.25	0.352	9.0
12	14.75	1.23	0.090	18.0
12	6.42	0.54	-0.268	30.0
12	2.79	0.23	-0.638	42.0
12	1.22	0.10	-1	54.0
12	0.52	0.043	-1.36	66.0

以 $\lg\Delta X_u/\Delta t \to t_c$ 作图（图 7-12），从图中直线求得斜率为 -0.032。

$$斜率 = -\frac{k}{2.303} = -0.032$$

$$k = -2.303\times(-0.03) = 0.0691\ (\text{h}^{-1})$$

$$t_{1/2} = \frac{0.693}{k} = \frac{0.693}{0.0691} = 10\ (\text{h})$$

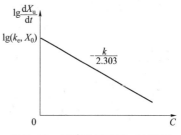

又从直线的截距得到：$I_0 = 4.178$

$$k_e = \frac{I_0}{X_0} = \frac{4.178}{100} = 0.041\ 78\text{h}^{-1} = 0.042(\text{h}^{-1})$$

图 7-12　尿药排泄速度-时间图

（2）亏量法：由不同时间间隔的尿药量，计算待排泄药量（$X_u^\infty - X_u$），如下。

t （h）	X_u （mg）	$X_u^\infty - X_u$ （mg）	$\lg\ (X_u^\infty - X_u)$
0			
1	4.02	55.56	1.745
2	7.77	51.81	1.714
3	11.26	48.32	1.684
6	20.41	39.17	1.593
12	33.88	25.70	1.410
24	48.63	10.95	1.039
36	55.05	4.53	0.656
48	57.05	2.53	0.403
60	59.06	0.52	-0.284
72	59.58	0	

以 $\lg\ (X_u^\infty - X_u) \to t$ 作图。

或用最小二乘法计算回归方程，得直线的斜率也为 -0.03，即

$$斜率 = -\frac{k}{2.303} = -0.03$$

$$k = -2.303\times(-0.3) = 0.0691\ (\text{h}^{-1})$$

$$t_{1/2} = \frac{0.693}{k} = \frac{0.693}{0.0691} = 10\ (\text{h})$$

又直线的截距为 1.794，即

$$\lg\frac{k_e X_0}{k} = 1.794,\ \frac{k_e X_0}{k} = 62.23$$

则

$$k_e = \frac{62.23k}{X_0} = \frac{62.23\times0.0691}{100} = 0.043\ (\text{h}^{-1})$$

由此可见，用尿药速度法和亏量法求出的结果基本相同。

例 7-3　某药物静脉注射 1000mg 后，定时收集尿液，已知平均尿药排泄速度与中点时间的关系式为，$\lg\dfrac{\Delta X_u}{\Delta t} = -0.0299t_c + 0.6211$，已知该药属单室模型，分布容积 30L，

求该药的 $t_{1/2}$、k_e、CL_r，以及 80 小时的累积尿药量。

（1）根据已知条件，可得：

$$k = -2.303 \times (-0.0299) = 0.07 \ (\text{h}^{-1})$$

因此，

$$t_{1/2} = \frac{0.693}{k} = \frac{0.693}{0.07} = 9.9 (\text{h})$$

（2）从直线截距得：

$$I_0 = k_e X_0 = \lg^{-1} 0.6211 = 4.179$$

$$k_e = \frac{I_0}{X_0} = \frac{4.179}{1000} = 0.0042 \ (\text{h}^{-1})$$

（3）$CL_r = k_e V = 0.0042 \times 30 = 0.126$（L/h）

（4）根据式（7-25），80 小时的累积尿药量：

$$X_u = \frac{k_e X_0}{K}(1 - e^{-kt}) = \frac{4.2}{0.07} \times (1 - e^{-0.07 \times 80}) = 59.7 (\text{mg})$$

二、静脉滴注

（一）血药浓度

1. 模型的建立　静脉滴注亦称静脉输注，是以恒定速度向血管内持续给药的给药方式。单室模型药物静脉滴注进入体内，在滴注时间 T 以内，体内除了存在药物的消除过程，同时存在一个药量增加的过程。当药物输液滴注完全以后，体内只存在药物的消除过程。因此，这种模型包括两个方面：一是药物以恒定速度 k_0 进入体内，二是体内药物以一级速率常数 k 从体内消除。其体内过程的模型如下图图 7-13 所示。

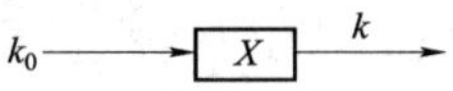

图 7-13　单室模型静脉滴注给药示意图

在 $0 \leq t \leq T$ 时间内，体内药物量 X 一方面以 k_0 恒速增加，一方面从体内消除，药物体内的消除速度与当时体内药物量成正比，体内药物量的变化速度是这两部分变化的代数和，用微分方程表示为：

$$\frac{dX}{dt} = k_0 - kX \tag{7-34}$$

式中，dX/dt 为体内药物量 X 的瞬时变化率；k_0 为静脉滴注速率，以单位时间内的药量来表示；k 为一级消除速率常数。

2. 血药浓度与时间关系　将式（7-34）经拉氏变换，得：

$$S \overline{X} = \frac{k_0}{S} - k \overline{X}$$

整理后得：

$$\overline{X} = \frac{k_0}{S(S+k)}$$

应用拉氏变换表解上式，可得：

$$X = \frac{k_0}{k}(1 - e^{-kt}) \tag{7-35}$$

上式为单室模型静脉滴注给药，体内药量 X 与时间 t 的函数关系式。以 $X = VC$ 关系式代入，可得：

$$C = \frac{k_0}{kV}(1 - e^{-kt}) \tag{7-36}$$

上式即为单室模型静脉滴注给药，体内血药浓度 C 与时间 t 的函数关系式。

3. 稳态血药浓度（C_{ss}）　从式（7-36）可见，在静脉滴注开始的一段时间内，血药浓度逐渐上升，然后趋于一个恒定浓度，此时的血药浓度值称为稳态血药浓度或坪浓度，用 C_{ss} 表示。在达到稳态血药浓度的状态下，体内药物的消除速度等于药物的输入速度。

根据式（7-36），当 $t \to \infty$ 时，$e^{-kt} \to 0$，$(1 - e^{-kt}) \to 1$，则式中的血药浓度 C 用 C_{ss} 来表示。

$$C_{ss} = \frac{k_0}{kV} \tag{7-37}$$

上式即为单室模型静脉滴注给药稳态血药浓度求算公式，从式中可以看出，稳态血药浓度与静滴速度 k_0 成正比，如图7-14所示。

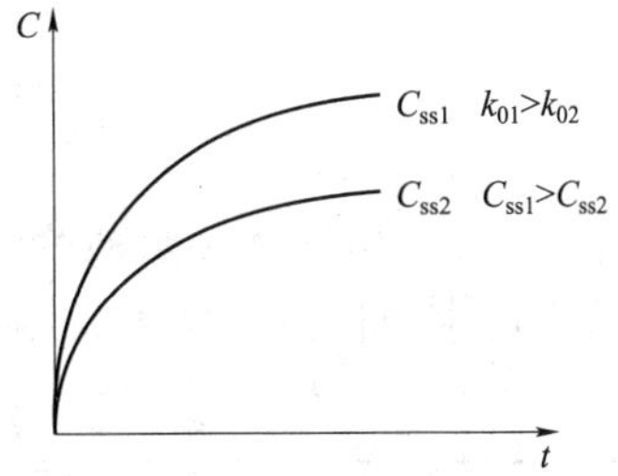

4. 达稳态所需时间（达坪分数 f_{ss} 与半衰期 $t_{1/2}$ 的关系）　静脉滴注给药时，达坪浓度以前的血药浓度 C，一直小于 C_{ss}，任何时间的 C 值可用 C_{ss} 的某一分数来表示，即达坪分数，以 f_{ss} 表示，则：

图7-14　单室模型静脉滴注同一药物不同滴注速度的稳态血药浓度曲线图

$$f_{ss} = \frac{C}{C_{ss}} = \frac{\dfrac{k_0}{kV}(1 - e^{-kt})}{\dfrac{k_0}{kV}}$$

所以，

$$f_{ss} = 1 - e^{-kt} \tag{7-38}$$

从上式可以看出，k 越大，滴注时间越长，趋近于1越快，即达到坪浓度越快。换言之，药物的 $t_{1/2}$ 越短，到达坪浓度亦越快。

以 $t_{1/2}$ 的个数 n 来表示时，达到坪浓度某一分数所需要的 n 值，不论何种药物都是一样的，不论 $t_{1/2}$ 长短如何。例如，达到 C_{ss} 的90%需3.3个 $t_{1/2}$，达到 C_{ss} 的95%需4.3个 $t_{1/2}$，这是因为 kt 可表示为：

$$kt = \frac{0.693}{t_{1/2}} n t_{1/2} = 0.693n \tag{7-39}$$

代入式（7-36），得：

$$C = \frac{k_0}{Vk}(1 - e^{-0.693n})$$

或

$$C = C_{ss}(1 - e^{-0.693n})$$

将上式整理，得：

$$\frac{C}{C_{ss}} = 1 - e^{-0.693n}$$

即：

$$f_{ss} = 1 - e^{-0.693n}$$

将上式整理，得：

$$1 - f_{ss} = e^{-0.693n}$$

两边取对数，得：

$$\lg(1 - f_{ss}) = \frac{-0.693n}{2.303} \tag{7-40}$$

$$n = -\frac{2.303\lg(1 - f_{ss})}{0.693}$$

$$n = -3.32\lg(1 - f_{ss})$$

式中，n 表示静脉滴注给药达到坪浓度某一分数所需 $t_{1/2}$ 的个数，f_{ss} 表示达坪分数。由此式即可求出任何药物达 C_{ss} 某一分数 f_{ss} 所需的时间（即半衰期的个数），见表 7-2。

表 7-2　静脉滴注半衰期个数与达坪浓度分数的关系

半衰期个数（n）	达坪浓度（C_{ss}%）	半衰期个数（n）	达坪浓度（C_{ss}%）
1	50.00	5	96.88
2	75.00	6	98.44
3	87.50	6.64	99.00
3.32	90.00	7	99.22
4	93.75	8	99.61

例 7-4　某一单室模型药物，生物半衰期为 5 小时，静脉滴注达稳态血药浓度的 95%，需要多少时间？

解： 因为，$f_{ss} = 1 - e^{-kt}$

$$0.95 = 1 - e^{-kt}$$

$$kt = -\ln 0.05$$

所以，

$$t = \frac{-2.303\lg 0.05}{k} = \frac{(-2.303)}{0.693/5}\lg 0.05 = 21.6(h)$$

即达到稳态血药浓度的 95%，需要 21.6 小时。

例 7-5　某患者体重 50kg，以每分钟 20mg 的速度静脉滴注普鲁卡因，问稳态浓度是多少？滴注经历 10 小时的血药浓度是多少？（已知 $t_{1/2} = 3.5h$，$V = 2L/kg$）。

解： 根据已知条件，$k_0 = 20 \times 60 = 1200$（mg/h），$V = 50 \times 2 = 100L$，$t_{1/2} = 3.5h$

则：（1）稳态血药浓度：

$$C_{ss} = \frac{k_0}{(0.692/t_{1/2}) \cdot V} = \frac{1200 \times 3.5}{0.693 \times 100} = 60.0(mg/L) = 60.0(\mu g/ml)$$

（2）滴注 10 小时的血药浓度：

$$C = C_{ss}(1 - e^{-0.693n})$$

$$= 60.6 \times (1 - e^{-\frac{0.693}{3.5} \times 10}) = 52.23(\mu g/ml)$$

例 7-6　对某患者静脉滴注利多卡因，已知：$t_{1/2} = 1.9h$，$V = 100L$，若要使稳态血

药浓度达到 $3\mu g/ml$，应取 k_0 值为多少？

解：根据式（7-37）：

$$k_0 = C_{ss}kV = 3 \times \frac{0.693}{1.9} \times 100\ 000 = 109\ 421\mu g/h = 109.4(mg/h)$$

（二）药物动力学参数的计算

静脉滴注停止后，体内药物将按照自身的消除方式消除，此时，血药浓度的变化情况相当于快速静脉注射后血药浓度的变化。体内血药浓度经时过程的方程式仍为 $C = C_0 e^{-kt}$ 这种形式，但其中的符号有所不同。现分述如下：

1. 稳态后停滴 当静脉滴注达到稳态水平时停止滴注，血药浓度的变化速度可由微分方程表示为：

$$-\frac{dC}{dt} = kC \tag{7-41}$$

上式作拉氏变化，得：

$$S\overline{C} - \frac{k_0}{kV} = -k\overline{C}$$

式中，$\overline{C}$ 表示 C 的像函数，其他符号的意义同前。$\frac{k_0}{kV}$ 为滴注停止时的血药浓度。解出 $\overline{C}$，用拉氏逆变换，即可求 C 如下：

$$C = \frac{k_0}{kV} e^{-kt'} \tag{7-42}$$

其对数形式为：

$$\lg C = -\frac{k}{2.303}t' + \lg\frac{k_0}{kV}$$

式中，t' 为滴注结束后的时间；C 为达稳态停止滴注给药后时间 t' 时的血药浓度；$\frac{k_0}{kV}$ 即 C_{ss} 就相当于 C_0。

根据式（7-42），同样可以计算出药物动力学参数 k 及 V。即在停药后不同时间取血，测定血药浓度，以 $\lg C$ 对 t' 作图，得到一直线（图7-15），其斜率仍为 $-k/2.303$，从而求得 k 值。从直线的截距 $\lg(k_0/kV)$，可以求出 V。

2. 稳态前停滴 假设停药时间为 T，经拉氏变换将成为式（7-42）：

$$S\overline{C} - \frac{k_0}{kV}(1 - e^{-kT}) = k\overline{C} \tag{7-43}$$

式中，$\frac{k_0}{kV}(1 - e^{-kt})$ 为 T 时间的血药浓度。上式中解出 $\overline{C}$，再逆变换为 C 如下：

$$C = \frac{k_0}{kV}(1 - e^{-kT})e^{-kt'} \tag{7-44}$$

上式中符号含义与式（7-42）相同，两边取对数，得：

$$\lg C = \frac{k}{2.303}t' + \lg\frac{k_0}{kV}(1 - e^{-kT}) \tag{7-45}$$

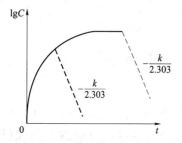

图 7-15　单室模型静脉滴注给药，在
到达稳态（- - -）及到达稳态前（- - -）
停止滴注后的血药浓度对时间的半对数图

与式（7-42）的情况一样，以停药后的血药浓度的对数对时间作图，可得到一条直线（图 7-15）。从直线的斜率可求出 k_0。若 k_0、k 以及滴注后的稳态血药浓度 C_{ss} 已知，则从直线的截距可求出表观分布容积 V。用面积法（式 7-3）和静脉滴注数据法［式（7-35）、式（7-36）］所求的表观分布容积 V 应该是一致的。但这三种方法所获得的数据的一致性，仅适用于单室模型的药物。

例 7-7　某药物生物半衰期为 3.0 小时，表观分布容积为 10L，今以每小时 30mg 速度给某患者静脉滴注，8 小时即停止滴注，问停药后 2 小时体内血药浓度是多少？

解：根据题意，用达稳态后停滴的公式计算血药浓度。

停止时血药浓度为：

$$C = \frac{k_0}{kV}(1 - e^{-kt})$$

$$= \frac{30}{0.693/3.0 \times 10}\left(1 - e^{-\frac{0.693}{3} \times 8}\right)$$

$$= 10.94\ (mg/L) = 10.94\ (\mu g/ml)$$

所以，停滴后 2 小时的血药浓度为：

$$C = C_0 \cdot e^{-kt} = 10.94 \times e^{-\frac{0.693}{3} \times 2} = 6.892(\mu g/ml)$$

（三）负荷剂量

在静脉滴注之初，血药浓度距稳态浓度的差距很大，药物的半衰期如大于 0.5 小时，则达稳态的 95% 需要 2.16 小时以上。为此，在滴注开始时，需要静脉注射一个负荷剂量（loading dose），使血药浓度迅速达到或接近 C_{ss} 的 95% 或 99%，继之以静脉滴注来维持该浓度。

负荷剂量亦称为首剂量。计算方法如下：

根据 $V = X_0/C_0$，得：

$$V = \frac{X_0}{C_{ss}}$$

所以，负荷剂量：

$$X_0 = C_{ss} V \tag{7-46}$$

静脉注射负荷剂量后，接着以恒速静脉滴注，此时体内药量的经时变化公式，为每一过程之和，可用表示两个过程之和来表示，于是

$$X = X_0 e^{-kt} + \frac{k_0}{k}(1 - e^{-kt}) \tag{7-47}$$

以 $C_{ss}V$ 取代 X_0 及 $C_{ss}Vk$ 取代 k_0，经整理得：

$$X = C_{ss} V$$

由此可见，按照静脉注射上述负荷剂量并同时静脉滴注，从 0 时间直至停止滴注

的这段时间内，体内药量是恒定不变的。

例 7-8 给某患者静脉注射某药 20mg，同时以 20mg/h 速度静脉滴注该药，问经过 4 小时体内血药浓度是多少（已知 $V=50L$，$t_{1/2}=40$ 小时）？

解： 已知，$X_0=20mg$，$k_0=20mg/h$，$t_{1/2}=40$ 小时，$t=4$ 小时，$V=50L$

则静脉注射该药 4 小时剩余浓度为：

$$C_1 = C_0 e^{-kt}$$

$$= \frac{20}{50} e^{-\frac{0.693}{40} \times 4} = 0.373(mg/L) = 0.373(\mu g/ml)$$

静脉滴注经 4 小时血药浓度为：

$$C_2 = \frac{k_0}{Vk}(1-e^{-kt})$$

$$= \frac{20}{50 \times \frac{0.693}{40}}\left(1-e^{-\frac{0.693}{40} \times 4}\right)$$

$$= 1.546(mg/L) = 1.546(\mu g/ml)$$

因此，经 4 小时体内血药浓度为

$$C = C_1 + C_2 = 0.373 + 1.546 = 1.919(\mu g/ml)$$

例 7-9 地西泮治疗癫痫发作所需血药浓度为 $0.5 \sim 2.5 \mu g/ml$，已知 $V=60L$，$t_{1/2}=55$ 小时。今对一患者，先静脉注射 10mg，半小时后以每小时 10mg 速度滴注，试问经 2.5 小时是否达到治疗所需浓度？

解： 静脉注射 30 分钟后的血药浓度为：

$$C_1 = C_0 e^{-kt} = \frac{10}{60} e^{-\frac{0.693}{55} \times 0.5} = 0.1656(mg/L) = 0.1656(\mu g/ml)$$

在此基础上静滴 2.5 小时，血药浓度为：

$$C_2 = \frac{k_0}{Vk}(1-e^{-kt}) + C_1 e^{-kt}$$

$$= \frac{10}{60 \times \frac{0.693}{55}}\left(1-e^{-\frac{0.693}{55} \times 2.5}\right) + 0.1656 e^{-\frac{0.693}{55} \times 2.5}$$

$$= 0.410 + 0.160 = 0.570(\mu g/ml)$$

此时的血药浓度介于 $0.5 \sim 2.5 \mu g/ml$ 之间，所以在治疗范围内。

三、血管外给药

（一）血药浓度

1. 模型的建立 血管外给药途径包括口服、肌内注射或皮下注射、透皮给药、黏膜给药等。与上述血管内给药相比，有如下特点：①给药后，药物在体内存在一个吸收过程；②药物逐渐进入血液循环，而静脉给药时药物直接进入血液循环。

血管外给药时，药物的吸收和消除常用动力学一级速度过程描述，即药物以一级速度过程吸收进入体内，然后以一级速度过程从体内消除，这种模型称之为一级吸收模型，如图 7-16 所示。

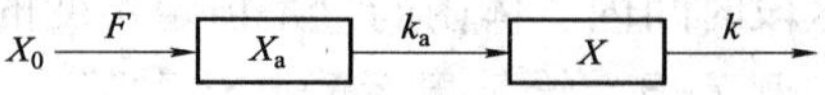

2. 血药浓度与时间的关系 在血管外给药的一级吸收模型中，吸收部位药物的变化速度与吸收部位的药量成正比，用微分方程表示为：

图 7-16 单室模型血管外给药示意图

X_0是给药剂量；F 为吸收率；X_a为吸收部位的药量；k_a为一级吸收速率常数；X 为体内药量；k 为一级消除速率常数

$$-\frac{\mathrm{d}X_a}{\mathrm{d}t}=k_a X_a$$

体内药物的变化速度 $\mathrm{d}X/\mathrm{d}t$ 应等于吸收速度与消除速度之差，即：

$$\frac{\mathrm{d}X}{\mathrm{d}t}=k_a X_a-kX$$

上式经拉氏变换得：

$$S\overline{X}_a-X_0=-k_a\overline{X}_a$$

上式经拉氏变换得：

$$S\overline{X}=k_a\overline{X}_a-k\overline{X}$$

由上式解出 $\overline{X}_a$，再解出 $\overline{X}$，得：

$$\overline{X}=\frac{k_a X_0}{(S+k)(S+k_a)}$$

应用拉氏变换表，得到体内药理与时间的双指数方程如式（7-48）：

$$X=\frac{k_a X_0}{k_a-k}(\mathrm{e}^{-kt}-\mathrm{e}^{-k_a t}) \tag{7-48}$$

式（7-48）表示单室模型血管外给药体内药量 X 与时间 t 的关系式，由于血管外给药，吸收不一定很充分，所以习惯上在给药剂量 X_0 项前加上"吸收系数 F"（$0\leqslant F\leqslant1$），表示吸收占剂量的分数值，即吸收率，亦为狭义"生物利用度"。则上式变成：

$$X=\frac{k_a F X_0}{k_a-k}(\mathrm{e}^{-kt}-\mathrm{e}^{-k_a t}) \tag{7-49}$$

式（7-49）两端除以药物的表观分布容积 V，得：

$$C=\frac{k_a F X_0}{V(k_a-k)}(\mathrm{e}^{-kt}-\mathrm{e}^{-k_a t}) \tag{7-50}$$

上式表示单室模型血管外途径给药，体内药物浓度 C 与时间 t 的关系，当某药的药动学参数 k、k_a、V 及 F 已知后，可通过式（7-49）、式（7-50）计算出任何时间体内的药量或血药浓度，以便进行临床血药浓度的监测及其给药方案的调整。

例 7-10 已知某单室模型药物口服后的生物利用度为 70%，$k_a=0.8\mathrm{h}^{-1}$，$k=0.07\mathrm{h}^{-1}$，$V=10\mathrm{L}$，如口服剂量为 200mg，试求服药后 3 小时的血药浓度是多少？如该药物在体内的最低有效血药浓度为 8μg/ml，问第二次服药在什么时间比较合适？

解：（1）将题中已知条件代入式（7-50），得：

$$C=\frac{0.8\times0.7\times200}{(0.8-0.07)\times10}(\mathrm{e}^{-0.07\times3}-\mathrm{e}^{-0.8\times3})$$

$$=\frac{112}{7.3}(0.810-0.091)$$

$$= 11.03 \ (\text{mg/L}) = 11.03 \ (\mu\text{g/ml})$$

（2）在临床用药时，一般情况下，为达到有效治疗目的，需维持体内血药浓度始终高于最低有效血药浓度，因此第二次给药最好在血药浓度降至 $8\mu\text{g/ml}$ 之前。现在需求第一次服药后血药浓度降至 $8\mu\text{g/ml}$ 时所需的时间，这是一个已知浓度 C，反过来求 t 值的问题，即：

$$8 = \frac{0.8 \times 0.7 \times 200}{(0.8 - 0.07) \times 10}(e^{-0.07t} - e^{-0.8t})$$

上式是一个超越方程，只能寻求近似解。由于当 t 取适当大的值时，$e^{-0.07t} \gg e^{-0.8t}$，因此，上式中 $e^{-0.8t}$ 可以忽略不计，则上式可以简化为：

$$8 = \frac{0.8 \times 0.7 \times 200}{(0.8 - 0.07) \times 10}e^{-0.07t}$$

$$8 = \frac{112}{7.3} \cdot e^{-0.07t}$$

$$e^{-0.07t} = \frac{8 \times 7.3}{112}$$

上式取对数，得：

$$-0.07t = \ln 0.52$$

则：

$$t = \frac{\ln 0.52}{-0.07} = 9.30 \ (\text{h})$$

因此第二次给药最迟应于首次给药后约 9 小时服用。实际上，为保证药效可适当提前，如间隔在 8~8.5 小时服第二剂药较为合理。

3. 达峰时间，峰浓度与曲线下面积

（1）达峰时间（$t_{\max}$）和峰浓度（$C_{\max}$）：从式（7-50）可以看出，单室模型血管外途径给药时，药物按一级速度吸收进入体内时，血药浓度-时间关系为单峰曲线，如图 7-17 所示。

在该曲线中，一般将峰左侧曲线称为吸收相，此时吸收速度大于消除速度，曲线呈上升状态，主要体现药物的吸收情况；峰的右侧称为吸收后相（即消除相），此时的吸收速度一般小于消除速度，因此曲线在一定程度上反映了药物的消除情

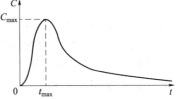

图 7-17 单室模型血管外给药一级吸收血药浓度-时间曲线

况。在到达峰顶的一瞬间，吸收速度恰好等于消除速度，其峰值就是峰浓度（$C_{\max}$），这个时间称为达峰时间（$t_{\max}$）。这两个参数可通过建立数学关系式进行估算。

展开式（7-50），得：

$$C = \frac{k_a F X_0}{V(k_a - k)}e^{-kt} - \frac{k_a F X_0}{V(k_a - k)}e^{-k_a t} \tag{7-51}$$

上式对时间取微分，得：

$$\frac{\mathrm{d}C}{\mathrm{d}t} = \frac{k_a^2 FX_0}{V(k_a-k)} e^{-k_a t} - \frac{k_a k FX_0}{V(k_a-k)} e^{-kt}$$

由于血药浓度在 t_{max} 时达到最大血药浓度（C_{max}），$\mathrm{d}C/\mathrm{d}t=0$，所以

$$\frac{k_a^2 FX_0}{V(k_a-k)} e^{-k_a t_{max}} = \frac{k_a k FX_0}{V(k_a-k)} e^{-kt_{max}}$$

简化后得：

$$\frac{k_a}{k} = \frac{e^{-kt_{max}}}{e^{-k_a t_{max}}} \tag{7-52}$$

上式两边取对数，并解出 t_{max}，得：

$$t_{max} = \frac{2.303}{k_a-k} \lg \frac{k_a}{k} \tag{7-53}$$

从上式看出：对于某一给定的药物，随着吸收速率常数 k_a 增大，到达最大血药浓度的时间会下降。将 t_{max} 代替式（7-50）中的 t，可以得最大血药浓度：

$$C_{max} = \frac{k_a FX_0}{V(k_a-k)} (e^{-kt_{max}} - e^{-k_a t_{max}}) \tag{7-54}$$

也可将上式进一步简化，即将式（7-52）写成：

$$e^{-k_a t_{max}} = \frac{k}{k_a} e^{-kt_{max}}$$

将上式代入式（7-54）得：

$$C_{max} = \frac{k_a FX_0}{V(k_a-k)} \left(\frac{k_a-k}{k_a}\right) \cdot e^{-kt_{max}}$$

$$= \frac{FX_0}{V} e^{-kt_{max}}$$

由式（7-53）可知，药物的 t_{max} 由 k_a、k 决定，与剂量大小无关。而 C_{max} 与 X_0 成正比。药物制剂的达峰时间和峰浓度能够反映制剂中药物吸收的速度和程度。如果口服固体制剂在胃肠道中能很快崩解并较快地被吸收，则达峰时间短，峰浓度高。表7-3为一些药物的 t_{max} 值。式（7-53）计算 t_{max} 时，必须已知 k_a 和 k 值，如 k_a 和 k 其中有一个未知，则不能用该式求 t_{max} 值。

表7-3 一些药物的 t_{max} 值

药物	t_{max}（h）	药物	t_{max}（h）
乙酰唑胺	2~8	利多卡因	0.75~1
氯萘嗪	1.5~2.5	碳酸锂	1.33
氯氮䓬	2	美沙酮	4
氯磺丙脲	2~4	吗啡	0.75
氯贝丁酯	5~12	巯嘌呤	2
氯丙嗪	3~4	甲喹酮	2
地西泮	1	去甲替林	5.5
呋塞米	1~2	喷地佐辛	2
格鲁米特	2.2	丙羟茶碱	2

续表

药物	t_{max}（h）	药物	t_{max}（h）
羟基脲	0.5~2	盐酸普萘洛尔	2~4
奎尼丁	0.5~4.5	普鲁卡因胺	1
氨基甲酸氯酚醚	2	普萘洛尔	2
水杨酸盐	2	甲卡肼	1

（2）血药浓度-时间曲线下面积（AUC）：AUC 是血药浓度-时间曲线的又一个重要参数。

$$AUC = \int_0^\infty C\mathrm{d}t = \int_0^\infty \frac{k_a FX_0}{V(k_a - k)}(\mathrm{e}^{-kt} - \mathrm{e}^{-k_a t}) \tag{7-55}$$

运算后，可得：

$$AUC = \frac{FX_0}{kV}$$

AUC 也可由实验数据用梯形法求得：

$$AUC = \sum_{i=0}^{n-1} \frac{C_{i+1} + C_i}{2}[t_{i+1} - t_i] + \frac{C_n}{k} \tag{7-56}$$

例 7-11　已知大鼠口服蒿苯酯的 $k_a = 1.905\mathrm{h}^{-1}$，$k = 0.182\mathrm{h}^{-1}$，$V = 4.25\mathrm{L}$，$F = 0.80$，如口服剂量为 150mg，试计算 t_{max}、C_{max} 及 AUC。

解：

$$t_{max} = \frac{2.303}{k_a - k}\lg\frac{k_a}{k}$$

$$= \frac{2.303}{1.905 - 0.182}\lg\frac{1.905}{0.182} = 1.36 \text{（h）}$$

$$C_{max} = \frac{FX_0}{V}\mathrm{e}^{-kt_{max}}$$

$$= \frac{0.80 \times 150}{4250}\mathrm{e}^{-0.182 \times 1.36} = 0.022\,04(\mathrm{mg/ml}) = 22.04 \text{（μg/ml）}$$

$$AUC = \frac{FX_0}{kV} = \frac{0.80 \times 150 \times 1000}{0.182 \times 4.25 \times 1000} = 155.14(\mathrm{μg/ml}) \cdot \mathrm{h}$$

4. 残数法求 k 和 k_a　残数法是药物动力学中把一条曲线分段分解成若干指数函数的一种常用方法，该法又称羽毛法、削去法或剩余法等。在单室模型、双室模型中应用普遍。一般来说，血药浓度曲线由多项指数式表示时，均可采用残数法求出各指数项中的参数。在此结合单室模型血管外给药途径介绍该方法。

根据式（7-50），则：

$$C = \frac{k_a FX_0}{V(k_a - k)}(\mathrm{e}^{-kt} - \mathrm{e}^{-k_a t})$$

假设 $k_a > k$，若 t 充分大时，$\mathrm{e}^{-k_a t}$ 首先趋于零，则上式简化为：

$$C = \frac{Fk_a X_0}{V(k_a - k)}\mathrm{e}^{-kt} \tag{7-57}$$

此式描述血药浓度-时间曲线的吸收后相（即此时吸收已不再存在），两端取对数，得：

$$\lg C=-\frac{k}{2.303}t+\lg\frac{k_aFX_0}{V(k_a-k)} \tag{7-58}$$

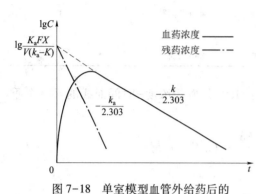

以血药浓度对时间作图得二项指数曲线，其尾端为一条直线，直线的斜率为 $-\dfrac{k}{2.303}$，该直线外推至零时间的截距为 $\lg\dfrac{k_aFX_0}{V(k_a-k)}$，见图7-18。因此，从直线的斜率可求出消除速率常数 k 值。

图 7-18　单室模型血管外给药后的
血药浓度、残数浓度曲线图

若 F、V 已知，从截距中可继续求出 k_a，一般情况下，F、V 是未知的，此时可应用残数法求出吸收速率常数 k_a。方法如下：

将式（7-50）移项，得：

$$\frac{k_aFX_0}{V(k_a-k)}e^{-kt}-C=\frac{k_aFX_0}{V(k_a-k)}e^{-k_at}$$

两端取对数，得：

$$\log\left\{\frac{k_aFX_0}{V(k_a-k)}\cdot e^{-kt}-C\right\}=-\frac{k_a}{2.303}+\log\frac{k_aFX_0}{V(k_a-k)} \tag{7-59}$$

设

$$\frac{k_aFX_0}{V(k_a-k)}e^{-kt}-C=C_r$$

则式（7-59）可写成：

$$\lg C_r=-\frac{k_a}{2.303}t+\log\frac{k_aFX_0}{V(k_a-k)}$$

式中，C_r 为残数浓度，以 $\lg C_r$ 对 t 作图，得到第二条直线，称为"残数线"，该直线的斜率为 $-\dfrac{k_a}{2.303}$；截距为 $\lg\dfrac{k_aFX_0}{V(k_a-k)}$。

分析一下 C_r 值，根据式（7-57），可以看出 $\dfrac{k_aFX_0}{V(k_a-k)}e^{-kt}$ 为 t 时间后段直线相（即外推线）上的数值，而 C 为 t 时间实测的血药浓度值，它们的差值即为残数值，残数法的名称由此而来。

因此，在"血药浓度-时间"半对数图上，可以很方便地求出各个残数值，将血药浓度半对数曲线尾端的直线部分，外推至与纵轴相交，用外推线上血药浓度值减去吸收相中同一时间上的实测浓度，得到一系列残数浓度值，即 C_r 值然后同一半对数坐标中，以 $\lg C_r$-t 作图，得到另一条直线，即残数线，从该直线的斜率即可求出 k_a 值。

例 7-12　口服单室模型药物 100mg 的溶液剂后，测得各时间的血药浓度如下，试求该药的 k、$t_{1/2}$ 及 k_a、$t_{1/2(a)}$ 值。

时间（h）	0.5	1.0	2.0	4.0	8.0	12.0	18.0	24.0	36.0	48.0	72.0
血药浓度（μg/ml）	5.36	9.95	17.18	25.78	29.78	26.63	19.40	13.26	5.88	2.56	0.49

解：根据各时间的血药浓度数据列表如下：

时间（h）	血药浓度 C （μg/ml）	尾端直线相外推线的浓度 C' （μg/ml）	残数浓度 C_r （μg/ml）
0.5	5.36	67.12	1.61
1.0	9.95	64.85	0.97
2.0	17.18	60.54	0.45
4.0	25.78	52.76	0.23
8.0	29.78	40.07	0.10
12.0	26.63	30.43	3.80
18.0	19.40		
24.0	13.26		
36.0	5.88		
48.0	2.56		
72.0	0.49		

在半对数坐标图上，以血药浓度 C 对时间 t 作图，尾端为一直线，斜率为 $-0.029\ 87$，所以

$$-\frac{k}{2.303}=-0.029\ 87, k=-0.029\ 87\times(-2.303)=0.069\ (h^{-1})$$

由此得到：

$$t_{1/2}=\frac{0.693}{k}=\frac{0.693}{0.069}=10.04\ (h)$$

然后将尾段直线外推并与纵轴相交，可以得到前段时间（1.0，2.0，……12.0 小时）的外推浓度 C'（表中第 3 列），将外推浓度 C' 减去相应时间的血药浓度 C，得到残数浓度 C_r（表中第 4 列）。以残数浓度 C_r 的对数对时间 t 作图得残数线，残数线斜率为 -0.1089。

所以

$$-\frac{k_a}{2.303}=-0.1089, k_a=-0.1089\times(-2.303)=0.251\ (h^{-1})$$

吸收半衰期

$$t_{1/2(a)}=\frac{0.693}{k_a}=\frac{0.693}{0.251}=2.761\ (小时)$$

残数法在药物动力学参数的求算中是非常重要的，凡多项指数式中有关参数均可用此法求出，为便于掌握，现将此法操作步骤总结如下：

（1）作 $\lg C\text{-}t$ 图。

（2）用消除相（曲线尾段）几个点作直线求 k。

（3）将直线外推得外推线，求吸收相各时间 C_1，C_2，C_3……在外线相应处的外推浓度 $C_{1外}$，$C_{2外}$，$C_{3外}$……

（4）外推浓度−实测浓度＝残数浓度（C_r）。

（5）作 $\lg C_r-t$ 图得残数线，从残数线的斜率求出 k_a。

若采用线性回归法，先作散点图，确定对哪些点进行回归处理，得出尾端直线的回归方程后，根据斜率求出 k 与 $t_{1/2}$，将吸收相各时间 t_1、t_2、t_3……代入回归方程便能求出外推浓度，然后按上述同样方法求出残数浓度和 k_a。

需要注意的是，应用残数法，必须是在 $k_a \gg k$ 的情况下，这符合大多数药物。因为一般药物制剂的吸收半衰期［$t_{1/2(a)}$］总是短于消除半衰期（$t_{1/2}$），但缓释剂型除外。若出现 $k > k_a$ 的情况，通过残数法先求的是 k_a，作残数线法得出的是 k。

此外，为保证能作出残数线，必须在吸收相内多次取样。否则，残数值误差太大，一般以不少于 3 点为宜；在 $k_a \gg k$ 的前提下，取样时间 t 应充分大，这样才能使 $e^{-k_a t} \to 0$。

5. Wagner-Nelson 法求 k_a　残数法求吸收速率常数 k_a 必须在药−时曲线能拟合某一合适模型才可用，如不能以适当模型拟合，则用 Wagner-Nelson 法较为有利，因为此法与吸收模型无关，不管吸收常数是一级还是零级均适用。

Wagner-Nelson 法（简称 W-N）也称为一室模型法或待吸收分数法，是求算吸收速率常数的一个经典方法，其原理为：

由于吸收进入全身循环的药量 X_A，等于给药后任意时间的体内药量 X 及在该时间消除累积量 X_E 之和。因此

$$X_A = X + X_E \tag{7-60}$$

上式对时间 t 微分，得：

$$\frac{dX_A}{dt} = \frac{dX}{dt} + \frac{dX_E}{dt} \tag{7-61}$$

药物在体内的消除符合一级速度过程，则有：

$$\frac{dX_E}{dt} = kX \tag{7-62}$$

将上式代入式（7-61），得：

$$\frac{dX_A}{dt} = \frac{dX}{dt} + kX \tag{7-63}$$

将 $X=VC$ 代入上式

$$\frac{dX_A}{dt} = V\frac{dV}{dt} + kVC \tag{7-64}$$

对上式自时间 0−t 积分得：

$$(X_A)_t = VC_t + kV\int_0^t Cdt \tag{7-65}$$

式中，C_t 为 t 时血药浓度，$\int_0^t Cdt$ 为时间 0−t 的血药浓度−时间曲线下面积。

对式（7-65）自时间 0→∞ 积分，得：

$$(X_A)_\infty = kV\int_0^\infty C\mathrm{d}t \tag{7-66}$$

式中，$(X_A)_\infty$ 为完全被吸收的药量，$\int_0^\infty C\mathrm{d}t$ 为血药浓度-时间曲线下的总面积。将式 (7-65) 除以式 (7-66)，消去共同项，得到 t 时药物吸收分数的表达式。

$$\frac{(X_A)_t}{(X_A)_\infty} = \frac{C_t + k\int_0^t C\mathrm{d}t}{k\int_0^\infty C\mathrm{d}t} \tag{7-67}$$

式（7-67）描述了一定时间被吸收药物累积量与完全被吸收药量之间的关系。分析式（7-67），分子中第二项：

$$\begin{aligned} k\int_0^t C\mathrm{d}t &= k\int_0^t \frac{k_a X_0 F}{V(k_a - k)}(e^{-kt} - e^{-k_a t})\mathrm{d}t \\ &= \frac{k k_a X_0 F}{V(k_a - k)}\int_0^t (e^{-kt} - e^{-k_a t})\mathrm{d}t \\ &= \frac{k k_a X_0 F}{V(k_a - k)}\left[-\frac{e^{-kt}}{k}\Big|_0^t + \frac{e^{-k_a t}}{k_a}\Big|_0^t\right] \\ &= \frac{k k_a X_0 F}{V(k_a - k)}\left[-\frac{e^{-kt}}{k} + \frac{e^{-k_a t}}{k_a} + \frac{1}{k} - \frac{1}{k_a}\right] \\ k\int_0^t C\mathrm{d}t &= \frac{k_a X_0 F}{V(k_a - k)}\left[-e^{-kt} + \frac{k e^{-k_a t}}{k_a} + 1 - \frac{k}{k_a}\right] \end{aligned}$$

又将单室口服给药公式代入式（7-67）的分子中：

$$\begin{aligned} C_t + k\int_0^t C\mathrm{d}t &= \frac{k_a X_0 F}{V(k_a - k)}\left[(e^{-kt} - e^{-k_a t}) + \left(-e^{-kt} + \frac{k e^{-k_a t}}{k_a} + 1 - \frac{k}{k_a}\right)\right] \\ &= \frac{k_a X_0 F}{V(k_a - k)}\left[\frac{k e^{-k_a t}}{k_a} - e^{-k_a t} + \frac{k_a - k}{k_a}\right] \\ &= \frac{k_a X_0 F}{V(k_a - k)}\left[\frac{k - k_a}{k_a}e^{-k_a t} + \frac{k_a - k}{k_a}\right] \end{aligned}$$

所以

$$C_t + k\int_0^t C\mathrm{d}t = \frac{FX_0}{V}(1 - e^{-k_a t}) \tag{7-68}$$

又因为

$$k\int_0^t C\mathrm{d}t = \frac{FX_0}{V} \tag{7-69}$$

所以

$$\frac{C_t + k\int_0^t C\mathrm{d}t}{k\int_0^\infty C\mathrm{d}t} = \frac{FX_0(1 - e^{-k_a t})/V}{FX_0/V} \tag{7-70}$$

式（7-67）可表示为：

$$\frac{(X_A)_t}{(X_A)_\infty} = 1 - e^{-k_a t} \tag{7-71}$$

$$1 - \frac{(X_A)_t}{(X_A)_\infty} = e^{-k_a t}$$

两边乘 100 取对数，得：

$$\lg 100 \times \left[1 - \frac{(X_A)_t}{(X_A)_\infty} \right] = \lg 100 \frac{k_a}{2.303} t \qquad (7-72)$$

式中，$1 - \dfrac{(X_A)_t}{(X_A)_\infty}$ 为待吸收分数。

采用 W-N 法求算参数时，需注意如下几点：①本法只适用于单室模型药物，对于双室模型药物要采用 L-R 法（Loo-Riegelman 法）；②本法不仅适用于一级吸收，也适用于零级吸收（例如恒速静脉滴注）。

例 7-13 单剂量口服某药物，测得各时间的血药浓度如下表所示，用 Wagner-Nelson 求吸收速率常数。

t (h)	C (μg/ml)	$\int_0^t C\mathrm{d}t$	$k\int_0^t C\mathrm{d}t$	$C_t + k\int_0^t C\mathrm{d}t$	$100\left[1-\dfrac{(X_A)_t}{(X_A)_\infty}\right]$
0	0				100
1	28.24	14.12	0.98	29.22	73.91
2	46.31	51.40	3.56	49.87	55.47
3	57.33	103.22	7.15	64.48	42.42
4	63.48	163.62	11.34	74.82	33.18
5	66.29	228.51	15.84	82.13	26.66
7	65.90	360.70	25.00	90.90	18.82
10	58.60	547.45	37.94	96.54	13.79
15	43.51	802.72	55.63	99.14	11.47
20	31.14	899.35	68.56	99.70	10.97
50	3.91	1515.10	105.00	108.91	2.74
100	0.12	1615.85	111.98	112.20	0.00

解：（1）$\lg C \to t$ 作图得曲线，从后段直线斜率求出 k 值

斜率 $= -0.03$

$k = -2.303 \times (-0.03) = 0.069\ 31\ (\mathrm{h}^{-1})$

（2）作 C-t 图，用梯形法求 $\int_0^t C\mathrm{d}t$，$k\int_0^t C\mathrm{d}t$ 和 $C_t + k\int_0^t C\mathrm{d}t$ 以及 $\dfrac{(X_A)_t}{(X_A)_\infty}$ 等有关数据列于上表中。

（3）以 $\lg 100\left[1-\dfrac{(X_A)_t}{(X_A)_\infty}\right]$ 对 t 作图，对前面吸收相五组数据进行回归，得回归方程：

$$\lg 100 \times \left[1 - \frac{(X_A)_t}{(X_A)_\infty}\right] = -0.1108t + 1.970$$

所以

$$k_a = -0.1108 \times 2.303 = 0.2553\ (\mathrm{h}^{-1})$$

现将 Wagner-Nelson 法操作步骤总结如下：

1）以 $\lg C \to t$ 作图得曲线，从后半段直线的斜率求 k。

2）作 $C\text{-}t$ 图，用梯形法求 $\int_0^t C\mathrm{d}t$ 。

3）用 $\int_0^t C\mathrm{d}t$ 乘 k 求出 $k\int_0^t C\mathrm{d}t$ 。

4）按梯形法或以下式计算 $\int_0^t C\mathrm{d}t$ 。

$$\int_0^t C\mathrm{d}t = AUC_{0-t_n} = AUC_{0-t_n} + \frac{C_n}{k}$$

t_n 为最后一点取样时间，C_n 为最后一点的血药浓度。

5）应用方程 $\dfrac{(X_A)_t}{(X_A)_\infty} = \dfrac{C_t + k\int_0^t C\mathrm{d}t}{k\int_0^\infty C\mathrm{d}t}$ ，求出吸收分数 $\dfrac{(X_A)_t}{(X_A)_\infty}$ 。

6）以 $\lg 100\left[1 - \dfrac{(X_A)_t}{(X_A)_\infty}\right]$ 对 t 作图，从直线斜率求 k_a 。

此外，若以 $\dfrac{(X_A)_t}{(X_A)_\infty}$ 与释放百分数作图，就能求出体内吸收分数与释放百分数之间的关系。

6. 滞后时间（lag time）　有些口服制剂，服用后往往要经过一段时间才能吸收，滞后时间是指给药开始至血液中开始出现药物的那段时间，常用 t_0 或 T_{lag} 表示。药物的吸收时间要进行校正。

$$吸收时间 = 取样时间 - 滞后时间(t_0)$$

考虑滞后时间，血药浓度时间曲线公式可改写成：

$$C = \frac{k_a F X_0}{V(k_a - k)}\left[\mathrm{e}^{-k(t-t_0)} - \mathrm{e}^{-k_a(t-t_0)}\right] \tag{7-73}$$

滞后时间的求法有图解法、参数计算法及抛物线等方法。

（1）图解法：在血药浓度与时间的曲线尾段直线的外推线与残数线的交点引垂直于横坐标的直线，则与横坐标的交点即为 t_0，如图7-19。

（2）参数计算法：此法原理与图解法相同。因为曲线消除相的直线方程为：

$$\lg C = -\frac{k}{2.303}t + \lg C_0 \tag{7-74}$$

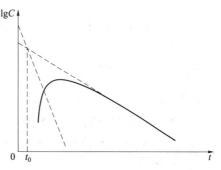

图 7-19　图解法求单室模型血管外给药的滞后时间

残数线的方程为：

$$\lg C_r = -\frac{k_a}{2.303}t + \lg A_0 \tag{7-75}$$

在两线的交点：

$$\lg C_r = \lg C$$

则

$$-\frac{k}{2.303}t_0+\lg C_0=\frac{k_a}{2.303}t_0+\lg A_0 \tag{7-76}$$

整理并简化得：

$$t_0=\frac{2.303(\lg A_0-\lg C_0)}{k_a-k} \tag{7-77}$$

如已知 k、k_a、C_0、A_0，则 t_0 可求出。

（二）尿药排泄数据

血管外途径给药同样可用尿药法处理，其方法有如下几种。

1. 速度法　与静脉注射给药一样，血管外给药后假定药物有相当多的部分以原形从尿中排出，并且药物经肾排泄过程符合一级速度过程，即尿中药物排泄速度与当时体内的药量成正比，则有下列微分方程成立。

$$\frac{dX_u}{dt}=k_e X \tag{7-78}$$

式中，X 为体内药量。将式（7-49）代入上式，得：

$$\frac{dX_u}{dt}=k_e X=\frac{k_e k_a F X_0}{k_a-k}(e^{-kt}-e^{-k_a t}) \tag{7-79}$$

当 $t\to\infty$ 时，$e^{-k_a t}\to0$，则上式简化为：

$$\frac{dX_u}{dt}=\frac{k_e k_a F X_0}{k_a-k}e^{-kt} \tag{7-80}$$

两边取对数，得：

$$\lg\frac{dX_u}{dt}=-\frac{k}{2.303}t+\lg\frac{k_e k_a F X_0}{k_a-k} \tag{7-81}$$

与静脉注射尿药排泄数据处理一样，以 $\frac{\Delta X_u}{\Delta t}$ 代替 $\frac{dX_u}{dt}$，以 t_c 代替 t，即以 $\lg\frac{\Delta X_u}{\Delta t}\to t_c$ 代替 $\frac{dX_u}{dt}\to t$ 作图，从直线的斜率可以求出 k 值。

例 7-14　口服某抗生素剂量 250mg，实验数据如下表所示。求消除速率常数 k，消除半衰期 $t_{1/2}$ 以及尿药排泄百分数。

t（h）	t_c（h）	Δt（h）	ΔX_u（mg）	$\Delta X_u/\Delta t$
0				
1	0.5	1	4	4.0
2	1.5	1	5	5.0
3	2.5	1	5.6	5.6
6	4.5	3	16.86	5.62
10	8.0	4	14.4	3.6
15	12.5	5	10.5	2.10
24	19.5	9	4.5	0.90

解：以 $\lg(\Delta X_u/\Delta t)$ 对 t_c 做图，得图 7-20。
对后四点回归处理得回归方程：

$$\lg(\Delta X_u/\Delta t) = -0.052\ 87t_c + 0.9838$$

$$k = -(-0.052\ 87) \times 2.303 = 0.1217\ (\mathrm{h}^{-1})$$

$$t_{1/2} = 0.693/0.1217 = 5.69\ (\mathrm{h})$$

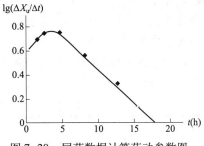

图 7-20　尿药数据计算药动参数图

$$X_u^\infty = [X_u]_{0\sim19.5} + [X_u]_{19.5\sim\infty}$$

$$= [X_u]_{0\sim19.5} + \frac{(\Delta X/\Delta t)_{19.5}}{k}$$

$$= (4+5+5.6+\cdots+4.5) + 0.90/0.1271$$

$$= 68.25\ (\mathrm{mg})$$

$$排泄药量\% = X_u^\infty / X_0 = 68.25/250 \times 100\% = 27.3\%$$

2. 亏量法　式（7-80）经拉氏变换，得到：

$$\overline{X}_u = \frac{k_e k_a F X_0}{S(S+k)(S+k_a)} \tag{7-82}$$

解得：

$$X_u = \frac{k_e k_a F X_0}{k}\left[\frac{1}{k_a} + \frac{\mathrm{e}^{-kt}}{k-k_a} - \frac{k\mathrm{e}^{-k_a t}}{k_a(k-k_a)}\right] \tag{7-83}$$

上式即为血管外途径给药，尿中原形药物量 X_u 与时间 t 的函数关系式。当 $t \to \infty$ 时，$\mathrm{e}^{-kt} \to 0$，$\mathrm{e}^{-k_a t} \to 0$，则得到最终能从尿中排泄的原形药物总量：

$$X_u^\infty = \frac{k_e F X_0}{k} \tag{7-84}$$

将式（7-84）代入式（7-83），得：

$$X_u = X_u^\infty k_a\left[\frac{1}{k_a} + \frac{\mathrm{e}^{-kt}}{k-k_a} - \frac{k\mathrm{e}^{-k_a t}}{k_a(k-k_a)}\right] \tag{7-85}$$

整理，得：

$$X_u^\infty - X_u = \frac{X_u^\infty}{k_a-k}\left[k_a\mathrm{e}^{-kt} - k\mathrm{e}^{-k_a t}\right] \tag{7-86}$$

上式为尚待排泄的原形药量即亏量与时间 t 的函数关系式。以 $\lg(X_u^\infty - X_u) \to t$ 作图，将得到一条二项指数型曲线。

一般情况下，$k_a > k$，当 t 充分大时，$\mathrm{e}^{-k_a t} \to 0$，则式（7-86）可简化成：

$$X_u^\infty - X_u = \frac{X_u^\infty k_a}{k_a-k}\mathrm{e}^{-kt} \tag{7-87}$$

两边取对数，得：

$$\lg(X_u^\infty - X_u) = -\frac{k}{2.303}t + \lg\frac{X_u^\infty k_a}{k_a-k} \tag{7-88}$$

以 $\lg(X_u^\infty - X_u)$ 对 t 作图，从直线的斜率即可求出 k 值。

如要继续求出 k_a，可在式（7-86）的半对数图中利用残数法作残数线，从残数线的斜率即可求出 k_a 值。但需注意，利用血管外给药后的尿药数据以残数法求 k_a 时，必须在吸收相内收集足够的尿样，这只有在药物吸收较慢时才有可能实现。由于多数药物吸收较快，在吸收相内不易获得较多的尿药数据，因此，难以精确求出 k_a，采用此法只能提供初步的资料。

口服某药溶液剂 500mg 后按表 7-4 所列时间取血集尿，测定血药及尿药浓度，并计算有关数据。

表 7-4 血药浓度与尿药浓度的关系（单室模型口服给药）

1	2	3	4	5	6	7	8	9	10	11
t (h)	t_c (h)	C (μg/ml)	X_u (mg)	$\hat{X}_u^t$ (mg)	ΔX_u (mg)	$\int_0^t C\mathrm{d}t$ (μg·h/ml)	$\dfrac{\Delta X_u}{\Delta t}$	$\dfrac{\Delta X_u}{\Delta t}/C$	$\dfrac{\hat{X}_u^t}{\int_0^t C\mathrm{d}t}$	$X_n^\infty - X_u$ (mg)
0~2	1	0.4057	26.02	14.26	26.02	0.2028	13.01	32.07	70.31	279.46
2~4	3	0.7223	66.79	38.85	40.77	1.3308	20.39	28.23	29.19	338.69
4~8	6	0.6603	142.63	104.30	75.84	3.4047	18.96	28.71	30.64	162.85
8~14	11	0.4488	205.63	187.45	63.00	6.1775	10.50	23.39	30.34	99.85
14~24	19	0.2576	253.28	240.66	47.65	9.0031	4.765	18.49	26.73	52.20
24~48	36	0.049 84	294.13	280.72	40.85	10.079	1.702	34.15	27.85	11.35
48~72	60	0.006 237	303.34	301.99	9.21	10.752	0.3838	61.54	28.09	2.14

表 7-4 中，第 1 列 t 为集尿时间，第 3 列 C 为 t_c 时的血药浓度；第 5 列 $\hat{X}_u^t$ 为 t_c 时的尿药量；第 6 列为集尿时间内尿药量；第 7 列 $\int_0^t C\mathrm{d}t$ 为从 0→t 中时血药浓度-时间曲线下的面积。

3. 消除速率常数 k 的求算 消除速率常数 k 可分别通过血药浓度和尿药浓度数据求出。

（1）血药浓度法求 k：将第 3 列血药浓度后 5 点的对数值与 t_c 作线性回归，得：

$$\lg C = 0.076\ 73 - 0.037\ 94 t_c$$

$$k = -2.303 \times (-0.037\ 94) = 0.087\ 37\ (\mathrm{h}^{-1})$$

将 $t_c = 60$ 代入，得：$C = 0.006\ 315$（μg/ml）

$$\int_{60}^\infty C\mathrm{d}t = \frac{0.006\ 315}{0.087\ 37} = 0.072\ 28\ (\mu\mathrm{g \cdot h/ml})$$

所以

$$\mathrm{AUC}_{0\to\infty} = 10.752 + 0.072\ 28 = 10.824\ (\mu\mathrm{g \cdot h/ml})$$

（2）尿药速度法求 k：将表中第 8 列尿药速度（末 5 点）取对数后对 t_c 作线性回归。

$$\lg \frac{\Delta X_u}{\Delta t} = 1.3599 - 0.030\ 35 t_c$$

$$k = -2.303 \times (-0.030\ 35) = 0.069\ 90\ (\mathrm{h}^{-1})$$

将 $t = 72$ 代入，得：

$$[\Delta X_u / \Delta t]_{72} = 0.1495\ (\mathrm{mg/h})$$

$$[X_u]_{72}^\infty = \frac{0.1495}{0.069\ 90} = 2.138 (\mathrm{mg})$$

所以
$$[X_u]_0^\infty = 303.34 + 2.138 = 305.479 \ （mg）$$

（3）尿药亏量法求 k：以表中第 11 列尿药亏量（末 5 点）的对数对第 1 列集尿时间的末端时间 t 作线性回归，得：

$$\log(X_u^\infty - X_u) = 2.4247 - 0.028\ 97t$$

$$k = -2.303 \times (-0.028\ 97) = 0.066\ 72 \ （h^{-1}）$$

第三节　多室模型

用单隔室模型模拟体内过程，在应用上有其局限性。有些药物被吸收后，向体内各部位分布速率的差异比较明显，药物在一部分组织和体液的分布较快，可把这些组织和体液连同血液看成一个隔室，称为"中央室"；把药物分布较慢的组织和体液等部分，称为"周边室"，从而构成"双隔室模型"，体内过程符合此规律的药物被称为"双隔室模型药物"。

严格意义上，隔室模型是数学划分，与实际生理器官不能严格相对应，隔室模型是用来解析实验数据的，隔室模型的划分受实验方法、实验条件和数据处理方法等影响。同一药物，由于实验条件或实验设计方法的不同，可被划分为不同隔室。

一、二室模型静脉注射

（一）模型的建立

药物进入中室，然后向周边室转运，速度过程均为一级过程。其体内过程模型如图 7-21 所示。

从图 7-21 可以看出，任一时刻中央室药物动态变化包括：药物从中央室向周边室转运，药物从中央室消除，药物从周边室向中央室返回。周边室药物的动态变化包括：药物从中央室向周边室转运，药物从周边室向中央室返回。假如药物的转运过程服从一级速率过程，即药物的转运过程与该室药量成正比，则各室药物的转运可用于下列微分方程组定量描述。

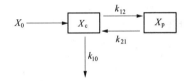

图 7-21　双室模型静脉注射给药示意图
X_0 为静脉给药注射剂量；X_c 为中央室的药量；X_p 为周边室药量；k_{12} 为药物从中央室向周边室转运的一级速率常数；k_{21} 为药物从周边室向中央室转运的一级速率常数；k_{10} 为药物从中央室消除的一级速率常数

$$\frac{dX_c}{dt} = k_{21}X_p - k_{12}X_c - k_{10}X_c$$

$$\frac{dX_p}{dt} = k_{12}X_c - k_{21}X_p$$

式中，$\dfrac{dX_c}{dt}$ 为中央室药物的转运速度，$\dfrac{dX_p}{dt}$ 为周边室药物的转运速度。

（二）血药浓度与时间的关系

解上述方程组可得：

$$X_c = \frac{X_0(\alpha - k_{21})}{\alpha - \beta} e^{-\alpha t} + \frac{X_0(k_{21} - \beta)}{\alpha - \beta} e^{-\beta t}$$

$$X_p = \frac{k_{21} X_0}{\alpha - \beta} (e^{-\beta t} - e^{-\alpha t})$$

式中，α 称为分布速度常数，β 称为消除速度常数。

$$\alpha + \beta = k_{21} + k_{12} + k_{10}$$

$$\alpha\beta = k_{21} k_{10}$$

α 和 β 分别代表着两个指数项即分布相和消除相的特征，可由下式表示：

$$\alpha = \frac{(k_{12} + k_{21} + k_{10}) + \sqrt{(k_{12} + k_{21} + k_{10})^2 - 4k_{21}k_{10}}}{2}$$

$$\beta = \frac{(k_{12} + k_{21} + k_{10}) - \sqrt{(k_{12} + k_{21} + k_{10})^2 - 4k_{21}k_{10}}}{2}$$

α 和 β 又称为混杂参数（hybrid parameter），$\alpha > \beta$。

中央室药量与浓度之间存在如下关系：

$$X_c = V_c C$$

则可获得血药浓度与时间的关系式

$$C = Ae^{-\alpha t} + Be^{-\beta t} \tag{7-89}$$

其中，

$$A = \frac{X_0(\alpha - k_{21})}{V_c(\alpha - \beta)}$$

$$B = \frac{X_0(k_{21} - \beta)}{V_c(\alpha - \beta)}$$

二、二室模型静脉滴注

（一）模型的建立

当静脉注射给药时，药物以恒速 k_0 逐渐进入中央室，静脉滴注给药的双室，如图 7-22 所示。

图中，除 k_0 为给药速率，其他符号意义同双室模型静脉注射给药。

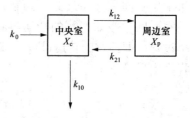

图 7-22 双室模型静脉注射给药示意图

隔室间转运方程如下：

$$\frac{dX_c}{dt} = k_0 + k_{21}X_p - k_{12}X_c - k_{10}X_c$$

$$\frac{dX_p}{dt} = k_{12}X_c - k_{21}X_p$$

（二）血药浓度和时间关系

由上述方程解得：

$$X_c = \frac{k_0}{k_{10}}\left(1 - \frac{k_{10}-\beta}{\alpha-\beta}e^{-\alpha t} - \frac{\alpha-k_{10}}{\alpha-\beta}e^{-\beta t}\right)$$

令 $X_c = V_c C$，血药浓度与时间的关系

$$C = \frac{k_0}{V_c K_{10}}\left(1 - \frac{k_{10}-\beta}{\alpha-\beta}e^{-\alpha t} - \frac{\alpha-k_{10}}{\alpha-\beta}e^{-\beta t}\right)$$

三、二室模型血管外给药

（一）模型的建立

双室模型血管外给药时，药物首先通过胃肠道或肌肉吸收后才能进入中央室，进入中央室后药物转运与双隔室静脉注射给药一样（图7-23）。

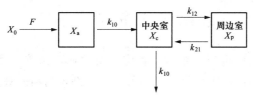

图 7-23 双室模型血管外给药示意图

X_0 为给药剂量，F 为吸收率；X_a 为吸收部位药量；X_c 为中
央室药量；X_p 为周边室药量；k_a 为一级吸收速率常数；
k_{12}、k_{21} 和 k_{10} 等符号含义同二室模型静脉注射给药

假设双室模型药物血管外给药后，药物吸收、分布、消除均为一级动力学过程，则各房室间药物的转运符合下列方程：

$$\frac{\mathrm{d}X_c}{\mathrm{d}t} = k_a X_a + k_{21} X_p - k_{12} X_c - k_{10} X_c$$

$$\frac{\mathrm{d}X_p}{\mathrm{d}t} = k_{12} X_c - k_{21} X_p$$

$$\frac{\mathrm{d}X_a}{\mathrm{d}t} = -k_a X_a$$

式中，$\dfrac{\mathrm{d}X_a}{\mathrm{d}t}$为吸收部位药物变化速率；$\dfrac{\mathrm{d}X_c}{\mathrm{d}t}$为中央室药物转运速率；$\dfrac{\mathrm{d}X_p}{\mathrm{d}t}$为周边室药物转运速率。

（二）血药浓度与时间的关系

解上述方程组，整理得：

$$C = \frac{k_a F X_0 (k_{21}-k_a)}{V_c(\alpha-k_a)}e^{-k_a t} + \frac{k_a F X_0 (k_{21}-\alpha)}{V_c(k_a-\alpha)(\beta-\alpha)}e^{-\alpha t} + \frac{K_a F X_0 (k_{21}-\beta)}{V_c(k_a-\beta)(\alpha-\beta)}e^{-\beta t}$$

上式反映了双室模型血管外给药后血浆药物浓度与时间的关系，其血药浓度曲线如

图 7-24 所示。

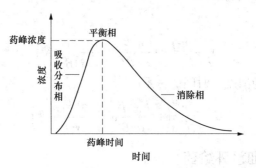

图 7-24 双室模型血管外给药药时曲线

从图中可以看出，药物浓度先上升，然后下降。从整个过程来看，血管外给药可将曲线分作三部分，吸收分布相、平衡相和消除相。

第四节 多剂量给药

许多药物需要多剂量给药才能达到和维持有效血药浓度，多剂量给药的原理对于合理用药及缓控释制剂设计十分重要，本节讨论多剂量给药的基本原理和基本公式。

一、多剂量函数

以静脉注射给药为例，如按相同剂量和相等的给药间隔，多次重复给药，在每次给予剂量 X_0 时，体内总有前一次剂量的残余，体内药量随着给药次数增加而增加，并趋向于在一定范围内波动（图 7-25）。

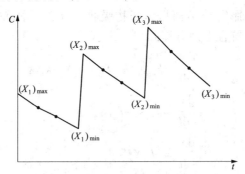

图 7-25 多剂量静脉注射血药浓度与时间关系

第一次给药时：
$$(X_1)_{max} = X_0 \tag{7-90}$$
当给药间隔为 τ，则：
$$(X_1)_{min} = X_0 e^{-k\tau}$$
第二次给药时：
$$(X_2)_{max} = (X_1)_{min} + X_0$$
$$= X_0 e^{-k\tau} + X_0$$
$$= X_0(e^{-k\tau} + 1)$$

$$(X_2)_{\min} = (X_2)_{\max} e^{-k\tau}$$
$$= X_0(e^{-k\tau}+1)e^{-k\tau}$$

第三次给药时：
$$(X_3)_{\max} = (X_2)_{\min} + X_0$$
$$= X_0(e^{-k\tau}+1)e^{-k\tau} + X_0$$
$$= X_0(1+e^{-k\tau}+e^{-2k\tau})$$

第 n 次给药时：
$$(X_n)_{\max} = X_0(1+e^{-k_i}+e^{-2k_i}+\cdots+e^{-(n-1)k_i})$$

令
$$r = 1+e^{-k\tau}+e^{-2k\tau}+\cdots+e^{-(n-1)k\tau}$$

上式两侧同乘 $e^{-k\tau}$ 得：
$$re^{-k\tau} = (1+e^{-k\tau}+e^{-2k\tau}+\cdots+e^{-(n-1)k\tau})e^{-k\tau}$$
$$= e^{-k\tau}+e^{-2k\tau}+\cdots+e^{-(n-1)k\tau}+e^{-nk\tau}$$

则
$$r-re^{-k\tau} = 1-e^{-nk\tau}$$

整理得：
$$r = \frac{1-e^{-nk\tau}}{1-e^{-k\tau}} \tag{7-91}$$

一般通式
$$r = \frac{1-e^{-nk_i\tau}}{1-e^{-k_i\tau}} \tag{7-92}$$

上式称为多剂量函数，n 为给药次数，k_i 为速率常数。k_i 可以是 k 或 α、β 等速率常数。

二、多剂量血药浓度与时间的关系

多次静脉注射给药，第 n 次给药后，体内药量 X_n 与时间 t 的关系为：

$$X_n = X_0\left(\frac{1-e^{-nk\tau}}{1-e^{-k\tau}}\right)e^{-kt}$$

式中，$0 \leqslant t \leqslant \tau$。

多次静脉注射血药浓度与时间的关系为：

$$C_n = \frac{X_0}{V_0}\left(\frac{1-e^{-nk\tau}}{1-e^{-k\tau}}\right)e^{-kt}$$

三、稳态血药浓度

多次给药时，血药浓度逐渐增高，达到一定程度后，血药浓度曲线不再升高，随着每次给药呈周期性变化，这时血药浓度称为稳态血药浓度，记为 C_{ss}。

$$C_{ss} = \frac{X_0}{V}\left(\frac{1}{1-e^{-k\tau}}\right)e^{-kt}$$

四、平均稳态血药浓度

多剂量给药达稳态血药浓度后，随每个给药间隔的变化，稳态血药浓度亦有波动，可用 $\overline{C}_{ss}$ 表示稳态平均浓度：

$$\overline{C}_{ss} = \frac{\int_0^\tau C_{ss}\,dt}{\tau}$$

式中，$\overline{C}_{ss}$ 为平均稳态浓度，$\int_0^\tau C_{ss}dt$ 为 C_{ss}-t 曲线下面积，τ 为给药间隔（图 7-26）。

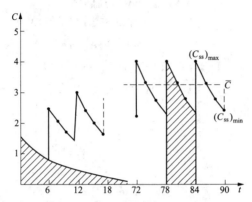

图 7-26　多剂量静脉注射血药浓度与时间关系稳态示意图

单次静脉注射给药，血药浓度-时间曲线下面积为：

$$AUC = \int_0^\infty Cdt = \int_0^\infty \frac{X_0}{V}e^{-kt}dt = \frac{X_0}{kV}$$

多次静脉注射给药，达稳态后，一个给药间隔内药时曲线下面积为：

$$AUC = \int_0^\tau C_{ss}dt = \int_0^\tau \frac{X_0}{V}\left(\frac{1}{1-e^{-k\tau}}\right)e^{-kt}dt = \frac{X_0}{kV} \tag{7-93}$$

当剂量静脉注射给药，血药浓度-时间曲线下面积等于多次静脉注射给药大稳态后一个时间间隔内血药浓度-时间曲线下面积。

五、积累程度

多次给药时，若第 2 次给药时体内药量尚未清除完，则多次给药会产生药物在体内的蓄积，当达到稳态时，则体内蓄积量保持一个定值，可用累积因子 R 表示累积的程度。

对于静脉注射给药，第 n 次给药后，血药浓度-时间关系可用下式表示：

$$C_n = \frac{X_0}{V}\left(\frac{1-e^{-nk\tau}}{1-e^{-k\tau}}\right)e^{-kt}$$

第 1 次给药后最小浓度为：

$$(C_1)_{min} = \frac{X_0}{V}e^{-k\tau}$$

稳态浓度为：

$$C_{ss} = \frac{X_0}{V}\left(\frac{1}{1-e^{-k\tau}}\right)e^{-kt}$$

稳态时最小浓度：

$$(C_{ss})_{min} = \frac{X_0}{V}\left(\frac{1}{1-e^{-k\tau}}\right)e^{-k\tau}$$

用 R 表示蓄积程度，有：

$$R = \frac{(C_{ss})_{min}}{(C_1)_{min}} = \frac{1}{1-e^{-k\tau}}$$

可见蓄积程度主要取决于给药间隔。

六、达稳态所需要时间

令 $f_{ss} = \dfrac{C_n}{C_{ss}}$，$f_{ss}$ 为达稳态分数。

对于静脉注射单隔室模型，$f_{ss} = \dfrac{C_n}{C_{ss}} = 1 - e^{-nk\tau}$

由 $t_{1/2} = \dfrac{0.693}{k}$，代入上式得：

$$f_{ss} = 1 - e^{-\frac{0.693}{t_{1/2}}n\tau}$$

将上式移项，取对数，整理得，$n\tau = -3.32 t_{1/2} \log(1-f_{ss})$

当 $f_{ss} = 99\%$ 时，$n\tau = -3.32 t_{1/2} \log(1-0.99) = 6.64 t_{1/2}$

欲达到稳态 99%，需要时间为 $6.64 t_{1/2}$，即 7 次给药血药浓度才能达到稳态。

七、首剂量与维持剂量

若药物半衰期很长，要达到稳态浓度 90% 需要时间也较长，可采用首剂量 （loading dose）加倍的办法，使血药浓度迅速达到治疗浓度。

1. 静脉注射给药 令第一次给药后最小浓度与稳态时最小浓度相等。

$$(C_1^*)_{min} = (C_{ss})_{min}$$

$(C_1^*)_{min} = \dfrac{X_0^*}{V} e^{-k\tau}$ 式中，X_0^* 称为首剂量。

$$(C_{ss})_{min} = \frac{X_0}{V(1-e^{-k\tau})} e^{-k\tau}$$

则：
$$\frac{X_0^*}{V} e^{-k\tau} = \frac{X_0}{V(1-e^{-k\tau})} e^{-k\tau}$$

简化得：
$$X_0^* = \frac{X_0}{1-e^{-k\tau}}$$

若 $\tau = t_{1/2}$ 时，则 $X_0^* = \dfrac{X_0}{1-e^{-k\tau}} = \dfrac{X_0}{1-e^{-kt_{1/2}}} = \dfrac{X_0}{1-e^{-\ln 2}} = \dfrac{X_0}{1-2^{-1}} = 2X_0$

2. 口服给药

$$X_0^* = \frac{X_0}{(1-e^{-k\tau})(1-e^{-k_a\tau})}$$

如果给药间隔足够大，在首剂量吸收结束后再给予第 2 个剂量，则上式可简化为：

$$X_0^* = \frac{X_0}{1-e^{-k\tau}}$$

若 $\tau = t_{1/2}$，则：$X_0^* = 2X_0$。

复方新诺明为磺胺类抗菌药，是磺胺甲噁唑（SMZ）与甲氧苄啶（TMP）的复方制剂，不能快速达到有效浓度，容易使细菌产生耐药性，影响进一步治疗，因此需要首剂加倍。SMZ 和 TMP 的血消除半衰期（$t_{1/2}$）分别为 10 小时和 8~10 小时。

八、波动百分数

波动百分数（FI）用于反映血药浓度的波动情况，可用稳态最大浓度与稳态最小血药浓度之差，与稳态最大血药浓度的百分比表示。

$$FI = \frac{(C_{ss})_{max} - (C_{ss})_{min}}{(C_{ss})_{max}} \times 100\%$$

对于静脉注射给药，$FI = (1 - e^{-k\tau}) \times 100\%$

从上式可以看出，通过调整 τ 来调整波动百分数。

第五节　非线性动力学

一、概述

1. 药物体内的非线性动力学现象　现行药物动力学的基本特征是血药浓度与体内药物量成正比。在线性药物动力学中，假设药物吸收为一级或零级速率过程，药物体内消除为一级速率过程。可用线性微分方程来描述药物体内过程的规律性。大多数药物的体内过程可用线性动力学来表征。

但有些药物体内过程不符合线性动力学特征，药物动力学参数随剂量不同而改变。

2. 引起非线性动力学的原因　在多数情况下，涉及容量限制过程（capacity limited process）的药物均可显示非线性药物动力学性质。药物代谢及药物转运过程涉及的转运系统均呈现一定的容量限制性，通常酶活性和载体数量均有一定限度，当体内药物浓度超过一定限度时，酶的催化能力和载体的转运能力即达到饱和，故其动力学呈现明显的剂量依赖性。

3. 非线性动力学特点　与线性动力学相比，呈现非线性动力学特征的药物其体内过程具有如下特点。

（1）血药浓度和 AUC 与剂量不成正比。

（2）药物消除是非线性的。

（3）当剂量增加时，消除半衰期延长。

（4）其他药物可能通过竞争酶或载体系统，影响其药物动力学过程。

（5）药物代谢物的组成、比例可能由于剂量变化而变化。

4. 非线性药物动力学的识别　识别非线性药物动力学，可采用下述方法。

静脉注射高、中、低三个剂量，得到对应血药浓度时间曲线。

（1）作血药浓度时间曲线，如三条曲线平行表明在该剂量范围内为线性过程；反之则为非线性过程。

（2）以 AUC 对剂量作图，若呈一条直线表明线性动力学过程，否则存在非线性动力学过程。

（3）将血药浓度时间数据按线性模型处理，计算各个动力学参数，若有药物动力学参数明显随剂量大小而改变，则因为存在非线性过程。

二、非线性药物动力学方程

由于非线性药物动力学过程往往由酶或载体的饱和所致，可用 Michaelis-Menten 方程来表征非线性动力学过程，其方程如下：

$$-\frac{\mathrm{d}C}{\mathrm{d}t} = \frac{V_m C}{k_m + C}$$

式中，k_m 为米氏常数，单位为浓度。V_m 为该过程最大速度，单位为：浓度/时间。

当 $k_m \ll C$ 时，即当高浓度时，有：

$$-\frac{\mathrm{d}C}{\mathrm{d}t} = \frac{V_m C}{k_m + C} \approx V_m$$

在血药浓度较高时，药物消除按零级恒速下降。药物消除速度与药物浓度无关，即属零级过程。

当 $k_m \gg C$ 时，有：

$$-\frac{\mathrm{d}C}{\mathrm{d}t} = \frac{V_m C}{k_m + C} = \frac{V_m}{k_m} C$$

在血药浓度较低时，药物消除速度与药物浓度成正比例，可用线性动力学描述体内过程。

三、药物动力学参数

1. 清除率　清除率定义式为：

$$CL = \frac{-\dfrac{\mathrm{d}X}{\mathrm{d}t}}{C}$$

又因

$$-\frac{\mathrm{d}X}{\mathrm{d}t} \cdot \frac{1}{V} = \frac{V_m C}{k_m + C}$$

所以

$$CL = \frac{V_m V}{k_m + C}$$

2. 生物半衰期　由米式方程变形得

$$-\frac{\mathrm{d}C}{\mathrm{d}t}(C + k_m) = V_m \mathrm{d}t$$

解定积分　$C_0 - C + k_m \ln \dfrac{C_0}{C} = V_m t$，其中，$C_0$ 为初始浓度。

则

$$t = \frac{C_0 - C + k_m \ln \dfrac{C_0}{C}}{V_m}$$

半衰期指血药浓度下降一半所需时间，即 $C = \dfrac{1}{2}C_0$ 时，对应的时间为半衰期：

$$t_{1/2} = \frac{C_0 - \dfrac{C_0}{2} + k_m \ln \dfrac{C_0}{C_0/2}}{V_m} = \frac{\dfrac{C_0}{2} + k_m \ln 2}{V_m}$$

可见 $t_{1/2}$ 取决于 C_0，k_m 与 V_m 均为常数，而 C_0 又取决于 X_0，故半衰期随剂量增加而延长。例如，低剂量下，水杨酸盐类的半衰期为 2~3 小时；高浓度时，半衰期大于 20 小时。

3. 血药浓度时间曲线下面积 当药物以非线性过程消除时，则曲线下面积不与给药剂量成正比。

由于：
$$-\frac{dC}{dt} = \frac{V_m C}{k_m + C}$$

变形得
$$C dt = -\frac{k_m + C}{V_m} dC$$

$$AUC = \int_0^\infty C dt = \int_{C_0}^0 -\frac{k_m + C}{V_m} = \frac{k_m C_0}{V_m} + \frac{C_0^2}{2V_m}$$

当 $\dfrac{C_0}{2} \ll k_m$ 时，上式简化为：$AUC \approx \dfrac{K_m C_0}{V_m} = \dfrac{K_m X_0}{V_m V}$

当 $\dfrac{C_0}{2} \gg k_m$ 时，上式简化为：$AUC \approx \dfrac{C_0^2}{2V_m} = \dfrac{X_0^2}{2V_m V^2}$

式中，AUC 与 X_0^2 成正比例，即剂量为 2 倍时，AUC 为 4 倍。阿司匹林、苯妥英钠均属于这类药物，应该注意血药浓度监测。

第六节　统计矩原理在药物动力学中的应用

统计矩原理（statistical moment theory）或称矩量分析、矩量法，源于概率统计理论，在化学工程上被广泛地应用于数据分析，应用于药物动力学和生物药剂学研究是基于药物体内过程的随机变量总体效应考虑。当一定量的药物输入机体后，具有相同化学结构的各个药物分子，其体内的转运是一个随机过程，具有概率性。与此相对应，血药浓度-时间曲线可看成是某种概率的统计曲线，可用于统计矩分析。

1978 年先后有 Yamaoka 等及 Cutler 发表了将矩量的统计概念应用于药物动力学研究。1980 年 Riegelman 等将统计矩应用于评价剂型中药物在体内的溶出、释放及吸收过程。目前，统计矩分析已作为一种研究药物在体内吸收、分布、代谢及排泄过程的新方法。

用统计矩分析药物体内过程，主要依据血药浓度-时间曲线下面积，不受数学模型的限制，适用于任何隔室模型，故为非隔室分析法之一。药物体内过程是一个随机过程，血药浓度-时间曲线可以看成是一种统计分布曲线，不论哪种给药途径，从统计矩理论可定义三个矩量。

一、统计矩的基本概念

概率统计中关于矩的概念由力学中移植而来，借以表征随机变量的某种分布特征。常用的矩有两种，即原点矩和中心矩。

随机变量 t 的 k 阶原点矩 μ_k（$k=0$，1，2，3等）是指 t^k 的理论平均值。若 t 为连续型变量，概率密度函数为 $f(t)$，则

$$\mu_k = \int_0^{+\infty} t^k f(t)\,\mathrm{d}t \tag{7-94}$$

当 $k=1$，μ_1 为一阶原点矩，常称为数学期望，即：

$$\mu_1 = \int_0^{+\infty} t f(t)\,\mathrm{d}t \tag{7-95}$$

（一）零阶矩

血药浓度–时间曲线下面积定义为药时曲线的零阶矩（zero moment）：

$$AUC = \int_0^{\infty} C\mathrm{d}t \tag{7-96}$$

通常血药浓度受仪器检测灵敏度限制，只能测定到某一时刻 t^* 为止，此时血药浓度记为 C^*，故时间 t^* 至 ∞ 时曲线下的面积由外推公式 $\dfrac{C^*}{k}$ 计算，k 为血药浓度–时间曲线末端直线部分求的速率常数（$\log C-t$），国外文献也称速率常数为 λ_Z。

$$AUC = \int_0^{t^*} C\mathrm{d}t + \frac{C^*}{k} \tag{7-97}$$

曲线由零到 t^* 曲线下面积用梯形法求出。

$$AUC_{0-t^*} = \sum_{i=1}^{n} \frac{c_i + c_{i-1}}{2}(t_i - t_{i-1}) \tag{7-98}$$

（二）一阶矩

药物在体内的平均滞留时间（mean residence time，MRT）即一阶矩可用下式定义

$$MRT = \int_0^{\infty} tc\mathrm{d}t \Big/ \int_0^{\infty} c\mathrm{d}t = \frac{AUMC}{AUC} \tag{7-99}$$

其中，

$$AUMC = \int_0^{\infty} tc\mathrm{d}t = \int_0^{t^*} tc\mathrm{d}t + \int_{t^*}^{\infty} tc\mathrm{d}t \tag{7-100}$$

用梯形法求：

$$\int_0^{t^*} tc\mathrm{d}t = \sum_{i=1}^{n} \frac{t_i c_i + t_{i-1} c_{i-1}}{2}(t_i - t_{i-1}) \tag{7-101}$$

用外推法求：

$$\int_{t^*}^{\infty} tc\mathrm{d}t = \frac{t^* c^*}{k} + \frac{c^*}{k^2} \tag{7-102}$$

（三）二阶矩

平均滞留时间的方差（variance of mean residence time，VRT）表示药物在体内滞留时间的变异程度，可表示如下：

$$VRT = \int_0^{\infty} (t - MRT)^2 c\mathrm{d}t \Big/ \int_0^{\infty} c\mathrm{d}t \tag{7-103}$$

二阶矩在药物动力学分析应用不多。这是因为高阶矩的误差大，失去实用价值，一般仅零阶矩和一阶矩用于药物动力学研究。为了确保 AUC、MRT、VRT 计算准确性，需要准确用血药浓度-时间曲线末端消除相拟合单指数函数求得 k。若 k 值的估算误差大，则对整个计算结果影响很大。

二、用矩量估算药物动力学参数

用矩量法估算药物动力学参数是一种非隔室分析方法，在药物的体内过程符合线性过程条件下，它适用于任何可用隔室模型处理或无法用隔室模型处理的药物动力学问题。

（一）生物半衰期

通常用统计矩法计算平均滞留时间，MRT 代表给药剂量或药物浓度消除掉63.2%所需的时间，即

$$MRT = t_{0.632} \qquad (7-104)$$

$$\ln \frac{C_0}{C} = kt, \ln \frac{C_0}{(1-0.632)C_0} = kt_{0.632}$$

$$MRT = t_{0.632} = \frac{\ln \dfrac{C_0}{(1-0.632)C_0}}{k} = \frac{\ln \dfrac{1}{0.368}}{k} = \frac{0.997}{k} \approx \frac{1}{k} \qquad (7-105)$$

上式也可根据式（7-99），由广义积分值计算得到，即：

$$MRT = \frac{\int_0^{+\infty} tC\mathrm{d}t}{\int_0^{+\infty} C\mathrm{d}t} = \frac{\int_0^{+\infty} tC_0 \mathrm{e}^{-kt}\mathrm{d}t}{\int_0^{+\infty} C_0 \mathrm{e}^{-kt}\mathrm{d}t} = \frac{\dfrac{C_0}{k^2}}{\dfrac{C_0}{k}} = \frac{1}{k}$$

对于静脉注射后具单室模型特征的药物，其半衰期 $t_{1/2} = \dfrac{0.693}{k}$，则从式（7-105）推得：

$$t_{1/2} = 0.693\, MRT_{\mathrm{iv}} \qquad (7-106)$$

即半衰期为平均滞留时间的69.3%。

平均滞留时间与给药方法有关，非瞬时给药的 MRT 值总是大于静脉注射时的 MRT_{iv}。如静脉滴注时，

$$MRT_{\mathrm{inf}} = MRT_{\mathrm{iv}} + \frac{T}{2} \qquad (7-107)$$

式中，T 为输液时间。

（二）清除率

清除率为表征药物消除的重要参数。可以把清除率定义为静脉注射给药后剂量标准化的血药浓度-时间曲线的零阶矩量的倒数。

$$CL = \frac{(X_0)_{\mathrm{iv}}}{(AUC)_{\mathrm{iv}}} \qquad (7-108)$$

清除率通常在静脉注射给药某一剂量后求得，有时也可从肌内注射给药后求出，前提是肌内注射全部药量必须能进入体循环，但清除率一般不能通过口服给药来估算。

如果一种药物在胃肠液及肠壁上不分解或代谢，全部被胃肠道吸收，且仅在肝脏中代谢时，则口服剂量与 AUC 比值等于肝脏的固有清除率，它往往与药物代谢酶的两个重要参数 V_m 与 k_m 有关。

（三）表观分布容积

稳态表观分布容积为表征药物分布的重要参数。药物单剂量静脉注射后，稳态表观分布容积（V_{ss}）可定义为清除率与平均滞留时间的乘积。

$$V_{ss} = \frac{CL}{k}, CL = \frac{X_0}{AUC}, MRT = \frac{1}{k}$$

$$V_{ss} = CL \cdot MRT = \frac{X_0 \cdot AUMC}{AUC^2} = \frac{X_0 MRT}{AUC} \tag{7-109}$$

式（7-109）仅适用于静脉注射给药，该式可进一步经修改后推广到其他方法给药。如静脉滴注。

由式（7-107）可得到：

$$MRT_{iv} = MRT_{inf} - \frac{T}{2} = \frac{AUMC}{AUC} - \frac{T}{2}$$

代入式（7-109），得到：

$$V_{ss} = \frac{X_0}{AUC}\left(\frac{AUMC}{AUC} - \frac{T}{2}\right)$$

$$= \frac{X_0 \cdot AUMC}{AUC^2} - \frac{X_0 T}{2AUC} \tag{7-110}$$

式中，T 为静脉滴注时间，滴注剂量 X_0 等于滴注速率 K_0 乘以 T，式（7-110）可改写为：

$$V_{ss} = \frac{K_0 T \cdot AUMC}{AUC^2} - \frac{K_0 T^2}{2AUC} \tag{7-111}$$

例7-15 某药以 100mg/h 静脉滴注，7.5 小时后停止滴注，测得血药浓度数据见表7-5，试用统计矩法求 MRT、CL 和 V_{ss}。

表7-5 某药的血药浓度-时间数据

时间（h）	C（μg/ml）	$C_{中} \Delta t$	Ct	$(tC)_{中} \Delta t$
0	0		0	
2	3.4	3.4	6.8	6.8
4	5.4	8.8	21.6	28.4
6	6.5	11.9	39.0	60.6
7.5	7.0	10.12	52.5	68.62
9	4.6	8.7	41.4	70.42
12	2.0	9.9	24.0	98.1
15	0.9	4.35	13.5	56.25

$$AUC_{0 \to t} = 57.17 (\mu g/ml \cdot h) \qquad AUMC_{0 \to t} = 389.19 (\mu g/ml \cdot h^2)$$

以最后三点数据进行 $\lg C - t$ 回归，得

$$\lambda = 0.272 h^{-1}$$

$$AUC = \sum_{i=0}^{n-1} \frac{C_{i-1} C_i}{2} (t_{i-1} - t_i) + \frac{C_n}{\lambda}$$

$$= 57.17 + \frac{0.9}{0.272} = 60.48 \ [(\mu g/ml) \cdot h]$$

$$AUMC = \sum_{i=0}^{n-1} \frac{C_{i+1} \cdot t_{i+1} + C_i t_i}{2} (t_{i+1} - t_i) + \frac{C_n t_n}{\lambda} + \frac{C_n}{\lambda^2}$$

$$= 389.19 + \frac{(15)(0.9)}{0.272} + \frac{0.9}{0.272^2} = 450.98 \ [(\mu g/ml) \cdot h^2]$$

$$MRT_{inf} = \frac{AUMC}{AUC} = \frac{450.98}{60.48} = 7.46 \ (h)$$

$$MRT_{iv} = MRT_{inf} - \frac{T}{2} = 7.46 - 3.75 = 3.71 \ (h)$$

$$k = \frac{1}{MRT_{iv}} = \frac{1}{3.71} = 0.270 \ (h^{-1})$$

$$CL = \frac{X_0}{AUC} = \frac{50 \times 7.5}{60.48} = 6.20 (L/h)$$

$$V_{ss} = \frac{X_0 \cdot AUMC}{AUC^2} - \frac{X_0 \cdot T}{2AUC} = \frac{50 \times 7.5 \times 450.98}{60.48^2} - \frac{50 \times 7.5 \times 7.5}{2 \times 60.48} = 22.98 \ (L)$$

三、矩量法研究吸收动力学

在研究药物吸收动力学时，常以 k_a（表观一级吸收速率常数）值或达峰时间表示吸收快慢。应用矩量的方法，可通过计算不同给药方法的平均滞留时间之差，估算非静脉注射给药后的吸收速度。通常下式成立：

$$MAT = MRT_{ni} - MRT_{iv}$$

上式中，MAT（mean absorption time）为平均吸收时间，MRT_{ni} 为非瞬间方式给药后的平均滞留时间，而 MRT_{iv} 为静脉注射后的平均滞留时间。

当吸收属于单纯的一级速率过程时，则

$$MAT = \frac{1}{k_a}$$

此时，吸收半衰期（$t_{1/2\alpha}$）应为

$$t_{1/2\alpha} = 0.693 \cdot MAT$$

吸收属于零级过程（如静脉滴注）时，则

$$MAT = \frac{T}{2}$$

式中，T 为整个吸收过程的时间。

当药物制剂为非静脉给药时，则

$$MAT = MRT_{ni} - \frac{1}{k}$$

根据非瞬间给药方式的特征，经公式推导，可得到

$$MRT_{ni} = \frac{1}{k_a} + \frac{1}{k}$$

$$VRT_{ni} = \frac{1}{k_a^2} + \frac{1}{k^2}$$

当已知 MRT_{ni}、VRT_{ni} 时，即可求算出 k_a 值。

第七节　群体药物动力学

一、概论

（一）群体药物动力学的定义和研究目的

群体药物动力学（population pharmacokinetics，PPK，群体药动学）即药物动力学的群体分析法，是将经典药物动力学基本原理和统计学方法相结合，研究药物体内过程的群体规律的药物动力学分支学科，20 世纪 70 年代末，LB Sheiner 发表多篇论文，将经典药物动力学模型与统计学模型结合，从而为群体药物动力学提供了理论基础。

群体（population）是指根据研究目的所确定的研究对象的全体。大量的研究表明在一个患者群体（patient population）内药物动力学参数存在很大变异性。群体方法（population approach）能定量描述这种群体内的变异，并且用患者的协变量如年龄、体重、疾病状态等来解释。群体药物动力学参数包括药物动力学参数的群体均值及它的方差（或标准差）。群体分析方法应用经典药物动力学基本原理结合统计学方法研究参数的分布特征。

研究的主要目的是更有效地利用临床常规血药浓度监测数据，获取有用信息；定量考察患者生理、病理因素等对动力学参数的影响，以优化个体化给药方案。

群体药物动力学主要优势体现在两个方面。

（1）分析变异（variability）的能力：分析变异性是群体药物动力学的主要任务。对变异性产生原因的推定，用于调整用药方案。

（2）分析稀疏数据（sparse data，零散数据）的能力：在临床研究中，可得到许多零散的数据，这些数据来至很多患者，但一般每一个患者的数据并不多，这是因为实际操作的困难（如在体弱患者身上取血）或由于医学伦理原因，这些数据叫作稀疏数据。稀疏数据用传统药物动力学方法难于分析，群体药物动力学分析法可用稀疏数据来估算被研究患者的药物动力学/药效学参数。

群体药物动力学已应用于临床，并成为治疗药物监测、优化个体给药以及新药临床药理评价的一个重要方法和手段。NONMEM 程序法是利用稀疏数据进行群体药物动力学数据分析的主要方法，该程序的问世促进了群体药物动力学的迅速发展。

（二）群体药物动力学的参数

群体药物动力学用固定效应和随机效应因素来描述个体之间的差异，固定效应是

指年龄、体重、身高、性别、种族、肝肾功能等对药物体内过程的影响，这些因素是相对固定的，固定效应用参数 θ 表示，在回归方程中用来估算药物动力学参数的均值。随机效应包括个体间和个体自身变异。

二、群体药物动力学的研究方法

（一）群体药物动力学的试验设计

群体药物动力学试验数据来自临床患者，难于进行严密的试验设计，由于临床中收集的是临床零散数据（又称稀疏数据，sparse data），因此确保数据的准确性十分重要。在前瞻性分析（prospective analysis）试验中，为了减少误差，增加结果的可靠性，应尽量采用有效的实验设计。应该注意如下事项：

（1）数据的完整性：尽可能地收集每一患者的详细资料，除常规的生理、病理指标外，必须记录所有的临床检验结果，如年龄、体重、身高；肝、肾、心、胃肠道的功能；种族；饮酒，吸烟；合并用药等。数据中最重要的部分是研究药物的实验记录，包括：剂型、剂量，给药途径，给药间隔，用药次数，采样时间，血药浓度等。

（2）取样点数：每个患者一般取 2～4 点。取样时间点大体均匀分布在给药间隔内，每个体的取样时间应随机分布，具体取样时间应根据药物治疗的给药方案设计特点而定。

（3）样本数：即研究病例数，一般应不少于 50 例。样本数与所考察的固定效应及每个个体的取样点数多少有关，考察因素越多或个体取样点越少则样本数应适当增加。

（4）准确性与长期性：服药时间和剂量严格按给药方案进行，准确记录取样时间，注重数据的长期积累。

（5）合理分组：数据收集时要有分组的考虑，以考察固定效应、给药途径、合并用药、分析方法、稳态或非稳态、剂型、不同厂家等分组收集数据。

（6）建立数据库：使用强有力的软件对多中心积累的群体数据进行管理分析，提高工作效率，并获得更多信息。

（二）估计群体药物动力学参数的方法

估计群体药物动力学参数一般用 NONMEN 法，单纯集聚数据分析法和两步法均不能满足稀疏数据分析要求。各种方法优缺点分述如下：

1. 单纯集聚数据分析法（naive pooled data analysis，NPD）　将所有个体的原始血药浓度数据集中，共同对模型拟合曲线，确定群体药物动力学参数。此法忽视了个体间药物动力学特征的差异，把数据看成来自同一个体，对参数估计较为粗略，得不到个体间变异数据。精确度很差，实用价值不大。

2. 两步法（two-stage method，TS）　首先先对个体原始血药浓度时间数据进行分别的曲线拟合，求得个体药物动力学参数；第二步将个体化参数进行统计分析，得到群体参数的均值及个体间和个体内的变异，最后得到特定药物动力学参数与固定效应之间的关系，如消除速率常数与肾功能，分布容积与体重的关系。该法要求每一个体都要有足够的取样点，否则结果的偏差较大。另外该法只能将青壮年人群作为目标人群，实际上群体药物动力学参数是应用于患者，他们之间的生理与病理状态存在很大差异。本法要求每例受试者取样点较多（常为 10～20 个），患者不易接受，如果每例受试者只有 2~3 个点，则无法拟合估算参数。

3. 非线性混合效应模型（nonlinear mixed effect model，NONMEM） NONMEM 法是最被公认和广泛采用的群体药物动力学参数测定方法，介于 NPD 法与 TS 法之间，把患者的原始血药浓度时间数据集合在一起，同时考虑到年龄、体重、身高、肾功能、肝功能损害等病理情况以及合并用药、吸烟及饮食等因素对药物处置的影响，把经典药物动力学模型与各固定效应模型个体间、个体自身变异的统计模型结合起来，一步求算出群体药物动力学参数。它是 1977 年由 Sheiner 提出并用于临床监测稀疏数据群体分析的数学方法和模型，利用扩展非线性最小二乘法原理一步估算出各种群体药代动力学参数。不同药物的体内处置过程表现为不同的速率类型和房室模型，可用经典药物动力学参数表示，如一级吸收单室模型的主要参数为 k_a、k、V_d、$t_{1/2}$、CL。在群体药代动力学中这些参数表达的是群体特征，即群体典型值（或群体均值）。

（三）NONMEM 法

NONMEM 法将药物动力学模型、回归模型、统计模型结合起来，构成群体药物动力学统计模型。群体药物动力学数据分析的本质是一种多因素（变量）非线性回归分析。通过罚函数法构造目标函数，进行参数估计，以克服异方差的影响。

1. 群体药物动力学统计模型

药物动力学模型：
$$\hat{C}_{ij} = \frac{x_0}{V} e^{-\frac{\hat{CL_j}}{V}t} \tag{7-112}$$

其中，$\hat{C}_{ij}$ 第 j 患者，第 i 时刻的血药浓度估计值。x_0 为服药剂量，V 为分布容积，$\hat{CL_j}$ 为清除率估计值。

回归模型：
$$\hat{CL_j} = (\theta_0 + \theta_1 CL_j^{cr} + \theta_2 AGE_j + \theta_3 WT_j)(1 - \theta_4 HF_j) \tag{7-113}$$

其中 AGE_j、WT_j、HF_j 为某一患者的年龄、体重、心力衰竭指示变量。θ_0 代表 $\hat{CL_j}$ 的统计均值，θ_1、θ_2、θ_3、θ_4 分别代表各变量的权重（影响大小）。

统计模型：
$$CL_j = \hat{CL_j} + \eta_j^{cL} \tag{7-114}$$

η_j^{CL} 表示统计残差。

统计模型：
$$C_{ij} = \hat{C}_{ij} + \varepsilon_{ij} \tag{7-115}$$

群体药物动力学统计模型：
$$C_{ij} = \frac{x_0}{V} e^{-\frac{(\theta_0 + \theta_1 CL_j^{cr} + \theta_2 AGE_j + \theta_3 WT_j)(1 - \theta_4 HF_j) + \eta_j^{cL}}{V}t} + \varepsilon_{ij} \tag{7-116}$$

ε_{ij} 表示统计残差。

2. 目标函数 在进行参数估算时，应使目标函数为最小值，这样估算的参数才是较好的估计值，通常在直线回归中采用最小二乘原理构造目标函数：

$$O = \sum_{i=1}^{n} (c_i - \hat{c}_{ij})^2 / \hat{c}_{ij}^2 \tag{7-117}$$

$$O = \sum_{i=1}^{n} (C_i - \hat{C}_{ij})^2 / \hat{C}_{ij}^2 \tag{7-118}$$

式中，O 为目标函数，i 表示取血时刻，n 为观测点数。

在群体药物动力学中，NONMEM 法采用了扩展的最小二乘法（ELS 法），目标函数为：

$$O = \sum_{i=1}^{n} (C_i - \hat{C}_{ij})^2/\sigma^2 \hat{C}_{ij}^2 + \ln(\sigma^2 \hat{C}_{ij}^2) \qquad (7-119)$$

$$O = \sum_{i=1}^{n} \left[(C_{ij} - \hat{C}_{ij})^2/\sigma^2 \hat{C}_{ij}^2 + \ln(\sigma^2 \hat{C}_{ij}^2) \right] \qquad (7-120)$$

式中，σ^2 是残差变异的方差。

3. NONMEM 程序简介　NONMEM 程序包（简称 NONMEM）是由美国加州大学的 NONMEM 项目组依据非线性混合效应模型理论，用 FORTRAN 语言编制成的应用软件，主要用于估算临床监测药物的群体参数，并已向其他领域及更深层的应用发展。主要由三大模块组成：NONMEM 模块、PREDPP 模块、NM-TRAN 模块。

三、群体药物动力学的应用

（一）群体药物动力学临床应用

1. 特殊人群　对于孕妇、老人、婴儿、危重患者等特殊群体，应用 NONMEM 能获得较理想的群体参数。有人分析 94 例住院患者，得到阿普唑仑的群体药代动力学特征，平均年龄为（48±13）岁。在随机分布时间点上，每一患者取样两次，CL、V_d、k_a分别为 0.05L／（h·kg）、0.7L/kg 和 1.1 小时。CL 在女性患者中增加 59%，在有多种器官疾病的患者中下降 26%，在大于 60 岁患者中下降 23%。

2. 生物利用度　利用临床监测收集的数据估算药物在患者中的生物利用度，可以发挥 NONMEM 法能处理零散数据的优点。有人已经对氟芬那酸、萘啶酸、甲硝唑、灰黄霉素等药物的相对生物利用度进行了研究。

3. 合并用药　群体药物动力学可以定量研究药物相互作用的影响。如在阿普唑仑与丙米嗪潜在相互作用的研究中，当丙米嗪并用不同剂量的阿普唑仑时，随机时间点上取样一次，发现阿普唑仑浓度增加使得丙米嗪的清除率下降，当阿普唑仑浓度为 26.7ng/ml 和 44ng/ml 时，丙米嗪的清除率分别下降 8.3% 和 20.0%。

4. 药动药效学　药动药效学研究使治疗药物浓度监测从单纯的血药浓度上升到浓度与效应的结合，并考察药效学指标。应用 NONOMEM 研究药动学药效学已成为治疗药物浓度监测的热点。文献已报道的有肼屈嗪、阿替洛尔、多沙氯铵、硫喷妥钠、齐多夫定等。群体药动药效学的基本原理和方法与群体药代动力学一致，不同之处在于，将经典药物动力学模型用药效学模型代替，同时考察固定效应对药效参数的影响，以及药效学参数的个体间变异和药效的残差。

5. 优化个体化给药方案　群体药物动力学用于个体化给药方案设计的研究很多，如已有氨基糖甙类及其他抗生素、抗癫痫类药物、茶碱、地高辛、环孢素等的研究报道。与经典药物动力学方法相比，NONMEM 法在分析稀疏数据时显示出巨大的优越性，并可获得群体中有显著意义的固定效应参数和个体间及个体自身变异。用 NONMEM 法求得的固定效应参数，根据患者的实际情况设计初始剂量，较常规剂量法及经验法更具准确性。另外，应用 Bayes 原理结合群体药物动力学参数编制成 Bayesian 反馈程序，取 1~2 个反馈血药浓度点，就能准确地获得个体药物动力学参数，从而制定合理的个体化给药方案。

（二）群体药物动力学在新药研究中的应用

FDA 允许群体分析用于新药开发，在新药 Ⅰ~Ⅱ 期临床试验中，目前采用的药物动力学经典研究方法存在一定的局限性，受试者是健康志愿者或病情较稳定的患者，受试人数较少，少有并发症，尽量避免合并用药，即研究对象属匀质群体，而有些特殊群体如老人、新生儿、女性等，一般不作为 Ⅰ 期临床药物动力学研究对象，但这些群体的药物动力学特征对某些新药最适合给药方案的设计与修订很重要。NONMEM 法仅需采血 2~4 次，很适合开展这类特殊群体的研究。美国 FDA 已同意对婴儿及肿瘤患者等群体采用 NONMEM 法进行新药临床药物动力学的评价。群体药物动力学研究也可为上市药物再评价、新药开发与临床试验等方面的研究提供新的方法和手段。

（三）群体药物动力学研究实例

1. 茶碱群体药物动力学研究　住院患者 72 人（男 40，女 32），年龄（41.7±16.7）岁，各年龄段分布均匀，体重（56.6±8.8）kg，其中 53 人为哮喘患者长期服用茶碱，有 18 人被诊断为慢性阻塞性肺病，12 名患者并用乙酰螺旋霉素，所有患者肝肾功能正常。实验期间患者不中断给药，按临床上设定的给药方案，剂量根据患者病情给予 100mg、200mg。在给药前及给药后一定时间点采集血样，每个患者取样点从 2 个至 10 个不等，共采集 374 个血样，血药浓度范围为 0~25.3mg/ml。

（1）固定效应模型

$$k_a = \theta_1$$

$$V_d = \theta_2$$

$$CL = \theta_3 + \theta_4 \cdot (A-18) + \theta_5 \cdot S + \theta_6 \cdot W + \theta_7 \cdot H + \theta_8 \cdot D + \theta_9 \cdot G$$

$\theta_{1\sim9}$ 为固定效应参数；W 为总体重（kg）；A 为患者年龄（a）；S 为性别指示变量：女性为 1，男性为 0；H 为 1 时表示长期多剂量服用茶碱的哮喘患者，否则为 0；D 为 1 时表示诊断为慢性阻塞性肺病；G 为合并用药的给药剂量，否则为 0。

（2）结果：见表 7-6。

表 7-6　用 NONMEM 法对各因素进行假设检验

影响因素	参数	P 值	有无显著性差异
A	θ_4	<0.05	有
S	θ_5	>0.01	无
W	θ_6	>0.01	无
H	θ_7	< 0.05	有
D	θ_8	<0.05	有
G	θ_9	>0.01	无

最终回归模型

$$CL = \theta_3 + \theta_4 \cdot (A-18) + \theta_7 \cdot H + \theta_8 \cdot D$$

$$k_a = \theta_1$$

$$V_d = \theta_2 \cdot W$$

其中：

$$\theta_1 = 1.82 \pm 2.0 \, (\text{h}^{-1})$$

$$\theta_2 = 0.47 \pm 0.10 \, (\text{L/kg})$$

$$\theta_3 = 2.76 \pm 0.54 \, (\text{L/h})$$

$$\theta_4 = -1.25 \times 10^{-2} \, [\text{L/}(\text{h} \cdot \text{a})]$$

$$\theta_7 = -0.65 \, (\text{L/h})$$

$$\theta_8 = -0.82 \, (\text{L/h})$$

$$\sigma = 0.62 \, (\text{ml/h})$$

正常 18 岁成人基本消除率（CL）值为 2.42L/h；性别、合并用乙酰螺旋霉素、体重等因素不影响清除率。年龄对 CL 影响为每岁降低 0.0125L/h；长期服用茶碱的哮喘患者的 CL 降低 0.65L/h；慢性阻塞性肺病时 Cl 降低了 0.82L/h（33.9%）；个体内变异参数 σ 为 0.62ml/h。

（3）个体剂量估算：某一慢性阻塞性肺病患者，男性，52 岁，体重 65kg，因急性呼吸道感染入院，需用茶碱控制喘息症状，请设计茶碱的剂量。已知患者肝肾功能正常，不合并影响茶碱代谢的药物，希望维持茶碱稳态浓度 10mg/ml。给药剂量的计算过程如下：

$$CL = \theta_3 + \theta_4 \cdot (A-18) + \theta_7 \cdot H + \theta_8 \cdot D$$

$$= 2.76 - 0.0125(52-18) - 0.65 \times 0 - 0.82 \times 1$$

$$= 1.517 \, (\text{L/h})$$

$$V_d = \theta_2 \cdot W = 0.47 \times 65 = 30.55 \, (\text{L})$$

$$k_a = \theta_1 = 1.82 \, (\text{h}^{-1})$$

$$FD/\tau = CL \cdot C_{ss} = 1.515 \times 10 = 15.15 \, (\text{mg/h})$$

其中，D 为剂量，F 为吸收分数，τ 为给药间隔，C_{ss} 为稳态血药浓度，假定 $F=1$，$\tau = 8h$，则 $D = 15.15 \times 8 = 121.4\text{mg} \approx 125\text{mg}$。

该患者如服药间隔为 8 小时，剂量为 125mg。

2. 用 Bayes 反馈法设计个体化服药方案

（1）Bayes 反馈法基本原理：Bayes 反馈法是群体药物动力学应用于 TDM 及个体化用药的重要方法。它应用 Bayes 条件概率模型，根据所测得具体患者的血药浓度，使目标函数 O_b 取得最小值时，即可求出该患者的个体药物动力学参数。

$$O_b = \sum_{j=1}^{m} \left(\frac{\theta_j - \hat{\theta}_j}{\omega_j} \right)^2 + \sum_{j=1}^{n} \left(\frac{C_i - \hat{C}_i}{\sigma_i} \right)^2$$

式中，i 为血药浓度点数，j 为参数个数，θ_j 为药物动力学参数的实测值，$\hat{\theta}_j$ 为药物动力学参数的群体估算值（预测值），C_i 为血药浓度实测值，$\hat{C}_i$ 血药浓度预测值，ω_j^2 为参数的变异，σ_i^2 为血药浓度测定值的变异，其中，$\hat{\theta}_j$、ω_j^2 及 σ_i^2 可由 NONMEM 法求出。

（2）Bayes 反馈法估算个体参数及预测血药浓度变化

例：患者因支气管痉挛而住院，静脉注射 500mg 氨茶碱，6 小时后又静脉注射 250mg，4 小时后（累计 10h）口服 450mg 氨茶碱。

分析：

1）茶碱的群体药物动力学参数，采用文献值：清除率 $CL=4.71\text{L/h}$，分布容积 $V=36.0\text{L}$，吸收速率常数 $k_a=0.35\text{h}^{-1}$，生物利用度为79%。药物动力学参数标准差的估算值为：$\sigma=9\times15\%=1.35$，$\omega(CL)=4.71\%\times50\%=2.355\text{L/h}$，$\omega(V)=36\times20\%=7.2$，$\sigma=\omega(k_a)=0.35\times50\%=0.175$ 小时。

2）药物动力学模型：茶碱按单隔室模型处理，根据本例特定给药方式得各时的药物学模型如下：

$$C_1=\frac{500}{V}\text{e}^{-kt},\ (t<6)$$

$$C_2=C_1+\frac{250}{V}\text{e}^{-kt_1}(t_1=t-10,t<22)$$

$$C_3=C_2+\frac{450Fk_a}{V(k_a-k)}(\text{e}^{-kt_1}-\text{e}^{-k_at_1})(t_1=t-22)$$

式中，C_1、C_2、C_3 为首次、第2次、第3次给药后的血药浓度，k 为消除速度常数。

结果：

用 Bayes 反馈法程序，并输入参数及初值（$CL=5$，$V=50$，$k_a=0.5$）得到该患者的个体药物动力学参数为：$CL=(3.96\pm0.194)\text{L/h}$；$V=(36.0\pm2.35)\text{L}$；$k_a=(0.352\pm0.057)\text{h}^{-1}$（可计算出 $k=0.11\text{h}^{-1}$，$t_{1/2}=3.2$ 小时）。结果表明，该患者的吸收速度常数及表观分布容积基本与群体参数一致，但与消除有关的药物动力学参数与群体数据相比，则 CL 减少，k 也减少。应据此调整，求算出该患者的个体化给药方案。

 习题

1. 名称解释：药物动力学，隔室模型，表观分布容积，平均滞留时间。
2. 列举两个能反映药物体内消除特征的药物动力学参数，并加以说明。
3. 简述研究药物动力学的意义。
4. 简述单隔室模型，血管外给药，用残数法估算药物动力学参数的一般过程。
5. 简述进行群体药物动力学研究的意义。

（程刚）

生物利用度与生物等效性

1. **掌握** 生物利用度和生物等效性的概念、研究目的和研究方法；生物利用度和生物等效性的评价方法；熟悉生物等效性的统计分析方法。
2. **熟悉** 缓（控）释制剂生物利用度和生物等效性的实验设计和评价方法。
3. **了解** 生物利用度和生物等效性研究在新药研发中的作用。

第一节　概　述

一、生物利用度的概念

大多数药物是进入全身血液循环后产生治疗作用的，血液中的药物浓度和作用部位的药物浓度存在一定的比例关系。药物制剂要产生最佳疗效，其活性成分应当在预期的时间段内释放并被吸收，随体循环转运到作用部位达到预期的有效浓度。因此可以通过监测血液循环中药物浓度的变化来获得反映药物体内吸收速度和程度的药物动力学参数，预测药物制剂的临床治疗效果，评价制剂的内在质量。

生物利用度（bioavailability，BA）是指制剂中的药物被吸收进入血液的速度和程度。制剂生物利用度的研究包括两方面的内容，即生物利用度的速度（rate）和生物利用度的程度（extent）。生物利用度的速度即药物吸收进入体循环的快慢，常用血药浓度达峰时间（t_{max}）及峰浓度（C_{max}）来反映。血药浓度-时间曲线下面积（AUC）与药物吸收的总量呈正比，可以反映生物利用度的程度。因此制剂的生物利用度一般用 C_{max}、t_{max} 及 AUC 三个基本参数来评价。

生物利用度是个相对概念，是比较制剂之间利用度的尺度。根据比较研究时所采用的参比制剂（reference product）不同，分为绝对生物利用度和相对生物利用度。绝对生物利用度（absolute bioavailability，F_{abs}）是以静脉给药制剂（通常认为静脉给药制剂的生物利用度为100%）为参比制剂所获得的试验制剂（test product）中药物吸收进入体循环的相对量，以血管外给药（口服、肺部、经皮、肌内注射给药等）的试验制剂与静脉注射的参比制剂给药后的 AUC 比值来表示，计算见式（8-1），F_{abs} 反映了给药途径对药物吸收的影响，主要取决于药物的结构与性质。相对生物利用度（relative bioavailability，F_{rel}）则是以其他血管外途径给药的制剂为参比制剂获得的药物活性成分吸收进入体循环的相对量，是同一药物不同制剂之间给药后 AUC 的比值，计算见下式（8-2）。F_{rel} 主要反映某种固定给药途径下，与参比制剂比较，试验制剂的剂型、处方和制备工艺等对体内吸收的影响，集中体现了试验制剂的体内质量。

$$绝对生物利用度 \quad F_{abs} = \frac{AUC_T \times D_{iv}}{AUC_{iv} \times D_T} \times 100\% \tag{8-1}$$

$$相对生物利用度 \quad F_{rel} = \frac{AUC_T \times D_R}{AUC_R \times D_T} \times 100\% \tag{8-2}$$

式中，AUC 代表血药浓度-时间曲线下面积，下标 T、iv 和 R 分别代表试验制剂、静脉注射剂和血管外给药的参比制剂，D 代表给药剂量（受试药物应具备线性动力学特征）。

二、生物等效性的概念

制剂生物利用度不同可能导致不良事件的发生，有必要对制剂中活性成分的生物利用度的一致性或重现性进行验证，尤其是在含有相同活性成分的仿制药品要替代其原创药（首次被批准上市的药品）进入临床使用的时候。大多数药物的血药浓度和疗效具有相关性，相同的血药浓度-时间曲线意味着在作用部位能达到相同的药物浓度，并产生相同的疗效，因此可以用药物动力学参数作为建立等效性的指标，即生物等效性。

生物等效性（bioequivalence，BE）是指一种药物的不同制剂在相同的试验条件下，给以相同的剂量，反映其吸收速度和程度的主要动力学参数没有明显的统计学差异。通常意义的 BE 研究是指用 BA 研究方法，以药动学参数为终点指标，根据预先确定的等效标准和限度进行的比较研究。在血药浓度与药效相关性不好或药物动力学方法确实不可行的情况下，也可以考虑以临床综合疗效、药效学指标或体外试验指标等进行比较性研究，但需充分证实所采用的方法是否具有科学性和可行性。

与生物等效性有关的概念还有药学等效性和治疗等效性。药学等效性（pharmaceutical equivalence）是指两种制剂含有同一活性成分，含量相同，剂型相同，符合同样的或可比较的质量标准，则两种制剂为药学等效。药学等效是药物制剂生产、流通与使用时的最低质量要求，并不能保证两种制剂具有相同的体内过程和临床治疗效果。生物等效性指标的提出和应用不仅注重药物体外的各项指标，更关注了药物体内过程和临床应用，已作为药物制剂开发研究中最有价值的评价指标，也是国内外药物仿制或移植品种的重要评价内容。治疗等效性（therapeutic equivalence）是指两制剂含有相同活性成分，临床上显示具有相同的有效性和安全性，可以认为两种制剂具有治疗等效性。如果两种制剂中所用的辅料并不会导致有效性和安全性问题，生物等效性研究则是证实两制剂治疗等效性最合适的方法。治疗等效性与生物等效性也不一定完全相关。如果药物吸收速度与临床疗效无关，吸收程度相同但吸收速度不同的药物也可能达到治疗等效。而含有相同的活性成分只是活性成分化学形式不同（如某一化合物的盐、酯等）或剂型不同（如片剂和胶囊剂）的药物也可能治疗等效。

两种制剂如果含有相同的等量的活性成分，且符合同一质量标准，具有相同剂型，并且具有生物等效性，则可以认为两者是基本相似的药物（essentially similar product）。与原创药基本相似药物是可以替代原创药使用的。

三、生物利用度与生物等效性评价在新药研究开发中的作用

生物利用度和生物等效性是评价制剂内在质量的重要指标，是新药研究工作的重要内容。口服或其他非脉管内给药的制剂，其活性成分的吸收受多种因素的影响，包括药物粒径、晶型或多晶型、制剂工艺，处方组成等。通过生物利用度的研究可以说明药物理化性质和剂型的改变对药物动力学性质的影响，是新药研究过程中选择最佳给药途径、确定用药方案及评价药物制剂有效性和安全性的重要依据。生物等效性研究则主要是根据制定的等效标准和限度，对同一药物或同一活性成分的不同制剂进行比较，是评价制剂间质量一致性的重要依据。

在新药研究阶段，为了确定新药处方、工艺合理性，通常需要比较改变剂型因素后药物制剂是否能达到预期的生物利用度。开发了新剂型，要对拟上市剂型进行生物利用度研究以确定剂型的合理性，要通过与原剂型比较 BA 和 BE 来确定新剂型的给药剂量。在临床试验过程中，可能要通过 BE 研究来验证同一药物不同时期产品的前后一致性，如早期和晚期的临床试验用药品，临床试验用药品和拟上市药品。

在仿制生产已有国家标准药品时，由于不同厂家的处方工艺不同，可能存在影响制剂生物利用度的因素，故可以通过体内生物等效性研究来评价仿制产品与原创药的是否具有等效性，是否可与原创药替换使用。

新药或仿制药被批准上市后，如处方组成成分、比例以及工艺等出现较大变更时，研究者可以根据产品变化的程度来确定进一步的人体 BA 和 BE 研究，求证变更后和变更前产品是否具有相同的安全性和有效性。

第二节　生物利用度与生物等效性的研究方法

一、常用研究方法

生物利用度研究是试验制剂和参比制剂间的比较性研究，生物等效性研究是在试验制剂和参比制剂生物利用度比较的基础上建立等效性。两者概念虽不完全相同，但试验方法与步骤基本一致。目前推荐的测定生物利用度与建立生物等效性的方法包括体外和体内的方法，按方法的优先考虑程度从高到低排列为：药物动力学研究方法、药效动力学研究方法、临床试验方法、体外研究方法。

（一）药物动力学研究

药物动力学研究就是采用人体生物利用度比较研究的方法，通过测量不同时间点的生物样本（如全血、血浆、血清或尿液）中药物含量，获得药物浓度-时间曲线，经过适当的数据处理，计算出反映吸收程度和吸收速度的药物动力学参数，通常采用 AUC、C_{max}、t_{max} 等参数，反映药物从制剂中释放吸收到体循环的速度和程度，再通过统计学分析比较，判断两制剂是否生物等效。

（二）药效动力学研究

在没有可行的药物动力学研究方法如无灵敏的血药浓度检测方法或浓度和效应之间无相关性等情况下，可以采用明确的可分级定量的客观临床药效学指标，获得药效-时间曲线（effect-time curve），来比较生物利用度，建立等效性，使用该方法同样要经过方法学确证。

（三）临床比较试验

在以上两种方法均不可行的情况下，可以通过以参比制剂为对照的临床比较试验，以综合的疗效终点指标来验证两种制剂的等效性。但由于临床试验样本量有限或检测指标不够灵敏，该方法可能缺乏可行性，因此应尽量采用前述方法。

（四）体外研究

体外方法不能完全反映体内行为，因此一般不提倡用体外的方法来评价生物等效性。但在某些情况下，可以采用体外方法来进行生物利用度与生物等效性研究。美国FDA规定，根据生物药剂学分类系统，高溶解度、高渗透性、快速溶出的口服制剂可以采用体外溶出度方法建立生物等效性。对于难溶性但高渗透性的药物，如果已建立良好的体内外相关关系，也可用体外溶出的研究来替代体内研究。此外，溶出试验还用于批次间质量的评价及生产过程的质量控制。在建立了良好的体内外相关关系的基础上，体外溶出试验不仅可以作为生产过程的质量控制指标，而且也可以反映产品在体内的行为。

二、研究的基本要求

（一）准试条件

新药生物利用度和生物等效性试验属新药的临床试验范畴，需按照我国《药物临床试验质量管理规范》（GCP）的要求进行。在受试制剂获得可进入临床试验许可的前提下，方可委托国家食品药品监督管理局新药评审委员会批准的药理临床试验基地来进行人体生物利用度和生物等效性试验。受托单位应就试验项目召开伦理委员会会议并取得通过，以确保试验的安全性。试验单位应与每个受试者分别签订知情同意书，参加研究工作的人员应包括临床药物动力学研究人员、临床医师、分析检验技术人员和护理人员等。

（二）生物样品分析方法的建立和确证

生物样品中药物及其代谢产物定量分析方法的专属性和灵敏度是生物利用度和生物等效性试验成功的关键。首选色谱法，如高效液相色谱法（HPLC）、气相色谱法（GC）、液相色谱-质谱联用技术（LC-MS、LC-MS-MS）、气相色谱-质谱联用技术（GC-MS、GC-MS-MS）等，一般应采用内标法定量。必要时也可采用生物学方法或生物化学方法。

生物样品可以是全血、血清、血浆、尿液或其他组织匀浆液，一般取样量少、药物浓度低、内源性物质的干扰多，而且个体差异较大，因此必须根据待测物的结构、生物介质和预期的浓度范围，建立适宜的生物样品定量分析方法，并对方法进行验证。

建立可靠的、可重现的定量分析方法是进行生物利用度与生物等效性研究的关键之一。为了保证分析方法可靠，必须进行充分的方法确证，一般应进行以下几方面的考察。

1. **专属性** 专属性（specificity）是指样品中存在干扰成分的情况下，分析方法能够准确、专一地测定待测物的能力。必须证明所测定的物质是原形药物或特定的活性代谢物，内源性物质和相应的代谢物不得干扰样品的测定。对于色谱法，至少要提供空白生物样品色谱图，空白生物样品外加对照物质色谱图（注明浓度）及用药后的生物样品色谱图。对于复方制剂应特别加强专属性研究，以排除可能的干扰。对于 LC-MS 和 LC-MS-MS 方法，应着重考察基质效应（样品中存在的干扰物质对响应造成的直接或间接影响）。

2. **标准曲线与线性范围** 标准曲线（calibration curve）反映了所测定物质浓度与仪器响应值之间的相关性，一般用回归分析方法（如加权最小二乘法）所得的回归方程来评价。应提供标准曲线的线性方程和相关系数，说明其线性相关程度。标准曲线高低浓度范围为线性范围，在线性范围内浓度测定结果应达到试验要求的精密度和准确度。配制标准样品应使用与待测样品相同的生物介质，一般至少用 6 个浓度建立标准曲线。线性范围要能覆盖全部待测浓度，不允许将线性范围外推求算未知样品浓度。浓度高于定量上限的样品，可采用相同的空白介质稀释后测定。建立标准曲线时应随行空白生物样品，但计算时不包括零点，空白样品仅用于评价干扰。

3. **定量下限** 定量下限（lower limit of quantification，LLOQ）是标准曲线上的最低浓度点，表示测定样品中符合准确度和精密度要求的最低药物浓度。LLOQ 应能满足测定 3~5 个消除半衰期时样品中的药物浓度或能检测出 C_{max} 的 1/10~1/20 时的药物浓度，其准确度应在真实浓度的 80%~120% 范围内，RSD 应小于 20%，信噪比应大于 5。

4. **精密度与准确度** 精密度（precision）是指在确定的分析条件下，相同介质中相同浓度样品的一系列测量值的分散程度。通常用质控样品（已知量的待测药物加入到生物介质中配制的样品）的日内和日间相对标准差（RSD）来考察方法的精密度。RSD 一般应小于 15%，在 LLOQ 附近 RSD 应小于 20%。准确度（accuracy）是指在确定的分析条件下，测得的生物样品浓度与真实浓度的接近程度（即质控样品的实测浓度与真实浓度的偏差），重复测定已知浓度的样品可获得准确度。一般应在 85%~115% 范围内，LLOQ 附近可在 80%~120% 范围内。要求选择高、中、低 3 个浓度的质控样品同时进行方法的精密度和准确度考察。低浓度选择在 LLOQ 的 3 倍以内，高浓度接近于标准曲线的上限，中浓度选在中间。每一浓度至少测定 5 个样品。

5. **样品的稳定性** 根据具体情况，对含药生物样品在室温、冰冻和冻融条件下以及不同存放时间进行稳定性考察，以确定生物样品的存放条件和时间。还应考察储备液的稳定性以及样品处理后溶液中分析物的稳定性，以保证检测结果的准确性和重现性。

6. **提取回收率** 从生物介质中回收得到分析物的响应值除以标准品产生的响应值即为分析物的提取回收率（recovery）。回收率不要求必须达到100%，但分析物及内标的回收率应当一致、精密和可重现。应考察高、中、低 3 个浓度的提取回收率。

7. **微生物学和免疫学方法确证** 上述分析方法主要针对色谱法，一些参数和原则也适用于微生物学或免疫学分析，但微生物学或免疫学分析的标准曲线本质上是非线性的，应尽可能采用比化学分析更多的浓度点来建立标准曲线。结果的准确度是关键因素，如果重复测定能够改善准确度，则应在方法确证和未知样品测定中采用同样的步骤。

（三）方法学质量控制

生物样品分析方法确证完成之后，可以开始测定未知样品。为保证所建立的方法在实际应用中的可靠性，在测定生物样品中的药物浓度时应采用质控样品进行质量控制（quality control，QC）。

每个未知样品一般测定一次，必要时可进行复测，来自同一个体的生物样品最好在同一分析批中测定。生物样品每个分析批测定时应建立新的标准曲线，并随行测定高、中、低三个浓度的质控样品，每个浓度多重样本，并应均匀分布在样品测试顺序中。每个分析批质控样品数不得少于未知样品总数的5%，且不得少于6个。质控样品测定结果的偏差一般应小于15%，低浓度点偏差一般应小于20%，最多允许33%的质控样品结果超限，且不得均在同一浓度。如不符合上述要求，则该分析批样品测试结果作废。

（四）测试结果的记录与提交报告的要求

分析方法的有效性应通过实验证明。建立一般性和特殊性标准操作规程，保存完整的实验记录是分析方法有效性的基本要素。生物分析方法建立中产生的数据和质控样品测试结果应全部记录并妥善保存，并提供足够的可供评价的方法学建立和样品分析数据。在临床报告中，应详细描述所用的分析方法，引用已有的参考文献，提供每天的标准曲线、质控样品及未知样品的结果计算过程。还应提供全部未知样品分析的色谱图，包括全部相关的标准曲线和质控样品的色谱图，以供审查。

三、实验设计

1. 受试者的选择　试验方案中应明确受试者的入选和剔除条件。应当尽量使个体间差异减到最小，以便能检测出制剂间的差异。

一般情况应选择健康男性，特殊情况应说明原因，如妇科用药。儿童用药应在成人中进行。特殊作用的药品，则应根据具体情况选择适当受试者。如待测药物存在已知的不良反应，可能带来安全隐患，也可考虑选择患者作为受试者。受试者年龄一般为18~40周岁，同一批受试者年龄不宜相差10岁以上。体重与标准体重相差±10%，同一批受试者体重（kg）应相近。

受试者应经过全面体检，身体健康，无心、肝、肾、消化道、神经系统、精神异常及代谢异常等病史；体格检查示血压、心率、心电图、呼吸状况、肝、肾功能和血象无异常，避免药物体内过程受到疾病干扰。根据药物类别和安全性情况，还应在试验前、试验期间、试验后进行特殊项目检查，如降糖药应检查血糖水平。无过敏史、无体位性低血压史。

2. 受试者例数与分组　受试者例数应当符合统计学要求，一般要求18~24例，即可满足大多数药物对样本量的要求，但对某些变异性大的药物可适当增加例数。受试者分组必须遵循随机化原则，各组间应具有可比性，两组例数最好相等。

3. 参比制剂和试验制剂　参比制剂的质量直接影响生物利用度和生物等效性试验结果的可靠性，参比制剂的安全性、有效性应合格，参比制剂选择的原则是：进行绝对生物利用度研究时选用上市的静脉注射剂为参比制剂；进行相对生物利用度或生物等效性研究时，应选择国内外同类上市主导产品作为参比制剂。

试验制剂应为符合临床应用质量标准的放大试验产品。应提供试验制剂和参比制剂的体外溶出度比较（$n \geqslant 12$）数据，以及稳定性、含量或效价数据、批间一致性报告等。个别药物尚需提供多晶型及光学异构体的资料。

参比制剂和试验制剂均应注明研制单位、批号、规格、保存条件、有效期等。参比制剂和试验制剂实测含量差异应在5%之内。试验结束后试验制剂和参比制剂应保留足够长时间直到产品批准上市以备查。

4. 给药剂量　一般情况下普通制剂仅进行单剂量给药研究即可，给药剂量应与临床单次用药剂量一致，有时为了达到检测要求，也可以加倍给药剂量，但一般不得超过临床推荐的单次最大剂量。试验制剂和参比制剂最好应用相等剂量，需要使用不同剂量时，应说明理由，并提供所用剂量范围内的线性药物动力学特征依据，结果可以剂量校正方式计算生物利用度。

在下列情况下，可考虑多次给药达稳态后，用稳态血药浓度估算生物利用度：①药物吸收程度相差不大，但吸收速度有较大差异；②生物利用度个体差异大；③缓释、控释制剂；④当单次给药后原药或代谢产物浓度很低，不能用相应的分析方法准确测得时。进行多次给药研究应按临床推荐的给药方案给药，连续3次测定谷浓度确定血药浓度达稳态后，选择一个给药间隔取样进行测定，并据此计算生物利用度。

5. 实验设计　交叉设计是目前应用最多、最广的方法，因为多数药物吸收和清除在个体之间均存在很大变异，个体间的变异系数远远大于个体内变异系数，因此生物利用度与生物等效性研究一般要求按自身交叉对照的方法设计。把受试者随机分为几组，一组受试者先服用试验制剂，后服用参比制剂；另一组受试者先服用参比制剂，后服用试验制剂。两顺序间应有足够长的间隔时间，为洗净期（wash-out period），设定洗净期是为了消除制剂间的互相干扰，洗净期应不少于药物的10个半衰期，通常为1周或2周。这样，对每位受试者都间隔接受两次或多次的处理，相当于自身对照，可以将制剂因素对药物吸收的影响与其他因素区分开来，减少了不同试验周期和个体差异对试验结果的影响。

根据试验制剂数量不同可分别采用2×2交叉、3×3交叉、4×4交叉设计。如果是两种制剂比较，可选择双制剂、双周期的2×2交叉设计。如果试验包括3种制剂（如2种试验制剂和1种参比制剂）时，宜采用3制剂3周期3×3拉丁方试验设计。每个周期间的洗净期通常为1周或2周。

但有些药物或其活性代谢物半衰期很长时，则难以按此方法设计实施，在此情况下可能需要按平行组法设计进行。

6. 试验过程　整个研究过程应当标准化，除制剂因素外，使其他各种因素导致的体内药物释放吸收差异减少到最小。为避免其他药物干扰，试验前两周内及试验期间禁服任何其他药物。受试者的饮食、活动都应统一，包括试验前一日和试验期间均禁烟、酒及含咖啡因的饮料，及某些可能影响代谢的果汁，以免干扰药物体内代谢。试验前禁食过夜 10 小时以上，于次日早晨空腹服用试验制剂或参比制剂，用 250ml 温开水送服；服药 2 小时后方可再饮水，4 小时后统一进标准餐。受试者于服药后，按要求在不同时间取静脉血，根据需要取血样（血浆、血清或全血），并冷冻贮存，备测。受试者服药后应避免剧烈运动，避免活动造成对胃肠道运动和局部血流量的影响。取血样在临床监护室中进行。受试者应得到医护人员的监护，受试期间发生的任何不良反应，均应及时处理和记录，必要时停止试验。

取样点的设计对保证试验结果可靠性及药物动力学参数计算的合理性，均有十分重要的意义。通常应有预试验或参考国内外的文献，应用血药浓度测定法时，一般应兼顾到吸收相、平衡相（峰浓度）和消除相。在血药浓度-时间曲线各时相及预计达峰时间前后应有足够采样点，使血药浓度曲线能全面反映药物在体内处置的全过程。服药前应先取空白血样，一般在吸收相部分取 2~3 个点，峰浓度附近至少需要 3 个点，消除相部分取 3~5 个点。采样应持续到受试药原形或其活性代谢物 3~5 个半衰期时，或持续采样至血药浓度为 C_{max} 的 $1/10$~$1/20$ 以后，$AUC_{0~t}/AUC_{0~\infty}$ 通常应当大于 80%。对于长半衰期药物，应尽可能取样持续到足够比较整个吸收过程，因为末端消除相对制剂吸收过程的评价影响不大。多次给药研究中，对于一些已知生物利用度受昼夜节律影响的药物，则应连续 24 小时取样。

当受试药不能用血药浓度测定方法进行生物利用度研究时，若该药物或其活性代谢物主要由尿排泄（大于给药剂量的 70%），可以考虑用尿药法测定，以试验制剂和参比制剂给药后尿中药物的累积排泄量来比较药物的吸收程度。取样时间应足够长，以反映尿中药物累积排泄总量。试验药品和试验方案也应当符合生物利用度试验的要求。但该方法不能反映药物吸收速度。

某些药物在体内迅速代谢，无法测定生物样品中原形药物，此时也可采用测定生物样品中主要代谢物浓度的方法进行生物利用度和生物等效性试验。

四、数据处理及统计分析

（一）药物动力学分析

将所得的各受试者不同时间样品的血药浓度数据及平均值与标准差列表并作图，然后分别对各受试者进行有关药物动力学参数计算。一般用非隔室模型分析方法来估算药物动力学参数，因为用隔室模型方法估算药代参数时，可能由于所采用的方法或软件不同，有较大差异。研究者可根据具体情况选择使用，但所用软件必须符合统计学要求。

1. 单次给药　普通制剂一般按单次给药进行 BA 和 BE 的研究。应提供所有受试者服用试验药品和参比药品的 C_{max}、t_{max}、$t_{1/2}$、$AUC_{0~t}$、$AUC_{0~\infty}$ 和 F 等参数及其平均值和标准差。

C_{max} 和 t_{max} 以实测值表示，不得内推。$AUC_{0~t}$ 用梯形法或对数梯形法计算，$AUC_{0~\infty}$ 按以下公式估算：$AUC_{0~\infty} = AUC_{0~t} + C_t/\lambda_z$，其中 t 为最后一次可实测血药浓度的采样时间，C_t 为末次可测定样本药物浓度，λ_z 为根据对数血药浓度-时间曲线末端直线部分的斜率求得的消除速率常数，$t_{1/2}$ 用 $0.693/\lambda_z$ 计算。

以各个受试者给予试验制剂（T）和参比制剂（R）后的 $AUC_{0~t}$ 或 $AUC_{0~\infty}$ 值分别

计算其相对生物利用度（F_{rel}）值。当试验制剂和参比制剂剂量不同时，若受试药物具备线性药物动力学特征，可按剂量予以校正。

生物利用度评价以 $AUC_{0\sim t}$ 为主，并参考 $AUC_{0\sim\infty}$。

2. 多次给药　需要多次给药进行 BA 和 BE 研究的制剂，经等间隔（τ）给药至稳态后，应提供试验药品和参比药品的三次谷浓度数据（C_{min}），稳态下的 C_{max}、t_{max}、$t_{1/2}$，计算在稳态剂量间隔期间从 $0\sim\tau$ 时间的血药浓度-时间曲线下面积（AUC^{ss}），稳态平均血药浓度 C_{av} 和稳态时的 F_{rel}。

（二）统计分析

应对药物动力学主要参数进行统计分析，作出生物等效性评价。对试验制剂和参比制剂的生物等效性评价应从药物吸收程度和吸收速度两方面进行，评价反映这两方面的三个药物动力学参数，即 AUC、C_{max} 和 t_{max} 是否符合等效标准。

等效判断标准：当前普遍采用主要药动学参数经对数转换后以多因素方差分析（ANOVA）进行显著性检验，然后用双单侧 t 检验和计算 90% 可信区间的统计分析方法来评价和判断制剂间的生物等效性。

方差检验是显著性检验，设定的无效假设是两药无差异，检验方式为是与否，在 $P<0.05$ 时认为两者差异有统计意义，但不一定不等效；$P>0.05$ 时认为两药差异无统计意义，但 $P>0.05$ 并不能认为两者相等或相近。在生物利用度试验中，采用多因素方差分析进行统计分析，以判断药物制剂间、个体间和周期间的差异。在生物等效性实验中，方差分析可提示误差来源，为双单侧 t 检验计算提供了误差值。

双向单侧 t 检验法进行生物等效检验是国际上通行的标准方法。双向单侧 t 检验是等效性检验，设定的无效假设是两药不等效，试验制剂在参比制剂一定范围之外，在 $P<0.05$ 时说明试验制剂没有超过规定的参比制剂的高限和低限，拒绝无效假设，可认为两药等效。

无效假设 H_0：$\overline{X}_T - \overline{X}_R \leq \ln r_1$

$$\overline{X}_T - \overline{X}_R \geq \ln r_2$$

备选假设 H_1：$\overline{X}_T - \overline{X}_R > \ln r_1$

$$\overline{X}_T - \overline{X}_R < \ln r_2$$

$\overline{X}_T$ 和 $\overline{X}_R$ 分别为试验制剂和参比制剂 AUC 或 C_{max} 的对数均值，r_1 和 r_2 分别为管理部门定出的生物等效性的上、下限，如检验的参数为经对数转换的 AUC 时，r_1 和 r_2 分别为 0.8 和 1.25，为经对数转换的 C_{max} 时，r_1 和 r_2 分别为 0.75 和 1.33。

检验统计量计算：

$$t_1 = \frac{(\overline{X}_T - \overline{X}_R) - \ln r_1}{S\sqrt{2/n}}$$

$$t_2 = \frac{\ln r_2 - (\overline{X}_T - \overline{X}_R)}{S\sqrt{2/n}}$$

式中，S 为样本误差均方的平方根，n 为样本数。t_1 和 t_2 均符合服从自由度为 $\nu = n-2$ 的 t 分布，查表可得临界值 $t_{1-\alpha}$，若 $t_1 \geq t_{1-\alpha}$ 与 $t_2 \geq t_{1-\alpha}$ 同时成立，则拒绝 H_0，接受 H_1，两

种制剂生物等效。

$(1-2\alpha)$％置信区间是双向单侧 t 检验的另一种表达方式。按下式计算试验制剂与参比制剂动力学参数比值的 90％ 置信区间对数值：$\overline{X}_T - \overline{X}_R \pm t_{0.1(\nu)} \times S\sqrt{2/n}$。

等效判断标准一般规定为经对数转换后的试验制剂 AUC 在参比制剂 AUC 的 80％ ~ 125％范围，试验制剂 C_{max} 在参比制剂 C_{max} 的 70％ ~ 143％ 范围。

生物等效性评价的三个指标 AUC、C_{max}、t_{max} 中，AUC、C_{max} 基本服从正态分布，相应的统计分析方法也较为成熟。t_{max} 是一种离散性计数资料，不具有可加和性，不适宜进行方差分析。必要时，可对 t_{max} 进行非参数检验法的秩和检验。

五、特殊制剂的实验设计与评价

1. 口服缓释、控释制剂 缓释、控释制剂因为采用了新技术改变了其体内释放吸收过程，因此必须进行生物利用度研究或生物等效性试验以证实其缓（控）释特征，但在实验设计和评价时与普通制剂有所不同。一般要求在单次给药和多次给药达稳态两种条件下进行。进行该类制剂生物等效性试验的前提是应进行至少 3 种溶出介质的两者体外溶出行为同等性研究。

（1）单次给药双周期交叉试验：旨在比较受试者于空腹状态下服用缓（控）释试验制剂与参比制剂的吸收速度和吸收程度的生物等效性，确认试验制剂的缓（控）释药物动力学特征。实验设计基本同普通制剂。

受试者要求和选择标准与普通制剂相同。参比制剂一般选用与试验制剂相同的国内已上市的主导产品；若系创新的缓（控）释制剂，则以该药物已上市的同类普通制剂的主导产品作为参比制剂。

列出各受试者的血药浓度-时间数据、血药浓度平均值与标准差，列表并作图。计算各受试者药物动力学参数 C_{max}、t_{max}、$t_{1/2}$、$AUC_{0~t}$、$AUC_{0~\infty}$ 和 F，并求平均值与标准差。应尽可能提供其他参数如平均滞留时间（MRT）等体现缓（控）释特征的指标。

缓（控）释试验制剂单次给药的相对生物利用度估算与普通制剂基本相同。若缓（控）释试验制剂与普通制剂比较，AUC 符合生物等效性要求，则认为吸收程度生物等效；若 C_{max} 有所降低，t_{max} 有所延长，并按"四、数据处理及统计分析（二）"进行统计分析，其结果至少有一项不符合生物等效性时，则表明该试验制剂有缓释或控释特征。

（2）多次给药双周期交叉试验：旨在比较缓（控）释试验制剂与参比制剂多次给药达稳态的速率与程度以及稳态血药浓度的波动情况。

受试者的要求同单剂量项下，可继续用单剂量的受试者。受试者至少为 18~24 例，必要时可适当增加。参比制剂同单次给药。

试验设计采用随机交叉试验设计方法，多次服用试验制剂与参比制剂。对于试验制剂，用拟定的用药剂量和方案。每日 1 次用药的制剂，受试者应在空腹 10 小时以后晨间服药，服药后继续禁食 2~4 小时；每日 2 次用药的制剂，首剂应空腹 10 小时以后服药，服药后继续禁食 2~4 小时，第二次应在餐前或餐后 2 小时服药，服药后继续禁食 2 小时。每次用 250ml 温开水送服，一般要求服药 1~2 小时后方可饮水。以普通制剂为参比制剂时，按常规用药剂量与方法，但应与缓（控）释试验制剂每日总剂量相等。

取样点的设计要求为连续服药时间至少经过 7 个消除半衰期后，连续测定 3 天的谷浓度（C_{min}），以确定血药浓度是否达稳态，取样点最好安排在不同天的同一时间（一般清晨），以抵消时辰对药物动力学的影响，且便于比较。达稳态后，在最后一剂量间隔内，参照单次给药采样时间点设计采取足够血样点，测定该间隔内各受试者稳态血药浓度-时间数据，计算血药浓度平均值与标准差，列表并作图。求出各受试者的 C_{max}、C_{min}、t_{max}、C_{av}、AUC^{ss} 及各参数的平均值与标准差。C_{max}、t_{max} 按实测值，C_{min} 一般按最后一剂量间隔服药前与 τ 时间实测谷浓度的平均值计算，AUC^{ss} 按梯形法计算，稳态平均血药浓度（C_{av}）按式（8-3）计算。稳态时的生物利用度按式（8-4）或式（8-5）计算，式中 AUC_T^{ss} 和 AUC_R^{ss} 分别代表试验制剂与参比制剂稳态条件下的 AUC；血药浓度的波动度 DF（%）按式（8-6）计算。

$$C_{av} = AUC^{ss}/\tau \tag{8-3}$$

$$F_{rel} = AUC_T^{ss}/AUC_R^{ss} \times 100\% \tag{8-4}$$

$$F_{rel} = (AUC_T^{ss} \times D_R)/(AUC_R^{ss} \times D_T) \times 100\% \tag{8-5}$$

$$DF = (C_{max} - C_{min})/C_{av} \times 100\% \tag{8-6}$$

当参比制剂亦为相同剂型的缓（控）释制剂时，则试验制剂的 DF/τ 值应不大于参比制剂 DF/τ 值的 143%，当参比制剂为普通制剂时，试验制剂的 DF/τ 值应显著小于普通制剂。其他参数的统计学分析和生物等效性评价与单次给药的方法和要求相同。另外，对于不同的缓（控）释剂型，如结肠定位片、延迟释放片等，还应当考虑剂型的特殊性来设计试验，增加相应考察指标以体现剂型特点。

2. 特殊活性成分制剂　一些特殊活性成分如蛋白质、多肽、激素、维生素、电解质等的制剂，因为存在内源性物质干扰问题以及体内降解问题，所以生物样本分析方法的确定是其重点，可参照国内外相关文献针对药物本身的特点考虑。

3. 复方制剂　对存在多种成分的复方化学药品制剂生物等效性研究，因为不能保证一种成分的体内行为可以完全代表其他成分的体内行为，故原则上应证实每一个主要有效成分的生物等效性。试验设计时应尽量兼顾各种成分的特点。

生物利用度和生物等效性研究只是作为验证制剂质量的一个手段，真正要提高我国药品的质量，更为重要的是应从早期的处方筛选、生产工艺条件以及质量研究考察着手，以保证产品最终能达到与原创药相同的生物等效。

 习题

1. 简述生物利用度与生物等效性的概念和主要评价参数。

2. 何为绝对生物利用度和相对生物利用度？两者研究目的有何区别？

3. 试述生物利用度与生物等效性研究在新药研究与开发中的作用。

4. 在评价生物等效性时，是否需要建立药物动力学模型？为什么参数 C_{max}、t_{max} 和 AUC 可用来证明两种药品生物等效？

5. 简述生物样品分析方法确证的主要内容及要求。

6. BA 与 BE 研究中对受试者的选择、例数及分组有何基本要求？

7. BA 与 BE 试验中取样点应如何设计？

8. 进行生物等效性判断常采用的统计学方法有哪些？一般判断两制剂等效性的标准是什么？

9. 缓（控）释制剂进行 BA 与 BE 研究与普通制剂相比有哪些不同的要求？

（姜嫣嫣）

附录

拉普拉斯变换

拉普拉斯变换（Laplace transform）在某种意义上是为了把复杂的运算转化为简单的运算，它是一种微分方程或积分方程求解的简化方法。即把微分方程通过积分变换（把一个函数变为另一个函数的变换）转换为代数方程并求解，求得代数方程的解后，由逆变换（查变换表）即得原方程的解。此方法简单方便。

（一）定义

函数 $f(t)$ 的拉普拉斯变换定义为

$$L[f(t)] = \int_0^\infty f(t) e^{-st} dt = F(s)$$

式中，$L[\ ]$ 为拉普拉斯变换符号；$f(t)$ 为原函数即给定的时间函数；S 为参变量或拉氏运算子；$F(s)$ 是象函数即 $f(t)$ 的拉氏变换。

式中 $f(t)$ 为给定的时间函数，函数 $f(t)$ 的拉氏变换亦即，将该函数乘上 e^{-st}，然后从 $0 \to \infty$ 时间内进行定积分，即可，其结果得出仅含有 s 参数的另一个函数 $f(s)$。拉氏变换的实质是将时间函数表达式转换为拉氏运算子 s 的函数表达式。

例如，$f(t) = k$，求常数 k 的拉氏变换，可应用定义式：

$$Lf(t) = \int_0^\infty f(t) e^{-st} dt = \int_0^\infty k e^{-st} dt = -\frac{k}{s} e^{-st} \bigg|_0^\infty = \frac{k}{s}$$

例如，求 $f(t) = e^{-kt}$ 的拉氏变换，可应用定义式：

$$Lf(t) = \int_0^\infty f(t) e^{-st} dt = \int_0^\infty e^{-kt} e^{-st} dt = \int_0^\infty e^{-(s+k)t} dt = -\frac{1}{s+k} e^{-(s+k)t} \bigg|_0^\infty = \frac{1}{s+k}$$

若这种函数带有常数系数，如 Ae^{-kt}，则所得变换为 $\dfrac{A}{s+k}$

导数表达式 $\dfrac{df(t)}{dt}$ 是一个最常用的函数，它的拉氏变换推导如下：

$$L\left(\frac{df(t)}{dt}\right) = \int_0^\infty e^{-st} \frac{df(t)}{dt} dt = \int_0^\infty e^{-st} df(t) = f(t) e^{-st} \bigg|_0^\infty - \int_0^\infty f(t) de^{-st}$$

$$= -f(0) + s\int_0^\infty f(t) e^{-st} dt = -f(0) + Lf(t)$$

式中，$f(t)$ 为我们待解的时间函数，$\dfrac{df(t)}{dt}$ 为该函数的导数，$f(0)$ 为时间为 0 时该函数的值（初始条件）。

（二）拉普拉斯变换的性质与公式

1. 常数的拉普拉斯变换

$$L[A] = \frac{A}{s}$$

2. 常数与原函数积的拉普拉斯变换

$$L[Af(t)] = AL[f(t)] = AF(s)$$

3. 函数和的拉普拉斯变换

$$L[f_1(t) + f_2(t)] = L[f_1(t)] + L[f_2(t)] = F_1(s) + F_2(s)$$

4. 原函数导数的拉普拉斯变换

$$L\left[\frac{df(t)}{dt}\right] = SLf(t) - f(0)$$

5. 指数函数的拉普拉斯变换

$$L[e^{-\alpha t}] = \frac{1}{s+\alpha}$$

（三）拉普拉斯变换表与常微分方程的解

为了计算方便，人们已将某些函数的表达式采用拉普拉斯积分导出了这些函数表达式的拉普拉斯变换，从而造出了拉普拉斯变换表，以后查表就可省出积分步骤。

常数线性微分方程的解分三步进行：

第一步将方程中的每一项取拉氏变换；

第二步解所得拉氏变换的代数方程；

第三步求出代数方程解的逆变换（查表）。

为方便起见，常数 $L[X] = \overline{X}$，可以使式子简化。

如解微分方程：
$$\frac{dX}{dt} = k_0 - kX$$

两边取拉氏变换：$L\left[\dfrac{dX}{dt}\right] = L[k_0] - L[kX]$，$t = 0$，$X = 0$

$$SL[X] - 0 = \frac{k_0}{S} - kL[X], \quad S\overline{X} = \frac{k_0}{S} - k\,\overline{X}$$

解此拉氏变换的代数方程得：

$$\overline{X} = \frac{k_0}{S(S+k)}$$

查表求代数方程的逆变换得：

$$X = \frac{k_0}{k}(1 - e^{-kt})$$

附表 1　常用拉普拉斯变换表

原函数	象函数 $F(s)$
A	$\dfrac{A}{s}$
t	$\dfrac{1}{s^2}$
t^m	$\dfrac{m!}{s^{m+1}}$
Ae^{-at}	$\dfrac{A}{s+a}$
Ate^{-at}	$\dfrac{A}{(s+a)^2}$
$\dfrac{A}{a}(1-e^{-at})$	$\dfrac{A}{s(s+a)}$
$\dfrac{(B-Aa)e^{-at}-(B-Ab)e^{-bt}}{b-a}\quad(b\neq a)$	$\dfrac{As+B}{(s+a)(s+b)}$
$\dfrac{A}{b-a}(e^{-at}-e^{-bt})$	$\dfrac{A}{(s+a)(s+b)}$
$e^{-at}[A+(B-Aa)t]$	$\dfrac{(As+B)}{(s+a)^2}$
$-\dfrac{Aa^2-Ba+C}{(c-a)(a-b)}e^{-at}-\dfrac{Ab^2-Bb+C}{(b-c)(a-b)}e^{-bt}-\dfrac{Ac^2-Bc+C}{(b-c)(c-a)}e^{-ct}$	$\dfrac{(As^2+Bs+C)}{(s+a)(s+b)(s+c)}$
$A\left[\dfrac{1}{ab}+\dfrac{1}{a(a-b)}e^{-at}-\dfrac{1}{b(a-b)}e^{-bt}\right]$	$\dfrac{A}{s(s+a)(s+b)}$
$\dfrac{B}{ab}-\dfrac{Aa-B}{a(a-b)}e^{-at}+\dfrac{Ab-B}{b(a-b)}e^{-bt}$	$\dfrac{As+B}{s(s+a)(s+b)}$
$\dfrac{B}{ab}-\dfrac{a^2-Aa+B}{a(b-a)}e^{-at}+\dfrac{b^2-Ab+B}{b(b-a)}e^{-bt}$	$\dfrac{(s^2+As+B)}{s(s+a)(s+b)}$

参 考 文 献

［1］梁文权．生物药剂学与药物动力学．第 3 版．北京：人民卫生出版社

［2］［德］克里什娜，于．生物药剂学在药物研发中的应用．北京大学医学出版社，2012

［3］朱家壁．现代生物药剂学．北京：人民卫生出版社，2011

［4］刘建平．生物药剂学与药物动力学．北京：人民卫生出版社，2011

［5］印晓星．生物药剂学与药物动力学．北京：科学出版社，2009

［6］蒋新国．生物药剂学与药物动力学．北京：高等教育出版社，2009

［7］许清芳，方小玲．口腔黏膜给药进展．中国临床药学杂志，2000，9：259~261

［8］陆继伟，裴元英．阴道给药系统的剂型发展．中国临床药学杂志，2003，12：123~127

［9］郑俊民．经皮给药新剂型．第 2 版．北京：人民卫生出版社，2006

［10］唐翠，印春华．肺部给药的研究进展．中国医药工业杂志，2001，32（12）：560~564

［11］彭娟，谭胜蓝，周宏灏，等．华法林药物基因组学和个体化用药．中国药理学通，2013，29（2）：169~172

［12］Leon Shargel，Susanna Wu-Pong，Andrew B. C. Yu 著．应用生物药剂学与药物动力学．李安良，吴艳芬主译．北京：化学工业出版社，2006：88~90

［13］林宁．生物药剂学与药物动力学．北京：中国中医药出版社，2011：59

［14］屠锡德．生物药剂学．北京：中国医药科技出版社，1997：43~46

［15］J H Tyrer，M J Eadie，J M Sutherland，et al. Outbreak of Anticonvulsant Intoxication in-an Australian City，British Medical Journal，1970，4：271~273

［16］Leon Shargel，Susanna Wu-pong，Andrew Yu. Applied biopharmaceutics & pharmacokinetics. 6th ed. Mcgraw Hil Companies，2012

［17］Wilson CG，Zhu YP，Kurmala P，et al. Ophthalmic drug delivery. New Jersey：Taylor &Francis，2002：329~354

［18］Wagner JG. Biopharmaceutics：absorption aspection，J Pharm Sci，1961，50：359

［19］MizutaniT. PM frequencies of major CYPs in Asians and Caucasians. Drug Metab Rev，2003，35（2-3）：99~106

［20］Zhou SF. Polymorphism of human cytochrome P450 2D6 and its clinical significance：Part I. Clin Pharmacokinet，2009，48（11）：689~723

［21］McGourty JC，Silas JH，Lennard MS，et al. Metoprolol metabolism and debrisoquine oxidation polymorphism—population and family studies. Br J Clin Pharmacol，1985，20（6）：555~566

［22］Sun W，Wu RR，van Poelje PD，et al. Isolation of a family of organic anion transporters from human liver and kidney. Biochem Biophys Res Comm, 2001, 283: 417~422

[23] Yamaoka K, Nakagava J, Uno T. Statistical moments in pharmacokinetics. J Pharmacokinet Biopharm, 1978, 6: 547

[24] Culter DJ. Theory of the mean absorption time, an adjunct to conventional bioavailability studies. J Pharm Pharmacol, 1978, 30: 476

[25] Riegelman S, Collier P. The application of statistical moment theory to the evaluation of in vivo dissolution time and absorption. J Pharmacokinet Biopharm, 1980, 8: 509

[26] Benet LZ, Galeazzi RL. Noncompartmental determination & the steady-state volume of distribution. J Pharm Sci, 1979, 68: 1071

[27] Bai SA, Lankford SM, Johnson LM. Pharmacokinetics of the enantiomers of verapamil in the dog. Chirality, 1993, 5 (6): 436~442

[28] Cox SR, Gall EP, Forbes KK, et al. Pharmacokinetics of the R (-) and S (+) enantiomers of ibuprofen in the serum and synovial fluid of arthritis patients. J Clin Pharmacol, 1991, 31 (1): 88~94

[29] Longobardo M, Delpon E, Carballero R, et al. Structural determinants of potency and stereosclective block of hKvl. 5 channels induced by local anesthetics. Mol Pharmacol, 1998, 54 (1): 162~169

[30] Pardridge WM. Brain drug targeting. Cambridge University Press, 2001: 15~114

[31] Chien YW. Nasal systemic drug delivery. New York: Marcle Dekker, 1989: 2~26